U0392178

全·球·健·康·学·译·丛

黎浩 向浩 毛宗福 | 主编

全球健康概论

Introduction to
Global Health

第二版

[美] 凯瑟琳·雅各布森◎著

黎 浩◎译
冯友梅◎审

人民出版社

总　　序

　　中国是全球化的受益者、重要的贡献者、坚定的维护者。团结合作,改善健康公平性,应对重大疫情,实现经济社会可持续发展,是各国政府和人类社会的责任和义务。新冠肺炎疫情再次说明,疾病无国界,病毒是人类的共同敌人,任何国家无法独善其身,唯有守望相助,才能有效汇聚成国际抗疫合力。

　　中国政府积极履行国际义务,倡导构建人类卫生健康共同体。作为实现全球人人公平享有健康的兼具研究和实践的一门新兴学科和艺术,全球健康在我国获得了迅速发展,一批高校、智库和相关部门先后成立了全球健康专门机构,开展教学、科研和社会服务,组建了中国全球健康大学联盟、中国全球卫生网络、中国南南卫生合作研究联盟和中华预防医学会全球卫生分会等全球健康学术共同体,创办了《Infectious Diseases of Poverty》(2012 年)、《Global Health Research and Policy》(2016 年)、《Global Health Journal》(2018 年)和《全球健康简报》(2014 年)等学术期刊。

　　为满足全球健康专业人才培养的需要,武汉大学 2013 年组织国内外 20 多所高等院校、科研机构的 200 余位专家学者,编写出版了我国首套全球健康专业国家级规划教材,对我国全球健康人才培养发挥了重要作用。为了更好地践行全球卫生健康命运共同体的理念,及时分享传播相关知识与智慧,丰富中文教材读物,经武汉大学全球健康研究中心与人民出版社协商,决定组织出版"全球健康学译丛"。

　　本套"全球健康学译丛",精心挑选全球健康领域影响力较大的英文原版教材、案例和专著,组成丛书翻译出版。"全球健康学译丛"不仅可用做学生教材、教学参考和课外读物,也可供全球健康领域政策制定者、实践者和研究者参阅借鉴,更好了解国际经典和国际前沿。

　　最后,本丛书的出版要感谢各书作者及译(审)者、原出版商以及人民出版社的大力支持。但是,丛书体系构成及翻译质量都与我们的组织协调及学术水平息息相关,翻译、审校难免存在不足之处,恳请广大同仁批评指正。

黎浩　向浩　毛宗福

2020 年 6 月 10 日于武汉

序　言

　　2006 年 6 月 16 日,微软创始人、世界首富比尔·盖茨宣布,他打算减少自己在微软的工作,把更多的时间用于和妻子梅琳达共同创立的慈善基金会。该消息一时成为各大新闻头条。[1]十天以后,更轰动的头条新闻报道出来了,第二富豪沃伦·巴菲特惊人地宣布,他将把自己的大部分财富交给比尔·盖茨。[2]更准确地说,是将积累的大部分财富捐赠给比尔和梅林达·盖茨基金会,用于改善全球健康状况。因此,在巴菲特慷慨捐赠之后,原本全球最大慈善基金会比尔和梅林达·盖茨基金会的价值翻了一番,金额达到 600 多亿美元。

　　是什么激发了世界上最富有的一类人对一项事业产生如此大的激情呢? 因为他们已经意识到一个可怕的现实:每年有数百万儿童死于完全可以预防的疾病。在一次世界卫生大会(世界卫生组织的治理主体)的演讲中,比尔·盖茨讲述了唤起自己开展慈善事业的动因:

　　　　几年前我读到一篇关于发展中国家疾病的文章,我第一次了解到那些悲惨的健康不平等现象。文章显示,每年有 50 多万儿童死于"轮状病毒"。我当时想,"轮状病毒"? 我怎么从来没听说过。我怎么可以从来没听说过有的东西每年可以造成 50 多万儿童的死亡呢!?

　　　　通过进一步阅读我了解到,造成全球数百万儿童死亡的疾病,在美国基本上已被消灭。梅琳达和我曾经以为,如果有疫苗和治疗方法可以拯救生命,政府就会竭尽全力让需要的人们都可以得到。但政府并没有。我们无法逃避一个残酷的结论:在我们现在的世界,有些生命被认为值得挽救,另一些则不是。我们对自己说:"这不可能是真的。但如果是真的,那就应该成为我们优先给予的重点。"[3]

盖茨在讲话结束时呼吁大家采取行动:

　　　　在未来十年,我乐观地认为,人们对健康不平等问题的思考将会有进一步的发展。人们最终会接受,发展中国家儿童的死亡与发达国家儿童的死亡同样悲惨。科学能力的不断增强会使我们有能力根据这一信念采取行动。当我们做到这一点时,我们就有机会确保所有人,无论他们生活在哪个国家,都能享有预防保健、疫苗和治疗服务,这是过上健康生活所需要的。我相信我们能做到这一点——如果我们做到了,这将是人类历史上所做的最好的事情。

1

　　自从全球健康成为比尔·盖茨、沃伦·巴菲特和其他具有全球影响力的商业领袖关注的对象以来，全球健康毫无疑问地迅速发展成为一个学术及专业领域。全球健康大学联盟（CUGH）成立于 2009 年，该组织报告说，大学主修全球健康研究的本科生和研究生的数量从 2006 年到 2009 年的 3 年间翻了一番。[4]截至 2009 年，《新闻与世界报告》列出的美国排名前 50 的所有人文学院，均提供了至少一门全球健康或公共卫生课程，将近一半的这些高校提供全球健康或公共卫生类的学位教育、模块化课程、或其他学习项目。[5]据美国医学院联盟报道，2011 年毕业的医学生中，有近 1/3 在医学院完成了全球健康体验，[6]而 20 世纪 90 年代这一比例仅为 15%，80 年代这一比例不到 10%。[7]在今后，被录取学习全球健康专业课程、项目和体验的学生比例将会继续攀升。

　　全球健康不仅仅是关乎低收入国家的健康问题，也是关乎人类作为一个整体所面临的共同健康问题。在今天这个相互联系的世界里，我们自己的健康和福祉与其他人密不可分。我们不能阻止携带流感病毒、西尼罗河病毒和其他传染病的鸟类与昆虫飞越国界，就像我们不能检查每一个进口的香蕉或豆芽是否有可能受到污染一样。传染病、精神健康、伤害、生殖健康、老龄化、营养及其他健康相关议题的复杂性要求我们将问题的范围从家庭和所属社区层面拓展到区域、国家和全球层面。全球健康也与工作场所有关。无论从事何种职业——商业、公共服务、教育、医学、宗教、工程、社会工作、社区发展、农业、制造业，或任何其他行业——人们都有意或无意地参与了影响人类健康和环境卫生的活动，而环境卫生与我们的家园及其他世界各地都息息相关。

　　全球健康研究有助于我们对世界作出积极的改变，有助于我们了解健康问题的因果；在经济学、政治学、生物学、医学、社会学、心理学等诸多领域建立联系；针对关键健康问题的解决，向他人了解和学习有效和无效的应对措施；更广泛地，有助于理解 21 世纪人们生活复杂性的意义。在全球健康奠定了坚实的基础，就可以使全球公民对自身的脆弱和健康风险进行评估，对自己的职业道路作出理性的选择，并对如何利用时间和资源作出明智的决定。从事全球健康研究既是探索诸如世界是如何运转的这类问题答案的很好机会，也是开发智力和实践技能，并参与应对我们家园及其他世界各地现实挑战的良好机会。《全球健康概论》第二版为实现这些教育和个人目标提供了一个很好的开端。

参考文献

1. Markoff J, Lohr S. *Gates to cede software reins*. New York Times. 2006 Jun 16.

2. O'Brien TL, Saul S. "Buffett to give bulk of his fortune to Gates charity". *New York Times*. 2006 Jun 26.

3. Gates B. "Address to the 2005 World Health Assembly". *Geneva*; 2005 May 16.

4. *Saving lives*：*Universities transforming global health*.CUGH；2009.

5. Hill DR，Ainsworth RM，Partap U.*Teaching global public health in the undergraduate liberal arts*：*a survey of 50 colleges*.Am J Trap Med Hyg. 2012；87：11-15.

6. *Medical school graduation questionnaire*：*2011 all schools summary report*.Washington，DC：AAMC；2011.

7. Drain PK，Primack A，Hunt DD，Fawzi WW，Holmes KK，Gardner P.*Global health in medical education*：*a call for more training and opportunities*.Acad Med. 2007；82：226-230.

目　　录

第一章　全球健康与健康转变

一百年前,全球大部分人口疾病特征相似,传染病的疾病负担很高。抗生素和疫苗等现代医疗技术使许多人寿命延长,生命质量提高。然而,现代生活方式使大量人口面临罹患严重慢性病的风险,而且贫富人群间的健康差距加剧。全球健康通过吸收众多学科的知识,以认识和改善全球人口的健康状况。

1.1　定义健康

健康通常被定义为没有疾病(或没有病症、伤害、感染、疼痛、肿瘤或其他身体失调),但这一解释并不完整,因为这一定义聚焦于健康不是什么,而非健康是什么。有些关于健康的定义试图通过强调健康是一种从事正常日常活动的能力来抓住健康的本质,但该类表述仍然具有局限性,因为"正常"的定义因人而异。例如有些人认为,老年人行动不方便且健忘属于正常情况,但实际情况并非如此。许多老年人动作灵活且思维敏捷,而许多患有关节痛或失忆的老人也可以通过疗法和用药得到改善。同样,全球许多地区的父母认为他们的孩子肠道宿有寄生虫属于正常情况,这也是不正确的,未经治疗的寄生虫传染病大大降低了全球数百万儿童的健康、生长发育以及学习成绩。

关于健康的更综合定义,除了关注人们身体健康和心理健康以外,还强调促进健康的社会制度。世界卫生组织(WHO)宪章(1948)将健康定义为"具有完全的身体、心理状态和社会幸福感,而不仅仅是没有疾病或衰弱"。这一定义认可了健康不仅是生物学作用的结果,健康源于生物学、心理学、社会学,以及众多其他因素。

根据 WHO 的观点来看[1],当今世界几乎没有人可以被认为处于"完全"的健康状态,但是,该定义还是为医疗系统与公共卫生系统提供了努力的目标,通过两个系统相互合作,共同促进个人与社群的健康状况改善。

1.2　医学与公共卫生

医学重点关注个人健康,临床健康实践者如内科医生、外科医生、牙科医生、护士和理疗师通过提供预防、诊断和治疗等卫生服务,在帮助个人及家庭达到并保持健康方面发挥着重要作用。

但由于个人健康通常是由社会经济、环境及其他因素影响的结果,医学本身是一种有限的健康手段。临床医生、其他健康工作者、社会工作者及顾问、宗教导师、政府官员、清洁工、农民,以及其他各行各业的人,通过对社会、经济、政策以及自然环境产生重要影响,从而促进或有损社群和整个国家的健康,并推而广之,影响微观层面的个人和家庭健康。

公共卫生聚焦于人口健康,小至村落,大至全世界各地区。公共卫生系统主要致力于应对地级、州/省级、国家级以及国际层面的健康问题,还致力于保持个体的安全与健康。公共卫生的目标包括在人口层面预防疾病、伤害以及死亡,找出并减少环境危害,促进健康行为,确保基本卫生服务的可及性,并针对高危人群提供健康教育(表 1-1)[2]。公共卫生与医学都对全球健康作出了重要贡献。但是,由于公共卫生聚焦于人口(图 1-1),因而发挥着特别重要的作用。(医学和公共卫生之间的界限相当模糊,社区健康护士与预防医学医师均涉及这两个领域的工作。)

表 1-1 基本公共卫生服务

1	监测健康状况,发现社区健康问题
2	诊断并调查社区健康问题及健康危害
3	提供信息、宣传教育,使人们了解相关健康问题
4	动员社区合作伙伴,以找出和解决健康问题
5	制订支持个体和社区健康工作的政策和计划
6	执行旨在保护健康和安全的法律法规
7	在卫生服务不可得时,将人们与所需的个体健康服务相关联,并确保医疗服务的提供
8	确保具有能够胜任的公共卫生和个人卫生保健劳动力
9	评价基于个体及人群的卫生服务的有效性、可及性及服务质量
10	研究解决健康问题的新思路和创新性方法

来源:Centers for Disease Control and Prevention (2010). *National Public Health Performance Standards Program* (*NPHP-SP*): 10 *Essential Public Health Services*. http://www.cdc.gv/nphpsp/essentialservices.html.

1.3 全球健康的产生

全球健康是指跨国界的健康问题,全球健康这一术语有时会和国际卫生一词互换使用,但国际卫生一词现在更多是用于描述低收入国家人民的健康问题[3,4]。

全球健康并不是什么新鲜事,传染病长期通过移民和贸易传播。19 世纪中期,欧洲国家已经签订了合作协议,控制霍乱、鼠疫、黄热病和其他流行病的传播。到 20 世纪

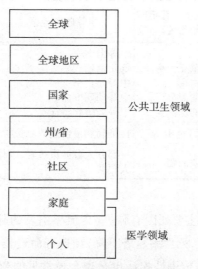

图 1-1　医学和公共卫生领域

初,已经出现了涉及药品和酒精销售、职业卫生与安全,以及水污染问题的国际法规[5]。

近几十年来,随着现代化和全球化的发生,全球健康作为一个工作和研究领域,其范围不断扩大,并广为人知。现代交通运输使传染病以惊人的速度向全球蔓延,虽然医疗技术和药物的进步正在治愈过去无法治愈的疾病,但新技术也产生了对当前抗生素疗法具有耐药性的超级细菌。同时,生物恐怖主义威胁需要各国协调响应公共卫生事件。由于国家间和国家内部的健康差距持续变大,全球健康日益受到关注,也引起了人们对人权的关注,并可能影响稳定。

尽管非洲农村社区关注的主要健康问题(通常是艾滋病和疟疾)与美国城市社区关注的主要健康问题(通常是心脏病和癌症)存在较大差异,但它们在全球范围具有一些重要共性。多重耐药结核病(MDR-TB)等新生传染病、攀升的癌症发病率及精神健康障碍的高患病率与每个人息息相关。全球健康帮助社区、国家乃至全世界准备应对突发的健康问题。

1.4　20 世纪健康状况转变

一百年前,全球大部分人群具有相似的健康状况:高出生率,高死亡率,预期寿命短,大量因传染病和营养不良导致的疾病和死亡。20 世纪,大部分高收入国家向低出生率、低死亡率、预期寿命延长和慢性病疾病负担增加转变,慢性病往往与营养过剩有关。低收入国家虽然还没有经历这些剧变,但中等收入地区的健康状况则正处于转变过程中。表 1-2 概括了人口学、流行病学以及营养学上的转变。

表 1-2 健康转变

分类	低收入地区（以及一百年前全球大部分地区）	中等收入地区	高收入地区
人口学转变	高出生率 相对较高的儿童死亡率 相对较高的死亡率 相对较低的预期寿命 儿童占总人口的比例大	中等出生率 低儿童死亡率 中等死亡率 中等预期寿命 中等老龄化特征	低出生率 非常低的儿童死亡率 相对较低死亡率 相对较高的预期寿命 老年人口比例相当大
流行病学转变	贫困病（传染病）负担高	传染病和慢性病双重负担	富贵病（慢性病）负担高
营养学转变	体重过轻为主要问题	一部分人群体重过轻，其他人肥胖	超重及肥胖均为主要问题

在美国,19—20 世纪的主要死因有肺炎（含流感引发的肺炎）、肺结核及腹泻这些传染性疾病[6]。到了 1950 年,死亡率显著下降,预期寿命延长,最常见的死因已转变为心脏病、癌症及中风,这些非传染性疾病也是当今最常见的死因[7]。人群健康的变化是由多种因素造成的,包括新健康技术（如新疫苗、新抗生素及新避孕产品）、营养改善、受教育程度提高,以及经济增长[8]。

1.4. A 人口学转变

人口学转变描述了人群由低收入经济体（多指发展中国家）向高收入经济体（多指发达国家）转变时,出现的出生率和死亡率降低的变化趋势（图 1-2）[9]。转型前人群呈现高出生率及高死亡率,人口数量保持稳定但相对较少。在人口学转变的早期阶段,食品安全及卫生保健水平的提升降低了死亡率,但出生率保持高位,人口规模增长并可能大幅增长。而在后期阶段,教育、技术及经济增长等影响因素导致出生率降低,这一过程称之为"生育率转变",人口开始稳定在较大规模。最终,持续的低出生率可能会造成人口规模缓慢减少。

1.4. B 流行病学转变

流行病学转变常伴随着人口学转变出现,由传染性疾病向慢性非传染性疾病（NCDs）转变,后者成为影响人群的主要健康问题（图 1-3）[10]。过去一个世纪,发生在许多高收入国家的流行病学转变,如今正在许多中等收入地区出现[11]。在转变期间,许多中等收入国家面临着双重疾病负担:一部分人仍在承受贫困所致疾病（如传染病、营养不良、分娩并发症）之苦;另一部分人则承受着富贵病（NCDs）之重。

中等收入国家复杂的流行病学概况突出了两个关键点:第一,社会经济条件对个人及人群的患病情况具有巨大影响。每个国家的疾病状况呈现多样性,在世界任何角落,城市职业人群的健康状况与城市贫民和靠务农为生的农村居民大不相同。第二,不同

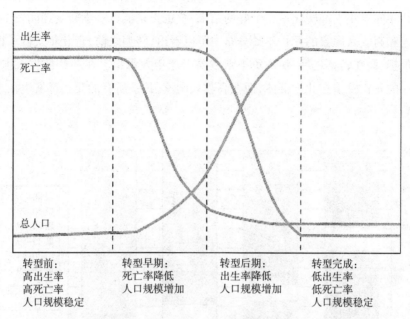

转型前：
高出生率
高死亡率
人口规模稳定

转型早期：
死亡率降低
人口规模增加

转型后期：
出生率降低
人口规模增加

转型完成：
低出生率
低死亡率
人口规模稳定

图 1-2　人口学转变

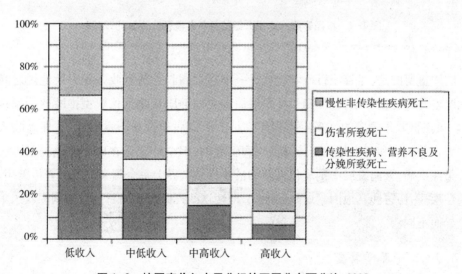

图 1-3　按国家收入水平分组的死因分布百分比，2008

来源：数据来自 *The global burden of disease：2004 update*（May 2011 update）.Geneva：WHO；2011。

收入水平的人群有其各自健康问题。减少传染病死亡和分娩死亡是一项卓越的公共卫生成就，尤其是因为这些疾病会造成年轻人死亡，然而免于这类死亡的人群也将死于其他疾病，通常是心脏病和癌症。

因此，公共卫生的目标不是预防死亡，因为每个人最终都会由于某些原因死亡。公共卫生的目标是避免过早死亡,促进长寿及健康的生活。按照这个标准,疾病负担从儿童和青壮年向老年人群转化是一个好的结果,这也正是流行病学转变期间发生的情况。从低收入和高收入国家的死亡年龄分布中可以看出,转型之前,青壮年人群承担了沉重的疾病负担,而在转型之后,疾病负担则主要由老年人承担。在一些低收入国家,超过三分之一的死亡发生在儿童群体,而在高收入国家,几乎所有的死亡都发生在老年群体(图 1-4)[12]。

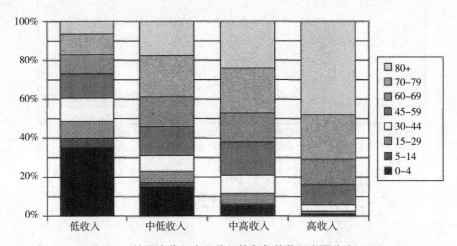

图 1-4　按国家收入水平分组的各年龄段死亡百分比,2008

来源:数据来自 *The global burden of disease:2004 update*(May 2011 update).Geneva:WHO;2011。

同样重要的是,尽管流行病学转变是一个理解高收入与低收入国家及地区之间健康状况差异的有益模型,但伴随经济发展而产生的健康变化远比模型推断的结果难预测[13]。虽然低收入国家的许多疾病和死亡是由传染病和营养不良引起的,而高收入国家的大多数疾病和死亡是由非传染性疾病引起的,但全球化正在向工业化国家再次输入传染性疾病,并向发展中国家传入新的慢性病。世界上每个国家都经历着传染病、非传染性疾病、伤害和其他因素所致的死亡,即使这些死因的相对百分比随国家收入水平的差异而不同。

1.4.C　营养学转变

营养学转变,描述的是人群从普遍营养不良和营养缺乏的阶段,转型为营养不良和肥胖问题在人群中共存的中间阶段,再转型为超重与肥胖主导营养失调的阶段[14]。转型前人群担心可摄取的食物太少,可能主要消费高热量、低营养的能量密集型食物。由于以淀粉类主食作为膳食主体,儿童缺乏维生素和矿物质的风险很高;由于摄入的热量或蛋白质太少,许多儿童发育迟缓。方便食品非常少见,人们要花费很多精力去购买和准备用于消耗的食物。转型后人群消费更多样化的营养食品,但也摄入更多精制食品和加工食品、动物性食品及脂肪。大部分这类人群已经向工业化经济体转变,工人的体力劳动需求减少,从而加剧了肥胖率的上升。

营养学转变提供了一个理解世界人口营养状况变化的有益框架,然而随着食物供应的全球化以及低收入国家日益发展的城市化,出现了一个新的重要趋势,即与肥胖和体力活动不足相关的生活方式疾病,这已在部分人群中发现,甚至在一些大部分家庭面临食品无保障和饥荒威胁的国家,这一情况也同样存在[15]。

1.5　危险因素

改善人群健康的第一步是确定主要的健康问题,并开展研究找出那些最可能受条件影响的人群特征。在收集人群数据之后,就可以使用统计数据来分析某种暴露或特性是否与患某一特定疾病可能性的增加有关。如果统计学上存在显著相关,那么下一步就要确定该暴露是否导致了疾病的发生。因果因素是指该暴露经科学检验发现,在疾病发生之前就存在,并直接导致疾病的发生。确定因果关系不仅需要统计数据,还需要逻辑思维(表1-3)[16,17]。例如,高温天气和鲨鱼袭击发生的次数之间可能存在统计相关性,但这并不能证明是高温天气会使鲨鱼陷入狂躁。更可能的解释是,高温天气使下水的人数增加,从而增加了受到袭击的人数。就该例而言,冰激凌的销售额也可能与鲨鱼袭击次数存在统计学相关。通过禁止在海滩出售冰激凌来消除这种"危险"暴露可能对预防鲨鱼袭击并没有多大作用,除非人们因为没有冰激凌而不再去海滩。

表1-3　因果关系标准

标准	说明/举例
是否具有强相关?	如果烟民患肺癌的可能性是不吸烟者的15倍,那么与烟民患肺癌可能性比不吸烟者高1.1倍的因果关系相比,前者为更有说服力的证据。暴露于危险因素的人群患病率(某一人群中全部疾病数量)应显著高于未暴露的人群。在长时间跟踪人群研究(纵向研究)中,暴露于危险因素的人群的发病率(人群新增病例数)应显著高于未暴露的人群。
是否具有明确的时序性(时间顺序)?	接触病原体或危险因素暴露应先于疾病的发生,且疾病应在可预测的时间范围内随危险因素暴露而发展。
是否具有剂量反应效应?	如果每周运动三小时对预防乳腺癌有轻微的保护作用,而每周运动六小时有更强的保护作用,那么,很可能是运动具有保护作用,而不是额外的运动时长。如果暴露于辐射是有害的,那么处于高强度辐射暴露的人应比低强度暴露的人病情更严重。
如果实验中去除危险因素,是否会降低患病风险?	暴露于危险因素的人应该比没有暴露的人更容易患病;患有这类疾病的人应该比不患病的人更频繁地暴露于危险因素。减少或消除危险因素可降低患病风险。

标准	说明/举例
其他标准	暴露与结果之间的联系是否明确？生物学上是否可信？是否与现有知识一致？是否考虑了明显因果关系以外的其他替代性解释？对不同人群做的不同研究是否获得了一致性的结论？

来源：Hill AB.The environment and disease：association or causation? *Proc R Soc Med*. 1965；58；295-300；and Evans AS. Causation and disease：the Henle-Koch postulates revisited. *Yale J Biol Med*. 1976；49；175-195.

　　危险因素是指增加患某种疾病的可能性的暴露或特性。年龄、种族及遗传的特定基因标记是不可改变的危险因素。行为危险因素，如吸烟和锻炼习惯，以及其他可改变的危险因素是可以改变的，即使对试图采取更健康行为的个人或社区来说，改变生活方式是具有挑战性的。公共卫生的目标不仅是发现问题，还需要利用所获信息来促进健康，预防疾病。一旦某种疾病的主要危险因素得以发现，就可以设计和实施可降低危险因素暴露（或促进保护因素）的政策和计划性干预。

　　一些疾病目前还没有已知的可改变的危险因素，至少在当前技术条件下，并不总是能够确定某种特定疾病的病因或危险因素。例如，帕金森病和癫痫等许多神经系统疾病的病因，在大多数病例中是未知的，许多精神疾病、自身免疫性疾病和其他疾病的病因也是未知的。对于这些疾病，公共卫生的重点是开展研究来确定危险因素，并支持受这些疾病影响的个体和家庭。

　　大多数疾病都具有已知的危险因素和保护因素。许多疾病是多因素的，即它们有许多不同的病因和多个危险因素。如果人在患某种疾病过程中必然有某个危险因素出现，那么该危险因素就被认为是该疾病路径的必要因素。如果某种暴露或特征自身可导致疾病，那么这一危险因素便为充分因素。一些暴露属于必要因素，但因其自身不足以引起疾病，则不是充分因素，还有一些暴露是充分因素但非必要因素。既是必要因素又是充分因素的暴露很少。然而，当多种危险因素并存时，就会协同造成疾病的产生。

　　例如，心脏病是由向心脏供血的动脉壁出现血小板堆积所致，这类堆积与血液中的胆固醇水平、炎症、感染以及遗传有关，饮食、压力及体力活动不足也会导致心血管疾病的发生。因此，心脏病具有多个危险因素和预防目标。髋骨骨折可能由跌倒直接导致，但骨折的潜在病因也可能是由遗传、体力活动不足、幼年饮食缺钙、内分泌失调或其他条件所导致的骨质疏松症，而跌倒本身发生的原因，可能是神经系统疾病如帕金森症、多发性硬化症等造成的失衡，或因为视力问题，或因为没住无障碍房屋，或因为没人帮助其完成平衡等动作，解决这些因素中的任何一个都可能预防负面的健康结果。

　　公共卫生认为个人生物学、心理学、行为及其他特性只是理解疾病危险因素的起点,一个人的朋友、家庭和同事也会影响他(她)可能遇到的健康问题,如拥有狂热篮球运动挚友的人可能会增加患膝盖损伤的风险;家庭聚会上总是食用高热量食物的人会增加患肥胖症的风险。还有居住和工作条件,例如所在社区的住房质量、当地雇主是否提供医疗保险等,是影响健康的另一层因素。除此之外,更广泛的社会、文化、经济、政治、环境和政策因素也会影响个人和社区健康[18]。针对这些层面的任何一个危险因素为目标的努力,都可以改善个人及公共卫生(图1-5)。

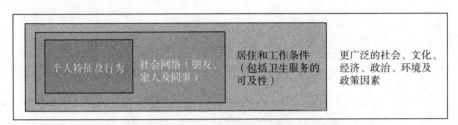

图1-5　影响个人和人群健康的因素

来源:Committee on Assuring the Health of the Public in the 21st century.*The future of the public's health in the 21st centu-ry.*Washington DC:National Academies Press;2002.

1.6　预防

因果关系网络可用于显示许多不同的生物、行为、社会、经济、政治和环境暴露之间的关系,这些暴露可能与特定的健康结果有因果关系。因果网络表明了疾病的直接病因,同时也显示了更多间接病因。例如,图1-6展示了感染性腹泻的直接和间接病因之间的关系,患者通常因摄取受粪便污染的食物或水而患病。

在一系列复杂的特征导致疾病时,解决方案也是多路径的。中断因果关系图上显示的任一路径都至少可能预防某些人群的疾病。去除图1-6中任一箭头的干预,不论是向农村社区引入电力以实现冷藏,教文盲母亲阅读,还是向城市贫民窟引入低成本滤水器,都至少能够成功预防一些儿童腹泻病例的发生。解决社区和全球健康问题的方案往往必须解决广泛的社会经济和环境问题,而不仅仅是家庭问题。

预防可以分为三个层级(表1-4)。在某疾病的可改变危险因素确定以后,目标就是一级预防,即预防疾病的发生。一级预防方法包括免疫接种、改善营养、充足的睡眠、安全装置、健康教育以及减少感染、伤害或疾病易感性的任何干预措施。二级预防的目标是在疾病尚未对身体造成重大损害并更容易治疗的早期阶段诊断疾病。三级预防的目标是减少有症状性疾病的并发症,从而预防死亡或尽量减少残疾。

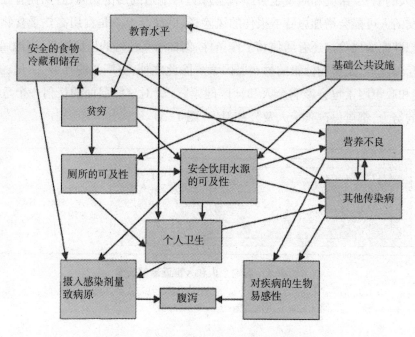

图 1-6 感染性腹泻的因果网络关系图

表 1-4 分级预防

层级	也称作……	目标人群	目标	举例
一级预防	预防措施	未患病人群	在疾病发生前预防疾病	·给高危儿童服用维生素 A 以预防失明 ·给孕妇注射破伤风疫苗预防破伤风
二级预防	早期诊断	患病早期或无症状人群	减少疾病恶化,预防残疾和死亡	·用乳房造影术筛查早期乳腺癌病例 ·定期检查血压以发现早期高血压
三级预防	治疗和康复	有患病症状人群	减少损害,尽可能减轻痛苦	·尽早发现儿童急性呼吸道感染病例,以便使用抗生素治疗 ·检查糖尿病患者的脚部问题以免发展成严重溃疡 ·为在交通意外中受伤的人提供物理治疗,以预防长期伤残

综合考虑三级预防,总有一些干预措施可以改善易受某种特定疾病或已经患病的人的健康。大部分公共卫生运动重点关注一级预防,比如促进洗手、母乳喂养、使用蚊帐、计划生育方法及疫苗免疫。还有一些预防工作关注的重点是改变影响健康的环境,

比如通过喷洒杀虫剂杀死传播传染病的蚊子,实施清洁产房的措施来预防母亲与新生儿的感染,通过提高卫生设施的可及性来预防腹泻。其他努力关注的重点是通过社区建设和政策变化来提高卫生保健及医疗保险、基本药物和微量元素补充以及健康食品的可及性。此外,还开展了二级预防和三级预防活动,如筛查,治疗现有疾病和残疾。

1.7　全球健康职业

全球健康工作者在多个领域开展工作,促进人群健康。全球健康工作者的职责包括跟踪传染病爆发、研发新型疫苗、监测药物的安全性、评估疾病的环境风险因素、进行糖尿病护理社区教育,以及促进对 HIV/AIDS 的认识和预防,等等。公共卫生遗传学家测定哪些基因与癌症风险增加有关;公共卫生教育工作者及营养学家与学校和社区合作,减少不安全性行为、毒品使用及鲁莽驾驶等危险行为的发生,并促进戴自行车头盔、接受宫颈癌筛查、提倡素食等健康行为;环境公共卫生学家为社区制定方案,帮助他们减少昆虫叮咬造成的传染病传播;公共卫生管理人员与医院医生、民选官员和律师、生物医学研究人员、制药行业和其他机构合作促进健康。

想要参与全球健康工作的人需要了解疾病的社会和环境因素,以及疾病的生物学病因,必须熟悉国际卫生的传统领域,如传染病、营养、儿童健康、生殖健康、水和卫生。此外,他们还必须了解新发的全球健康问题,如老龄化、心理健康、伤害预防和食品安全。同时,了解贫穷、文化及经济全球化对健康的影响也至关重要。

全球健康工作的多样性意味着有许多途径可以通向全球健康职业生涯。许多在该领域工作的专业人员至少接受过公共卫生某一核心学科的培训,其中包括健康教育与健康行为学、流行病与卫生统计学(重点测算人群健康状况)、环境卫生学、卫生政策学、卫生经济学、卫生行政与管理学。全球健康专业人员也专攻公共卫生营养、妇幼健康、应急准备与响应以及公共卫生研究等领域。为从事全球健康职业做准备的本科专业包括生物学、心理学、社会学及健康科学。另外还有商科、传播学、经济学、政治学、国际关系学及统计学等专业也能为从事全球健康职业打下很好基础,每个研究领域的学习都可以为专业人员或志愿者提供用于改善全球健康的工具。

1.8　问题讨论

1.医疗系统对您的健康有何贡献? 根据表 1-1 所列的公共卫生服务项目,公共卫生系统对您的健康有何贡献? 医学和公共卫生影响您的健康方面有什么不同?

2.在您所在的社区,最主要的健康问题是什么? 您所在国家的其他社区或世界上其他地区是否存在同样的健康问题? 这些问题能否被视为全球健康问题?

3.您是否认同疾病负担和死亡由青壮年转移到老年人是一项成功的公共卫生成果？

4.选择一种影响您所在社区健康的相对常见的疾病,然后在 2 分钟内尽可能多地列出该疾病的危险因素。有多少属于可改变的因素？有多少属于必要因素？有多少属于充分因素？哪些干预可以减少您所在社区的患者数量？

5.画出一个您所在国家常见疾病的因果网络图,并在图中列出至少 10 个危险因素。根据您所画的箭头,哪些干预措施可以预防这种疾病的发生？

6.过去一年,您参与了哪些一级预防、二级预防和三级预防的工作？

7.全球健康与您的主要研究领域或工作领域有什么关系？

参考文献

1. Huber M, Knottnerus JA, Green L, et al. How should we define health? *BMJ*. 2011; 343; d4163.

2. Harrell JA, Baker EL; Essential Services Work Group. The essential services of public health. *Leadersh Public Health*. 1994; 3; 27-30.

3. Koplan JP, Bond TC, Merson MH, et al.; Consortium of Universities for Global Health Executive Board. Towards a common definition of global health. *Lancet*. 2009; 373: 1993 -1995.

4. Brown TM, Cueto M, Fee E. The World Health Organization and the transition from "international" to "global" public health. *Am J Public Health*. 2006; 96; 62-67.

5. Fiddler DP. The globalization of public health: the first 100 years of international health diplomacy. *Bull World Health Organ*. 2001; 79; 842-849.

6. Jones DS, Podolsky SH, Greene JA. The burden of disease and the changing task of medicine. *New Engl J Med*. 2012; 366; 2333-2338.

7. Guyer B, Freedman MA, Strobino DM, Sondik EJ. Annual summary of vital statistics: trends in the health of americans during the 20th century. *Pediatrics*. 2000; 106; 1307-1317.

8. Martens P. Health transitions in a globalising world: towards more disease or sustained health? *Futures*. 2002; 34; 635-648.

9. Kirk d. Demographic transition theory. *Pop Studies*. 1996; 50; 361-387.

10. Omran AR. The epidemiologic transition: a theory of the epidemiology of population change. *Milbank Mem Fund Q*. 1971; 29; 509-538.

11. *The global burden of disease*: 2004 *update*(*may* 2011 *update*). Geneva: who; 2011.

12. Lopez AD, Mathers CD, Ezzati M, Jamison DT, Murray CJL. *Global burden of disease*

and risk factors. Washington DC：Oxford University Press and IBRD/World Bank；2006.

13. Caldwell JC. Population health in transition. *Bull World Health Organ.* 2001；79：159-170.

14. Popkin BM. Global nutrition dynamics：the world is shifting rapidly toward a diet linked with noncommunicable diseases. *Am J Clin Nutr.* 2006；84：289-298.

15. Caballero B. The global epidemic of obesity：an overview. *Epidemiol Rev.* 2007；29：1-5.

16. Hill AB. The environment and disease：association or causation？ *Proc R Soc Med.* 1965；58：295-300.

17. Evans AS. Causation and disease：the Henle-Koch postulates revisited. *Yale J Bioi Med.* 1976；49：175-195.

18. Committee on Assuring the Health of the Public in the 21st Century. *The future of the public's health in the 21st century.* Washington DC：National Academies Press；2002.

第二章　全球疾病负担的测量

疾病和伤残,以及由传染病、营养不良、慢性病、心理健康问题和伤害导致的死亡,造成的负担在国家间和国家内部都不相同。对影响人群及个体的健康问题进行量化,可为当地、国内及国际层面的谨慎政策制定及筹资决策提供基础。

2.1　健康测量的重要性

随着越来越多的资源被用于全球健康事业,量化世界各地的健康需要、识别常见疾病的主要可改变的危险因素、评估新的公共卫生干预措施的影响、监测人口健康状况的变化,这些措施正变得越来越重要,为政策制定和做筹资决策提供了证据基础[1]。本章描述了全球健康中的健康与疾病的主要测量指标、主要疾病分类及健康信息的可靠来源。

为了强调本书中的全球健康主要测量指标,在大部分章节中将会反复提到代表世界各地区和经济状况的八个国家(表 2-1)[2-4]。这些国家也代表了一定范围的人口规模,既包含了世界上前三位的人口大国(中国、印度以及美国),也包括了人口稠密国家排位百名开外的塞拉利昂。几乎所有其他国家的统计数据,均可从本书各数据图表的同一来源找到。

表 2-1　特色国家基本情况,2011

国家	美国	韩国	波兰	巴西	中国	印度	肯尼亚	塞拉利昂
世界地区	北美	东亚	欧洲	南美	东亚	南亚	东非	西非
收入水平	高	高	高	中高	中高	中低	低	低
五年前的收入水平(2006年)	高	高	中高	中低	中低	低	低	低
人类发展排名(187个国家排名)	4	15	39	84	101	134	143	180
人口规模	3.13亿	0.48亿	0.38亿	1.97亿	13.48亿	12.42亿	0.42亿	0.06亿

来源:数据来自 *Human development report* 2012.New York:UNDP;2012;*World development report* 2011.Washington DC:World Bank;2011;and *World development report* 2006.Washington DC:World Bank;2005。

2.2　健康与疾病的测量

人群健康和疾病的主要测量指标包括人口规模、出生率、死亡率、死亡原因、疾病和伤残频率及原因,以及人群中存在危险行为的比例。

2.2.A　生命统计与人口统计学

人口统计学是研究人口规模及其组成的学科。大部分国家都留有居民的生命统计数据,数据来自出生和死亡证明、结婚和离婚证明以及人口普查记录。人口学家利用这些统计数据来了解当前的人口分布,并预测未来几年人口的规模及其特征。

出生率是指总人口中 1 年内平均每千人中出生人数的比率,而死亡率是指总人口中 1 年内平均每千人中死亡人数的比率。通常,老年人占很大比例的人群比儿童占大多数的人群死亡率高。因此,考虑到人口年龄结构差异,通常用年龄调整率来比较两个及以上人群的死亡率。

2.2.B　死亡测量

确定个体的死亡时间并不困难,但测量人群的死亡率却具有挑战性。主要原因有两个:第一,世界上许多地区缺少可靠生命统计登记体系。有些地区,出生和死亡大部分发生在家里而非医院,政府官方统计的出生和死亡记录很少。最贫困的人群通常是死亡率最高的人群,他们的生命事件被精确统计的可能性最小。因此,虽然高收入国家有非常精确的死亡率统计数据,但低收入国家的死亡率往往要根据有限的数据来估计。第二,如何确定每个死者的单一死亡原因。死于结核病的艾滋病患者应被登记为艾滋病死亡还是结核病死亡? 死于肺炎的癌症晚期患者应该被算作癌症死亡还是传染病死亡? 这些关于如何确定死因的判断,可能会对判断人群最主要死因产生重大影响。尽管存在以上限制,流行病学家使用标准化的估计方法及可获取的最佳数据,还是能够合理准确地评估每年全球各地区按年龄和性别分组的死亡人数及死因。

另一种确定人群死亡率和存活率的常见方法是估计期望寿命。出生期望寿命是所有活产婴儿的平均预期死亡年龄。有些对期望寿命的估计重点关注健康期望寿命,即人们出生后处于非伤残生活状态的平均预期年数(图 2-1)[5]。期望寿命包括婴儿和儿童死亡以及成人平均死亡年龄带来的负担。在婴儿死亡率高的地区,平均死亡年龄通常是成年中期,这一年龄介于大量儿童死亡和老年人死亡年龄段之间。

虽然各国和世界各地区的出生期望寿命有相当大的差异,但各国成年人的期望寿命却相对相似(表 2-2)[6]。全球大部分地区,活到 50 岁的成年人预期可以活到 70 岁或更久,活到 70 岁的成年人预期可以活到 80 岁左右。这就是为什么所有国家都关注老

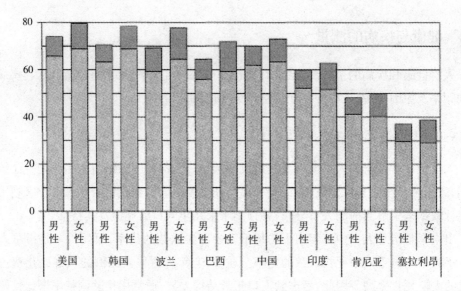

图 2-1　出生期望寿命(年)及健康期望寿命(2000 年)。每个柱形的总高度代表出
　　　　生期望寿命,柱形的浅色部分代表该地区人均预期健康生活的年数,
　　　　深色部分则代表人均预期伤残生活的年数。

来源:数据来自 Mathers CD, Murray CJL, Lopez AD, et al. *Estimates of healthy life expectancy countries for* 191 *countries in the year* 2000: *methods and results*. WHO Global Programme on Evidence for Health Policy Working Paper No. 38. Geneva: World Health Organization; 2001。

龄化的原因之一,即使是那些出生期望寿命相对较低的国家。

表 2-2　各年龄组期望寿命,2009

国家	美国	韩国	波兰	巴西	中国	印度	肯尼亚	塞拉利昂
新生儿至少半数以上能够活到……	76	77	72	70	72	63	58	48
5 岁儿童至少半数以上能够活到……	77	77	72	72	73	67	63	60
50 岁成年人至少半数以上能够活到……	80	79	75	76	76	73	72	70
70 岁成年人至少半数以上能够活到……	84	83	82	83	81	80	80	79
85 岁成年人至少半数以上能够活到……	91	90	90	91	90	89	89	89

来源:数据来自 *World health statistics* 2011. Geneva: WHO; 2011。

2.2.C　疾病测量

疾病情况是指疾病的存在情况,无论是相对较轻的疾病如普通感冒,或是相当严重的疾病。描述人群中某一特定疾病情况最常用的两个术语是发病率和患病率。发病率表示在一定期间内,一定人群中某病新发生的病例总人数所占比例,通常用于研究传染病、急性病(突发疾病)以及疾病爆发。患病率表示某特定时间内总人口中某病新旧病例之和所占的比例,通常用于描述人群中慢性(长期)病的数量,如糖尿病、哮喘或精神分裂症患者的比例。图2-2显示了二者之间的区别。

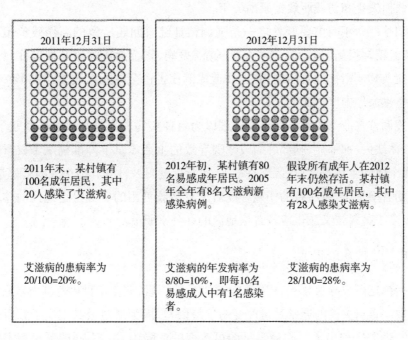

图 2-2　发病率和患病率举例

公共卫生的目标之一是减少疾病和伤残的发病率和患病率。例如,如果针对某疾病有新疫苗或其他预防措施可用,那么发病率将会降低;如果针对某疾病有新疗法能够治愈大量病例,那么患病率通常会降低。我们就可以说,这些成功的干预措施通过增加寿命和提高生活质量,增加了接受治疗者的质量调整生命年(QALYs)。然而,有些时候,患病率的增加也被认为是公共卫生的成就。例如,当一种新的诊断方法可以使更多患者得到正确诊断,或一种新的治疗方法可以延长患者患病后的存活时间(即使没有治愈疾病),都可能会导致该疾病患病率的增加。

健康研究者要衡量人群的疾病负担,必须有一个明确的病例定义,详细准确地说明一个人所患疾病的具体特征。还要指定目标人群,尤其是在研究人群健康状况随时间变化时(社区的患病率可能会随着病人进入该社区或健康人群离开该社区而发生变化,因此,一些研究跟踪个体而不仅仅是研究整个城镇或城市)。比较两组不同年龄结构的人群的患病率时,可以使用年龄调整方法对其进行标准化。

2.2.D 衡量伤残

伤残调整寿命年(DALY)是估计人群疾病负担的一种方法,它将过早死亡的负担(寿命损失年,YLLs)和伤残的负担(伤残所致健康损失年,YLDs)结合起来,赋予每一种身体或精神健康状况所造成的伤残等级相应的权重。如果儿童免于疾病致死,存活下来,他们可能会无法参与正常的生产生活,以及长时期限制生产活动的慢性疾病,都增加了寿命损失年和伤残所致健康损失年。

伤残调整寿命年的主要好处之一是强调精神健康问题所致的高伤残负担。据估计,每年神经精神疾病(包括阿尔茨海默氏症、癫痫、帕金森氏症以及抑郁症、焦虑症、精神分裂症及其他精神健康问题)和自残造成的伤害占全球死亡人数的 3.5%,但它们在伤残调整生命年中所占比例超过 14%[7]。

对伤残调整寿命年的主要争议在于难以为每种疾病和损害导致的伤残赋予权重。对失明、肢体缺失、抑郁症、脑部肿瘤或哮喘导致的生活质量下降准确赋予权重是不可能的,因为个体的生活条件、社区支持水平、医疗保健可及性和其他个人因素都是不同。拿体力劳动者举例,截肢所致的伤残程度对没有义肢可用的资源匮乏地区的体力劳动者来说,远高于高科技义肢供应较普遍地区的办公室职员。

2.2.E 量化危险因素

健康指标还研究导致死亡、疾病和伤残的危险因素,并衡量世界范围内暴露于这些风险的人数。重点关注的通常是可改变的危险因素,因为通过公共卫生干预可以减少这些暴露。表2-3列出了一些最常见的可改变的危险因素。不同的国家有不同的危险因素概况,在许多地方,男性和女性的危险因素也不同(表2-4)。

表 2-3 发病和死亡的常见危险因素

健康相关行为	营养暴露	环境暴露	未经治疗情况
·烟草使用 ·体力活动不足 ·不安全性行为 ·酒精滥用 ·无避孕措施 ·违禁药品使用	·超重和肥胖 ·儿童体重过轻 ·水果蔬菜摄入量低 ·脂肪摄入量高 ·不达标的母乳喂养 ·缺乏维生素 A ·缺锌 ·缺铁	·室内固体燃料烟雾 ·不安全的饮用水、卫生设施和清洁卫生 ·城市室外空气污染 ·职业风险 ·铅暴露	·高血压 ·高血糖(糖尿病的危险因素) ·高胆固醇(血胆固醇过多) ·癌症相关慢性感染

来源:信息来自 *Global status report on noncommunicable diseases 2010*.Geneva:WHO; 2011; and *Global health risks:mortality and burden of disease attributable to major risks*.Geneva:WHP; 2009。

表 2-4 危险因素流行情况，2008

国家	年龄组(年)	性别	美国	韩国	波兰	巴西	中国	印度	肯尼亚	塞拉利昂
烟草使用情况(%)	≥25	男性	33	49	36	22	51	26	26	39
		女性	25	7	25	13	2	4	1	8
体力活动不足(%)	≥15	男性	34	—	24	47	30	13	15	16
		女性	47	—	32	52	32	18	18	24
每人每年酒精消费量(公升)	≥15	两性	10	15	14	10	6	3	5	10
高血压(≥140/90mm Hg)患病率(%)	≥25	男性	17	18	41	39	30	23	37	42
		女性	14	13	33	27	26	23	33	41
平均血压(mm Hg)*	≥25	男性	123	124	135	133	128	124	132	135
		女性	118	117	130	125	124	123	130	135
高血糖(%)*	≥25		13	7	8	10	11	11	8	9
		女性	9	5	7	10	10	11	8	10
肥胖(%)	≥20	男性	30	7	23	17	5	1	3	4
		女性	33	8	23	22	7	7	7	10
平均血胆固醇水平(mmol/L)*	≥25	男性	5.1	4.8	5.3	4.8	4.5	4.3	4.3	3.8
		女性	5.2	4.9	5.2	4.9	4.6	4.5	4.4	4.1

注：* 值是年龄标准化值，各国可以相互比较，收缩压≥140mm Hg 被认为患高血压，血胆固醇≥5.0mmol/L 被认为患高血脂。药物治疗可以降低这两个值。

来源：数据来自 Global Burden of Metabolic Risk Factors of Chronic Disease Collaborating Group. *Country trends in metabolic risk factors.* London：Imperial College London；2011；and Hallal PC，Andersen LB，Bull FC，Guthold R，Haskell W，Ekelund U；Lancet Physical Activity Series Working Group. *Global physical activity levels：surveillance progress，pitfalls，and prospects. Lancet.* 2012；380：247-257；and *World health statistics* 2012. Geneva：WHO；2012。

一些可预防性风险因素每年在全球死亡中占相当大的比例。例如，全球超过10%的成年人死亡是由烟草使用造成的[8]，全球每年约4%的死亡是由酒精消费造成的[9]，缺乏维生素和矿物质造成的儿童年死亡超过10%[10]。总的来说，全球至少2/3的非传染性疾病死亡如心脏病、中风、糖尿病、癌症和慢性肺病死亡[11]（图 2-3）是由可改变的危险因素造成的。其他危险因素增加了特定疾病的发病和死亡风险[12-14]，例如，室外空气污染可能会造成全球5%的肺癌死亡[15]；超过半数的中风可归因于高血压[16]；超过70%的宫颈癌病例与人乳头瘤病毒（HPV）慢性感染有关[17]。通过找出个体和人群健康的常见危险因素，可以使健康科学家、临床医生、教育工作者及个体优先考虑减少这些危险因素[18]。

2.2.F 卫生体系绩效

除了衡量死亡和伤残等健康结果之外，跟踪卫生体系绩效、资金提供者、公共卫生

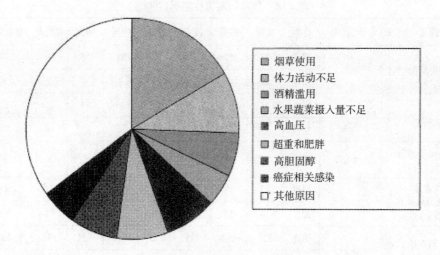

图 2-3　全球非传染性疾病死因占比,2008

来源:数据来自 *Global status report on noncommunicable disease 2010*.Geneva:WHO; 2011。

服务提供者也很重要。卫生体系指标测量包括量化各种干预的覆盖率、统计投入卫生体系的资金、人力及物力资源、评估卫生服务和公共卫生项目用户的满意度、确定干预措施的成本效益,以及追踪卫生体系内可能存在的不平等[1]。这些信息为设置优先级和基于证据的政策和实践提供了基础。

2.3　疾病分类

世界卫生组织和大部分全球疾病负担研究使用三个主要的疾病伤残原因分类:(1)传染性疾病(妊娠相关疾病、新生儿疾病以及营养缺乏往往归入此类);(2)非传染性疾病(包括精神疾病);(3)伤害。在不同收入阶层,因上述疾病造成的死亡比例(图2-4)和伤残调整寿命年(图2-5)有显著差异[7]。

2.3.A　传染病和寄生虫病

传染性疾病是由细菌、病毒、真菌和寄生虫(原生动物和蠕虫)等病原体引起的,肺结核、性传播疾病、肠道蠕虫、脑膜炎、疟疾和呼吸道感染都是传染性疾病。在 20 世纪早期和中期,显微镜的使用和新实验室技术的发展使得许多微生物得以发现,疫苗和抗生素如青霉素得以开发。这些发现使人们对控制和根除传染病产生了极大的乐观和自信,然而,尽管现代科学对传染病的进程有了清晰的认知,并研究出了多种类型的传染病治疗方法,科学家们仍认识到,微生物也在不断适应和出现。即使改进了预防措施和治疗方法,传染性疾病仍然是全球的健康威胁。开发新疫苗、新疗法及新的预防措施,

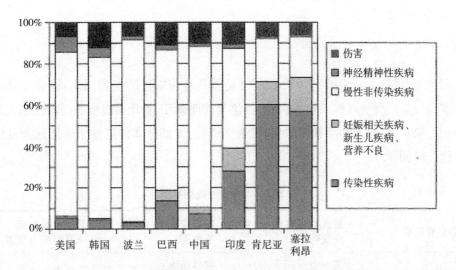

图 2-4　传染性疾病、非传染性疾病以及伤害死亡比例, 2004

来源:数据来自 *The global burden of disease*: *2004 update*.Geneva: WHO; 2008。

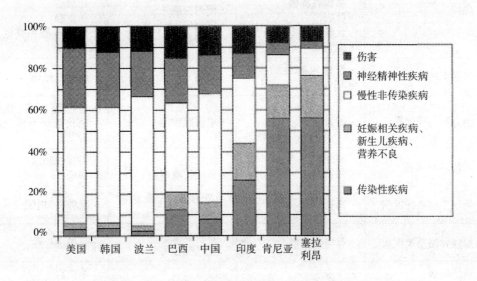

图 2-5　传染性疾病、非传染性疾病以及伤害的预估伤残调整寿命年比例, 2004

来源:数据来自 *The global burden of disease*: *2004 update*.Geneva: WHO; 2008。

依然是全球健康的重要组成部分。

　　传染性疾病通常与其他主要影响低收入人群的疾病归入同组:围产期疾病(新生儿疾病)、孕产妇疾病和营养不良。围产期疾病包括低出生体重、早产、出生窒息和出生创伤;孕产妇健康与怀孕、分娩和分娩后的情况相关;没有摄入正确数量和种类的营养物质会导致营养不良,摄入过少或过多的热量或营养物质会导致健康状况不佳。除了体重不足和肥胖相关情况,营养不良还包括缺乏特定的维生素和矿物质,如铁、维生素 A、锌和碘。

2.3.B 非传染性疾病

非传染性疾病(通常缩写为"NCDs")是不具有传染性的疾病,如心脏病及其他心血管疾病、癌症、慢性呼吸系统疾病、内分泌与代谢紊乱、消化系统疾病、肾脏疾病、肌肉骨骼和皮肤疾病,以及神经和精神疾病(表2-5)。大部分非传染性疾病能逐渐发展并持续很长时间。

表 2-5　非传染性疾病举例

心脑血管疾病	·缺血性心脏病(心脏病发作)	·脑血管疾病(中风) ·高血压	·风湿性心脏病 ·充血性心力衰竭
血液病	·贫血症 ·血友病	·镰状细胞 ·地中海贫血	·血色素沉着症
癌症	·肺癌 ·胃癌 ·结肠直肠癌 ·肝癌 ·乳腺癌 ·食管癌	·淋巴瘤 ·口腔咽喉肿瘤 ·前列腺癌 ·白血病 ·宫颈癌	·胰腺癌 ·膀胱癌 ·卵巢癌 ·子宫癌 ·黑色素瘤和其他皮肤癌
呼吸系统疾病	·慢性阻塞性肺疾病(CDPD)	·哮喘	·囊性纤维化
内分泌与代谢紊乱	·糖尿病	·甲状腺疾病	·肾上腺疾病(比如阿狄森病和库欣综合征)
消化系统疾病	·肝硬化 ·胆石病	·疝气 ·消化性溃疡病	·炎症性肠病 ·痔疮
泌尿生殖系统疾病	·肾炎	·良性前列腺增生(BPH)	·盆腔炎(PID)
肌肉骨骼系统疾病	·肌肉萎缩症	·骨关节炎 ·类风湿性关节炎	·骨质疏松症
皮肤疾病	·痤疮	·湿疹	·牛皮癣
口腔疾病	·龋齿(蛀牙)	·牙周病	·无牙症
感官失调	·失明 ·失聪	·白内障 ·青光眼	·黄斑变性

非传染性疾病是由多种病因造成的。一些非传染性疾病是由炎症和免疫系统功能障碍引起的。免疫系统通过确认并攻击病原体和过敏原等入侵者,帮助机体对抗疾病。当机体在区分"自体"和"异体"方面出现困难,并开始攻击自体细胞时,就会

出现狼疮和类风湿性关节炎等自身免疫性疾病。过敏是另一种免疫功能障碍,即机体对通常无害的物质过分敏感。虽然炎症产生的过程并没有被完全理解,但炎症不仅出现在关节炎及其他容易观察到肿胀的疾病中,还可能出现在心脏病、糖尿病、认知障碍和其他许多疾病中,营养不良和一些传染病(如艾滋病)也能导致免疫系统抑制和其他疾病。

一些非传染性疾病是由出生时的遗传疾病引起的。基因是核酸序列,核酸是染色体的一部分,存在于人体每个细胞的细胞核中。基因这种遗传物质控制着身体的每一项功能,包括对自愈和生长发育都很重要的细胞复制。每个细胞都含有相同的 DNA(脱氧核糖核酸),但是某些细胞中只有部分代码是活跃的,所以人体的心脏细胞与肠道细胞会形成不同类型的组织。基因型是一个人所携带的基因版本,而表现型则是具有特定等位基因或基因版本的个体随生理发育、生理功能、疾病状态等所表现出来的性状。有些等位基因是显性基因,意味着从父母任何一方继承该等位基因都会使个体展示出与该等位基因相关的表型。例如,亨廷顿氏舞蹈症是一种常染色体显性遗传障碍,会导致脑细胞的逐渐退化。有些等位基因是隐性基因,意味着个体必须从父母双方都继承该等位基因,才能显示出与该等位基因相关的表型。囊性纤维化、镰状细胞病和血友病都是常染色体隐性遗传障碍。一些疾病是由于存在多余染色体或染色体部分缺失所致,例如,唐氏综合症(21 三体染色症)就是由一条额外的 21 号染色体导致。其他一些疾病是由基因突变引起的,即出生后组成 DNA 的碱基序列出现永久性变化。这些突变可能是因为暴露于辐射、化学物质、污染物或其他物质所致。癌症通常涉及一系列导致肿瘤发展的突变。

许多非传染性疾病的病因尚不明确。但是,所有导致非传染性疾病死亡的最常见原因——心脏病、癌症、中风、慢性阻塞性肺疾病(COPD)和糖尿病,都与不健康行为相关,如烟草使用、缺乏体力活动、过量饮酒及饮食习惯(水果蔬菜摄入量低、脂肪摄入量高)[11]。非传染性疾病是全球成年人死亡的主要原因(图 2-6)。

2.3. C　神经精神疾病

神经精神疾病分类包括精神疾病、发育障碍(如智力迟钝)、自闭症谱系障碍、神经障碍(如帕金森病、多发性硬化症、脑瘫和偏头痛)、癫痫等发作性疾病,以及痴呆症(如阿兹海默症)。公认的精神疾病种类繁多,包括焦虑障碍、情绪障碍、冲动控制障碍、物质滥用、精神分裂症和其他妄想症(表 2-6)[19]。由于精神疾病的诊断在一定程度上依赖于文化[20],所以评估神经精神疾病对人群健康和伤残的影响以及精神疾病的诊断存在困难,疾病谱中区分"健全"和"障碍"的界限模糊。全球范围内,精神健康障的诊断和治疗存在严重不足。

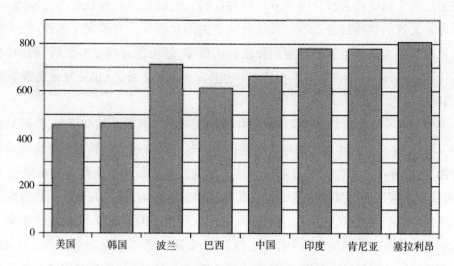

图 2-6　每 10 万人的年龄标准化非传染性疾病死亡率,2008

来源:数据来自 *Global status report on noncommunicable disease 2010*.Geneva:WHO; 2011。

表 2-6　精神健康障碍种类

障碍种类	举例
通常在婴儿期、儿童期或青春期首次诊断出精神障碍	・发育障碍,如智力迟钝 ・学习、运动技能和沟通障碍 ・广泛性发育障碍,如自闭症和阿斯伯格综合症 ・注意力缺陷和破坏性行为障碍,如注意力缺陷多动障碍(ADHD)、行为障碍和对立违抗性障碍 ・抽动障碍,如图雷特氏症
认知障碍	・阿尔兹海默症及其他痴呆症
物质滥用障碍	・酒精滥用 ・安非他命、咖啡因、大麻、可卡因、致幻剂、吸入剂、尼古丁、阿片、苯环利定、镇静剂、催眠药或抗焦虑药的药物滥用
精神分裂及其他精神失常障碍	・精神分裂症 ・妄想障碍
情绪障碍	・重性抑郁障碍(单相抑郁障碍) ・双相情感障碍
焦虑障碍	・惊恐障碍 ・强迫症(OCD) ・创伤后应激障碍(PTSD)
冲动控制障碍	・神经性厌食症 ・神经性贪食症 ・病理性赌博

来源:数据来自 *Diagnostic and statistical manual of mental disorders*,4th edition(DSM-IV-TR).Arlington VA:American Psychiatric Association;2000。

2.3.D　伤害

伤害是对人体的物理损伤,如骨头骨折、关节拉伤或扭伤、大脑或脊髓损伤、皮肤损伤或内脏器官损伤。伤害可能因意外造成,如交通事故、跌倒、烧伤,溺水或故意造成。故意行为又分为自我导向暴力(自残或自杀)、家庭成员、亲密伴侣或社区成员的人际暴力,或集体暴力,如战争、暴民暴力、团伙暴力或恐怖活动(表2-7)[22]。全球每年约有2/3的伤害死亡是由意外伤害造成,1/3由故意伤害造成,地区和国家之间存在差异(图2-7)[7,23]。

表2-7　伤害种类举例

意外伤害	故意伤害
·道路交通事故 ·跌倒 ·烧伤 ·溺水 ·中毒	自我暴力 ·自杀 ·自残 人际间暴力 ·配偶/伴侣虐待 ·虐待儿童 ·虐待老人 集体暴力 ·战争 ·恐怖活动 ·团伙暴力

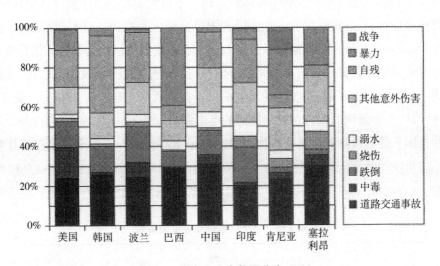

图2-7　伤害死亡人数百分比,2008

来源:数据来自 *The global burden of disease:2004 update(May 2011 update)*.Geneva:WHO;2011。

贫困人群受伤害的风险更高,因为他们更可能在不安全的环境中生活、工作和上学。例如,低收入者更可能使用过度拥挤和性能较差的交通工具,更可能住在容易着火的房屋里,获得的预防性卫生工具有限也有限[24]。环境暴露,如毒药、酒精、烟雾、重金属等化学暴露,或物理创伤、辐射、热、冷、过敏原等暴露,都能导致疾病和伤害。这些暴露在低收入国家更为常见,因为在这些国家,清洁水源和垃圾处理有限,安全法规执行程度最低。这些伤害和暴露不仅能导致直接的健康问题,也可导致长期伤残,以及其他健康问题的产生。例如,暴露于工业事故的辐射可能导致数年后癌症的发生。

许多事故造成的伤害是可以通过采取以下措施避免:如使用汽车安全带和儿童安全座椅,骑行戴头盔,避免酒后驾驶,穿防火服装,安装烟雾探测器,在水体边设围栏,学习游泳,戴防护眼镜,高空危险作业系安全带,安全存储武器弹药,以及其他任何由个人、家庭、工作场所及社区实施的预防性安全措施[25]。全球健康的目标之一就是加强安全工具的可及性,鼓励减少有受伤风险的行为。

2.4 健康信息来源

健康信息广泛来源:人口普查数据、生命统计登记、监测系统、家庭调查、卫生服务记录(如医院病人档案和保险索赔)以及卫生设施位置地图等[26]。许多卫生信息系统收集的数据可以从网上获取,每个人都可以阅读、解释、批评和使用这些数据进行全球健康研究,这些数据通常发布在政府和非政府健康组织的年度报告及学术期刊论文中。

基本疾病信息的三个最佳来源是世界卫生组织(WHO)、美国疾病控制和预防中心(CDC)及美国国立卫生研究院(NIH)网站。这三个组织都提供易于阅读且定期更新的数百种疾病的资料,还提供健康专业术语和图像数据库等资源。这些组织及其他受信赖组织的网站,是获取有关疾病症状、预防方法、诊断技术及治疗信息的最佳首选。

全球健康统计最好的资料来源是联合国各机构的年度报告(表 2-8),其中的指标通常集中于某一特定主题,在统计附录中提供了国家级的健康与发展指标。关于疾病特异性统计,专业组织的报告可能是最好的参考资料。例如,美国癌症协会(ACS)和隶属于联合国系统的国际癌症研究机构(IARC),每年都会报告一些全球癌症统计数据。对于一些重要的健康问题如新发的严重传染病,美国疾病预防与控制中心(CDC)的《发病与死亡周报》(*MMWR*)和世界卫生组织的《流行病记录周报》可能更具有参考性。

表 2-8　全球健康信息年度出版物

报告	来源
人类发展报告	联合国开发计划署(UNDP)
世界人口状况报告	联合国人口基金会(UNFPA)
世界儿童状况报告	联合国儿童基金会(UNICEF)
世界发展报告	世界银行

续表

报告	来源
世界卫生统计	世界卫生组织（WHO）

　　事实报告、年度报告及其他研究结果总结都被称为二手资料来源,因为它们提供了关于某个主题的"二手"信息。要获取更多有关特定研究的详细信息,最好的方法是阅读原始资料,如学术期刊上发表的原始研究报告。摘要是对科学研究的方法、结果及结论的一段总结。读者可以上网在包括 PubMed 等摘要数据库免费获取文章摘要,也可通过在图书馆购买订阅服务,来查找与医学和公共卫生相关的期刊文章摘要。学术数据库中收录的期刊文章都是经过同行评审的,这意味着在论文发表之前,原稿会被发送给该领域的专家,他们会对研究方法和研究结果进行检查,确保结果的合理性。

　　对于从事或研究全球健康工作的人来说,能够找到和理解相关的原始资料及二手资料是至关重要的工具。理想情况下,获取多种高质量信息源为任何寻求创造、实施、评估或改进全球健康政策和实践提供了实证基础。

2.5　问题讨论

　　1.使用表 2-1 的参考文献,查找表中没有列出的国家的人类发展排名和人口规模,仅从这两个数据中,您可以得到哪些可能与该国公共卫生概况相关的信息?

　　2.您预计能活多久? 在估计您的期望寿命时,您考虑了哪些因素? 哪些事件可能会导致您的期望寿命显著降低或提高?

　　3.在评估疾病负担时,什么情况下用发病率最佳? 什么情况下用患病率更好?

　　4.表 2-2 列出的风险因素中,哪一个对您的家庭所在社区有很大的影响? 哪些公共卫生干预措施可能有助于减轻由这些危险因素引起的疾病负担?

　　5.您认为您的死因可能是什么? 如果您生于 100 年前,您可能的死因又是什么? 如果您生活在世界的其他地区,您可能的死因会有什么不同?

　　6.为本章介绍的许多传染病、疾病或伤残之一制作一个简要的疾病简介。哪些来源可以提供有关该疾病的症状、预防措施和治疗方法的可靠背景信息? 哪些来源可以提供该病在全球的流行情况信息? 学术期刊可以为您制作疾病概况提供什么?

参考文献

　　1. Murray CJ, Frenk J. Health metrics and evaluation: strengthening the science. *Lancet*. 2008;371:1191-1199.

2. *Human development report 2012.*New York：UNDP；2012.

3. *World development report 2011.*Washington DC：World Bank；2011.

4. *World development report 2006.*Washington DC：World Bank；2005.

5. Mathers CD，Murray CJL，Lopez AD，et al.*Estimates of healthy life expectancy countries for 191 countries in the year 2000：methods and results.*WHO Global Programme on Evidence for Health Policy Working Paper No. 38.Geneva：WHO；2001.

6. *World health statistics 2011.*Geneva：WHO；2011.

7. *The global burden of disease：2004 update.*Geneva：WHO；2008.

8. Jha P.Avoidable global cancer deaths and total deaths from smoking.*Nat Rev Cancer.* 2009；9：655-664.

9. Rehm J，Mathers C，Popova S，Thavorncharoensap M，Teerawattananon Y，Patra J. Global burden of disease and injury and economic cost attributable to alcohol use and alcohol-use disorders.*Lancet.* 2009；373：2223-2233.

10. Bhutta ZA，Ahmed T，Black RE，et al.；Maternal and Child Undernutrition Study Group.What Works？Interventions for maternal and child undernutrition and survival.*Lancet.* 2008；371：417-440.

11. *Global status report on noncommunicable diseases 2010.*Geneva：WHO；2011.

12. Global Burden of Metabolic Risk Factors of Chronic Diseases Collaborating Group. *Country trends in metabolic risk factors.*London：Imperial College London；2011.

13. Hallal PC，Andersen LB，Bull FC，Guthold R，Haskell W，Ekelund U；Lancet Physical Activity Series Working Group.Global physical activity levels：surveillance progress，pitfalls；and prospects.*Lancet. 2012；380：247-257.*

14. *World health statistics* 2012.Geneva：WHO；2012.

15.Cohen AJ，Ross Anderson H，Ostro B，et al.The global burden of disease due to outdoor air pollution.*J Toxicol Environ Health A.* 2005；68：1301-1307.

16. Lawes CMM，Vander Hoorn S，Rodgers A；International Society of Hypertension. Global burden of blood-pres sure-related disease，2001.*Lancet. 2008；*371：1513-1518.

17. Smith JS，Lindsay L，Hoots B，Keys J，Franceschi S，Winer R，Clifford GM.Human papillomavirus type distribution in invasive cervical cancer and high-grade cervical lesions：a meta-analysis update.*Int J Cancer.* 2007；121：621-632.

18. *Global health risks：mortality and burden of disease attributable to selected major risks.* Geneva：WHO；2009.

19. *Diagnostic and statistical manual of mental disorders*，4th edition（DSM-IV-TR）.Arlington VA：American Psychiatric Association；2000.

20. Summerfield D. How scientifically valid is the knowledge base of global mental health? *BMJ*. 2008;336:992-924.

21. Demyttenaere K, Bruffaerts R, Posada-Villa J, et al.; WHO World Mental Health Survey Consortium. Prevalence, severity, and unmet need for treatment of mental disorders in the World Health Organization World Mental Health Surveys. *JAMA*. 2004;291:2581-2590.

22. *Injury: a leading cause of the global burden of disease, 2000*. Geneva: WHO; 2002.

23. *The global burden of disease: 2004 update (May 2011 update)*. Geneva: WHO; 2011.

24. Laflamme L, Burrows S, Hasselberg M. Socioeconomic differences in injury risks: a review of findings and a discussion of potential countermeasures. Copenhagen: WHOEURO; 2009.

25. *World report on child injury prevention*. Geneva: WHO/UNICEF; 2008.

26. AbouZahr C, Boerma T. Health information systems: the foundations of public health. *Bull World Health Organ*. 2005;83:578-583.

第三章　研究与全球健康

人群健康研究提供了关于全球疾病现患率、疾病危险因素及有效干预措施的基本信息。用于收集、分析及综合全球健康数据方法的基本知识,可以让任何人阅读并理解大量基于循证的全球健康实践和政策资料。

3.1　全球健康研究的重要性

健康研究,广义上包含从分子和细胞生物学到临床的所有人群健康研究。大部分全球健康研究集中在公共卫生领域。公共卫生研究的目标包括识别及对新的健康问题进行归类、确定疾病的危险因素、开发和测试用于预防或治疗疾病的新干预措施、评估卫生政策对健康结局的影响,以及对现有知识进行综合。

流行病学是研究人群发病、死亡以及伤残情况的分布及其决定因素的科学。流行病学家和其他公共卫生研究人员,收集并传播有关在特定人群中发生的健康相关数据以及高危人群的特点。这些信息既有助于临床医生诊断疾病,实施适当的治疗措施,并鼓励他们的病人采取健康的生活方式,还有助于社区制定自己的公共卫生优先事项,并设计和评估解决这些问题的项目,特别是在使用基于社区参与性的研究时。研究报告还为制定循证政策和计划提供了信息。

每个月都有一些重要的全球健康报告被主要的国际组织发布,有数千篇与全球健康相关的新的学术和专业期刊文章发表。对健康研究方法的基本理解使得所有这些资源(包括本书中引用的 500 多篇参考文献),对那些寻求特定健康主题额外信息的人来说都是可以获取的。

3.2　研究过程

健康研究遵循一套既定的步骤(图 3-1)[1]。研究者首先聚焦确定研究问题,并选择合适的研究设计,然后制定研究的实施方案并开展数据收集,后者可以通过采访人群、实验室试验、获取回顾资料或其他方法来获得。在分析收集到的数据后,研究结果再以口头报告或书面出版物的形式传播。

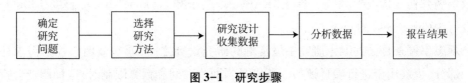

图 3-1　研究步骤

来源：Jacobsen KH.*Introduction to health research methods：a practical guide*.Sudbury MA：Jones & Bartlett；2012.

人群健康研究的基本单位是从明确界定的人群中收集个人新数据的初始研究,比如某所学校的学生或某一郊区的居民样本。大多数初级研究都是观察性研究,简单地让参与者完成一份调查问卷。一些初始研究属于实验性研究,研究者指定至少一部分参与者来做新的事情,比如开始每天服用复合维生素,或者根据他们的健康状况服用一种新药。初始研究的结果被认为是对某个特定主题的文献补充。(二次研究通过分析和报告他人收集的现有数据,也对某一主题的知识体系进行了补充。)这些文章的摘要通常被如 PubMed 这类摘要数据库编入索引,从而允许文章内容被检索到。

对全球健康而言,对疾病发病率和患病率、疾病的危险因素,以及其他卫生信息具有全球视角非常重要。高级研究旨在识别所有初始研究、二次研究发表的那些特定主题,总结这些研究讲了些什么。这些系统评价以及 Meta 分析,对一个特定问题提供了全面的分析,这些研究得出的结果可以用来预测那些当前无可用数据人群的未来健康状况。世界卫生组织及其他国际机构发表的大多数全球健康报告都是基于初始研究(包含国家级监测报告)和综合初始研究的 Meta 分析。这些报告提供了全球的可比数据,可供决策者、公共卫生专业人员以及其他人员用于促进其社区和国家的健康状况改善。

3.3　观察性研究设计

大多数基于人群的公共卫生研究采用观察性研究设计。一项观察性研究仅是观察人群在做什么,或询问他们过去做过什么,不对参与者实施任何干预措施,目标是了解人群的现状。描述性研究旨在描述某个人群的特点、该人群危险因素的现患率,或该人群的发病率,通常回答关于人群(谁?)、地点(何地?)以及时间(何时?)的问题。分析性研究旨在了解人群中危险因素和疾病之间的关系,并回答"为什么?"的问题。

3.3.A　现患率调查

现患率调查,也叫横断面调查,可以用来获取某一时刻的人群健康状况。研究计划比较简单:招募研究者想了解人群的代表性样本,向参与者提出一系列问题,然后分析收集到的数据,了解样本报告各种特征的比例。问卷可以涵盖广泛的主题,包括人口统计学(如年龄、性别、家庭收入,以及参与者的受教育水平)、危险行为和其他危险暴露,以及疾病和伤残情况。调查工具是"KAP",即关于知识(knowledge)、态度(attitude),以及行为(practices)的问题。

现患率调查是公共卫生研究中最常见的研究设计之一,通常被用作社区需求评估的一部分,也被用于进行项目评估。特别是当面临时间和预算限制时,这种调查会特别有用,因为它可以快速、廉价地收集数据。

实施和批判性评估横断面调查有两个关键点需要注意。第一,现患率研究招募的参与者要能真正代表研究对象,这一点非常重要。例如,一项关于社区妇女健康的研究,不应限制于只包括目前怀孕的妇女,因为这种招募策略会系统排除年长的育龄后女性。一项关于大学生健康的研究不应只招募学校体育队的学生,因为这些学生可能比普通学生更健康。第二,不能由横断面数据得出关于因果关系的结论,因为所有关于暴露和疾病的问题都是同时提出的。例如,在1000名高中生中进行的咀嚼烟草使用与龋齿的横断面调查可能会发现,在咀嚼烟草的群体中龋齿患病率明显更高,但这并不能证明咀嚼烟草会导致龋齿或是龋齿使人咀嚼烟草。这种类型的调查不能表明咀嚼烟草和龋齿哪一项先发生。

3.3.B　病例系列研究

病例系列研究的是一组人的特征,他们都患有同样的疾病(或有相同的暴露)。病例研究是对某一个病人的描述,而病例系列研究描述的是两个或更多的病人。大部分病例系列研究都是由临床医生进行并为临床医生服务的,大部分都总结了在特定医院因特定疾病接受治疗的患者的医疗记录。病例系列研究的目标可能是了解特定疾病患者的人口统计学特征和其他特征,描述疾病的异常表现,或阐明疾病的典型进展。由于病例系列研究不包括健康人群的对照组,因此不可能调查出该疾病的危险因素。

3.3.C　病例对照研究

病例对照研究招募患有某种疾病的人(病例)和未患有该疾病的相似人群(对照),以便比较他们的既往暴露情况。在确定参与者是否患有想要研究的疾病后,询问他的健康行为(如现在和过去的饮食、体力活动、烟草使用以及酒精使用情况)、环境暴露和健康史。在足够数量的病例和对照组完成问卷调查后,使用统计学分析来确定病例组报告的暴露是否多于对照组。

病例对照研究是了解罕见病的理想方法,它还有助于确定可能增加患病风险的既往暴露,但必须谨慎解释病例对照研究的结果,因为参与者可能难以准确回忆几年前甚至几十年前发生的暴露。

确定暴露和疾病结局之间关联的最常见方法是创建一个 2×2 表,其中两行是暴露情况,两列是疾病状况。研究人群中的每个人被划分为四组中的一组:暴露已患病、暴露未患病、未暴露已患病,以及未暴露未患病。将四组中各组人数的合计填入 2×2 表内,然后可以根据这些值计算出各种关联值。

在病例对照研究中,暴露和结局间关系的典型衡量指标是比值比(OR),这和赌博中使用的测量值属于同一种(图 3-2)。如果某个人认为一匹马有 25% 的机会赢得比赛(75% 的几率是输),那么这匹马的胜负几率是 25∶75,可简化为 1∶3、1/3 或 0.33,也就是输的几率是赢的几率的 3 倍。比值比是指病例组中暴露与非暴露人数的比值和对照组中暴露与非暴露人数的比值的比(图 3-3)。OR 值近似 1 表示,在研究人群中,疾病和暴露没有关联,因为病例和对照描述的暴露近似相等。OR 值大于 1 表示患有该疾病的人比未患该病的人更可能有暴露史,意味着该暴露是风险因素。OR 值小于 1 表示病例组比对照组更小几率有暴露史,意味着该暴露是保护因素。

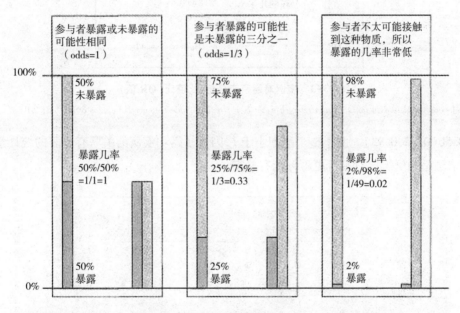

图 3-2　几率(Odds)

来源:Jacobsen KH.*Introduction to health research methods:a practical guide.*Sudbury MA:Jones & Bartlett:2012.

由于从较大的人群中抽样的人数相对较少,不能准确地描述整个人群,因此经常使用置信区间报告 OR 值和其他统计指标。95% 置信区间可以解释为"基于研究者从更大人群中抽样出的人群样本,我们可以有 95% 的把握认为,整体人群的真正 OR 值就在这个可能的范围内"(图 3-4)。如果整个置信区间大于 1,那么这个结果有显著性统计学意义,并且可以得出暴露是危险因素。如果整个置信区间小于 1,那么这个结果也是有显著性统计学意义,这项暴露为保护因素。如果置信区间与 1 有重叠部分,则表示没有有力证据说明该暴露是危险因素或是保护因素,结论是在这个研究人群中暴露和疾病结果之间没有显著的统计学关联。在图 3-5 所示的例子中,OR 值和 95% 置信区间

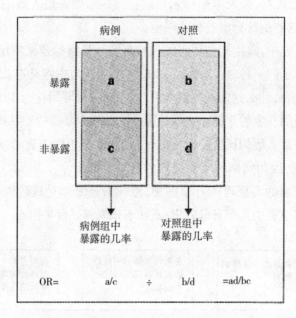

图3-3 病例对照研究分析：比值比（OR值）

来源：Jacobsen KH.*Introduction to health research methods：a practical guide*.Sudbury MA：Jones & Bartlett；2012.

是0.56(0.32,0.93)。由于整个范围小于1,因此暴露和疾病的关联有显著的统计学意义,结论是病例组比对照组更不可能有暴露。

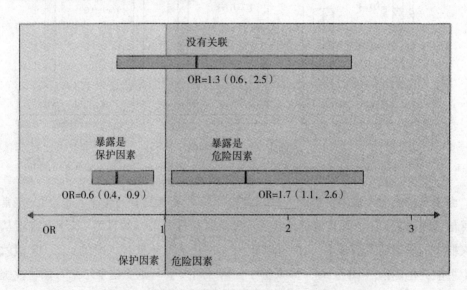

图3-4 病例对照研究分析：OR值的95%置信区间

来源：Jacobsen KH.*Introduction to health research methods：a practical guide*.Sudbury MA：Jones & Bartlett；2012.

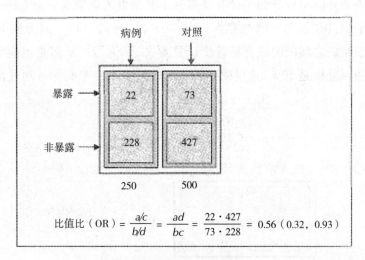

图 3-5　病例对照研究案例

3.3.D　队列研究

队列是指一组相似的人,队列研究是招募一组相似的人,并及时随访。在研究开始时,研究者对所有参与者的健康行为以及其他暴露和特征进行询问,从而确认本次研究中无任何参与者已有目标疾病结果。然后对进行数月或数年的随访,以便研究者可以统计目标疾病的发生人数。统计学分析用于比较经特定暴露者和非暴露者之间的发病率(新发)。

由于在研究开始时收集的数据可以证明某项暴露存在于疾病发生之前,队列研究对于确定暴露是否会导致疾病是很有帮助,对于衡量人群中的发病率也同样有用。被研究的人群可以是整个社区甚至整个国家的代表性样本。例如,从 1948 年以来,Framingham 研究一直在随访马萨诸塞州某个小镇的数千名居民[2]。从 20 世纪 60 年代以来,Whitehall 研究一直在随访各职业阶层的英国公务员[3]。对于接受非常规暴露,比如某种特定工业化学品暴露的人来说,另一个选择是进行长期招募和随访,以便研究这种罕见暴露对参与者未来健康状况的影响。

队列研究中最常见的两个关联指标是率比和归因危险度。发病率比(也称作危险比,或相对危险度,或简称 RR)是暴露组的发病率与非暴露组的发病率之比(图 3-6)。RR 值接近 1,说明在研究期间暴露和非暴露的参与者患病的可能性相等;RR 值大于 1,说明暴露和疾病风险上升相关;RR 值小于 1,说明暴露是疾病的保护因素。可以使用置信区间来显示从较大的人群中抽取的参与者对 RR 值的确定程度(图 3-7)。率差(也被称作超额危险度或归因危险度)是暴露组发病率与非暴露组发病率之差的绝对值。如果暴露组和非暴露组除了暴露情况之外全部相似,那么这个疾病发病率的差别就代表了暴露组成员如果没有暴露就不会发生的疾病病例(图3-8)。在图3-9所示的例子中,RR值和95%置信区间是2.00(1.46,2.74)。因为整个范围大于1,所以暴露于疾病之间的关联有显著统计学意义,结论为该暴露是疾病危险因素。归因危险度的百分比是50%,这说明当暴露组成员中有一半病例可通过消除暴露得到预防。

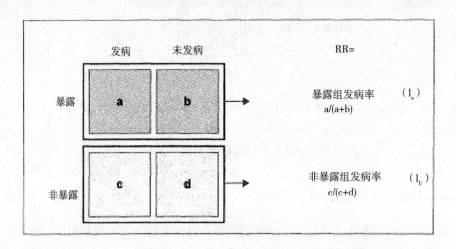

图3-6　队列研究分析:率比(RR)

来源:Jacobsen KH.*Introduction to health research methods:a practical guide*.Sudbury MA:Jones & Bartlett;2012.

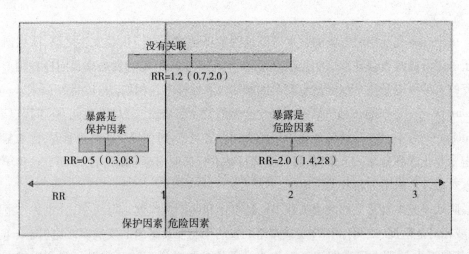

图3-7　队列研究分析:RR值的95%置信区间

来源:Jacobsen KH.*Introduction to health research methods:a practical guide*.Sudbury MA:Jones & Bartlett;2012.

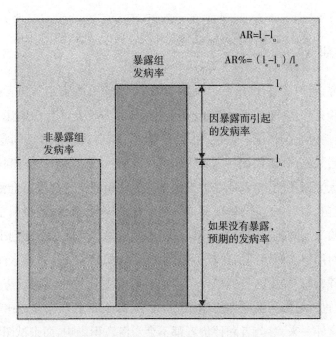

图 3-8 队列研究分析：归因危险度（超额危险度）

来源：Jacobsen KH.*Introduction to health research methods：a practical guide*.Sudbury MA：Jones & Bartlett；2012.

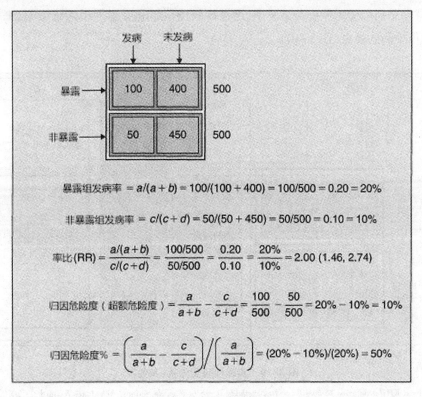

图 3-9 队列研究案例

3.4 实验性研究

　　实验性研究,有时称作干预研究,在这类研究中,研究者指定参与者接受特定的暴露。实验性试验是评估因果关系的最佳研究设计,因为研究者有意地让参与者接受暴露,然后观察随后发生的情况。但是,由于研究者可能会让参与者面临意想不到的、潜在的严重不良后果的风险,因此在实验性研究中存在一些特殊的伦理问题。有些研究被认定为风险太大而不能进行,那些被批准的研究会由研究伦理委员会密切监督。

　　新药、新疫苗、新型医疗产品,或其他一些干预措施的临床试验也属于实验性研究。大部分临床试验采用随机对照试验(RCT)设计,其中一些人随机分配到干预组,另一些人随机分配到对照组。两组间的比较可能是安慰剂,如糖丸或生理盐水注射液,也可能是一种主动干预,如市场上已有的最佳药物或者较低剂量的被测试新药。大部分临床试验采用双盲,也就是参与者和评价健康结果的人都不知道参与者是在服用试验药物还是安慰剂。这样一来,参与者和评价者都不会受潜意识影响,而去试图从服用新药的病人身上发现更好的结果。

　　RCT最常见的结果测量指标是干预的有效率,它衡量干预产生预期效果的能力。例如,将安慰剂用于对照疫苗试验中,通过比较疫苗组和安慰剂组的感染率,来评价疫苗预防传染病的效果(图3-10)。

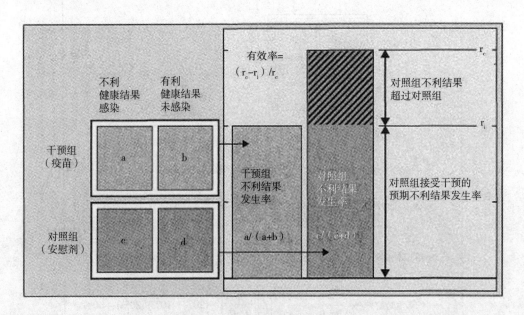

图3-10　实验性研究分析:有效率

来源:Jacobsen KH.*Introduction to health research methods:a practical guide*.Sudbury MA:Jones & Bartlett;2012.

大部分新疫苗、药物和其他药物制剂在允许面世前都要经历数轮试验。研究的第一阶段是在少数人身上测试产品的安全性,下一阶段则招募数百或数千人,以确保新产品的安全性和有效性。产品被广泛使用后,仍需继续开展安全性监测。

3.5　研究伦理

几乎所有涉及人或获取可识别个人信息的健康研究项目都由伦理委员会(通常称为机构审查委员会,IRBs)或研究伦理委员会(RECs)进行监督。审查委员会不批准的研究,一般是不满足三项主要伦理原则:受益、尊重个人以及分配公正。

受益原则指的是研究应当对参与者及他们所在的社区有益。这种要求有益的行为通常与无害原则成对出现,要求该研究不会对他们造成伤害。

尊重个人原则要求所有可能的参与者都有自主选择是否参与研究的权利,并且所有可能的参与者都能获知他们所需的全部信息,以便能够在知情的情况下决定是否参加。应征者应被告知研究的目的、参与的潜在风险和益处、研究步骤、参与的时间要求,以及如果他们改变了参与的想法,退出研究的程序。分享信息并同意参与的过程,称为知情同意。参与某项研究应当不让任何人感到有压力。尊重个人原则也要求研究者优先保障参与者的安全,保护参与者的隐私和他们选择告知的机密信息。

分配公正的目的是确保承担参与研究风险的人群可以从研究中受益。例如,这意味着某个承担了自愿参与测试新药或新疫苗风险的社区,在该产品批准上市后,也应该获得它的使用权。

坚持这些原则可以防止20世纪中期发生的研究不端行为,当时医学试验常常在未获得参与者同意的情况下进行。美国最广为人知的例子之一是塔斯基克梅毒试验,该实验由美国公共卫生服务部于1932年在亚拉巴马州开展,历时40年[4]。接近400名患有晚期梅毒的非洲裔美国人得到了免费的医疗服务,这些医生正在对梅毒的发展进行研究。这些人并未被告知他们患有梅毒,许多人甚至在1947年青霉素成为治疗梅毒的标准药物后也没有接受抗生素治疗。直到1972年一家主流报纸报道了这项研究后,才给他们提供治疗。而在这之前,这些男性中已有许多死于梅毒,他们的妻子也感染了梅毒。

为了保护研究中的"人类受试者",新研究项目以及正在进行的研究项目,必须在收集研究数据的国家经独立的伦理委员会批准。研究伦理委员会不会批准他们认为异常危险、计划不充分,或不必要地针对弱势人群的研究。研究项目在获得伦理批准后,伦理委员会对进行的研究进行监督。研究者必须事先获得批准,才能修改他们的研究方案,并且必须立即将任何不良事件报告给负责该项目的伦理委员会。这些规则有助于研究者设计和实施高质量的研究计划,并有助于确保所有研究参与者的安全。

3.6 综合研究

一些研究调查综合了数十或数百项前期研究的结果。通过结合和分析世界不同地区或不同时间点的多个类似研究的结果,这些深度分析研究提供了关于某特定主题的全面的科学文献总结、关于健康问题和需求预测的基础,以及关于特定疾病危险因素的新见解。

3.6.A 相关性研究

相关性研究,有时也被称作生态学研究,利用来自多个人群的特定暴露和某特定健康结果的数值型数据来寻找趋势。相关性研究的结果通常用散点图来展示。对于每个人群,用该人群暴露的值作为 x 坐标,该人群健康结果的值作为 y 坐标,来确定图上的一个点。在所有的点被绘制出来之后,加上一条代表最适合这些点的线。

相关系数 r(通常用 r^2 表示)的值衡量了直线预估点位置的能力(图 3-11)。r 接近 1,说明所有的点几乎完全在一条直线上,所以如果已知了某人群中的暴露水平,就可以非常确定地预测结局。r 接近 0 表明关系微弱,说明这条直线没有预测价值。换句话说,当 r 接近 0 时,暴露与该疾病结果无关。r 接近 0.5 表示中度强相关。

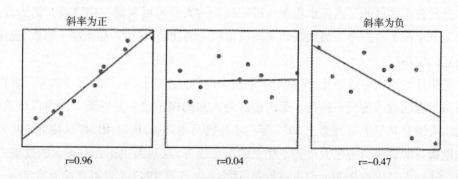

斜率为正　　　　　　　　　　　　　　　　　　斜率为负

r=0.96　　　　　　　　r=0.04　　　　　　　　r=-0.47

图 3-11　相关性研究分析:相关

直线的斜率表示相关的方向。r 是正值表示斜率为正(从左向右上升),表示暴露率的上升与结果率的上升相关联。例如,一项对 37 个国家的研究发现,在收入差距更大的国家,中学生间的暴力犯罪率也更高($r = 0.62$)[5]。r 是负值表明斜率为负,表示暴露率的上升与结果率的下降相关联。例如,一项对 43 个非洲国家的研究发现,在成年人识字比例更高的国家,妇女分娩死亡率明显更低($r = -0.52$)[6]。

这两个例子强调了生态学研究设计的一个关键方面:大部分生态学研究旨在研究人群水平的暴露和结果,如收入差距、识字率、空气质量和孕产妇死亡率。生态学研究不能用来测试个体水平的相关性。因此,使用人群水平数据的生态学研究结果可以适用于人群,但不一定适用于个体。例如,如果某项使用数十个城市数据的生态学调查显示每千名成年人使用日光浴床的数量与每万名成年人中每年新诊断皮肤癌数量呈正相关,这个发现不能证明使用日光浴床的人就是被诊断为皮肤癌的人。使用日光浴床的人有可能(虽然不太可能)都没有患上皮肤癌。生态学谬误描述的是人群水平的相关性被错误地解释为个体风险的衡量值。然而,尽管存在这样的缺陷,开展生态学调查在检验疾病可能的危险因素的假设方面可能是非常有用的第一步。

3.6.B　系统评价与 Meta 分析

系统评价是针对特定主题查找尽可能多的文章和报告,然后检查每一篇文章和报告是否符合分析中包含的预定义标准。从每一篇合格的文章中提取信息,并与其他研究进行比较,以便全面了解关于该主题的已知(和未知)信息。例如,一个系统评价可能会在文献中显示出强一致性,即特定暴露是特定疾病的一个危险因素。或者该系统评价可能表明,特定的暴露似乎不会增加某种疾病的患病率。或者可能发现,之前的研究结果二者都有,基于现有科学文献,还不能就某种关联达成共识。(为了确保得出公正的结论,系统评价通常会考虑发表偏倚(Publication bias)对其结果的潜在影响。发表偏倚发生在发现具有统计学意义的阳性结果的研究比"无意义"的阳性结果更有可能发表时。)

当研究设计和系统评价中所包含的每一项研究的统计数据非常相似时,有时可以将独立研究的结果汇集起来,形成一个汇总的统计度量,这种综合统计分析被称作 meta 分析。

3.6.C　预测与建模

数学模型可以用来估计缺乏良好数据的人群的发病率,并预测未来的健康趋势。例如,全球疾病负担研究通常从对目标疾病的系统评价开始,并且通常会发现许多国家的数据不完整。数学模型合并了某个国家的所有可获得数据(如人口年龄分布),来自其他相似地理和社会经济学状况国家的数据可以用来估计该国的发病率和死亡率,为理解该国健康概况提供了良好的参考基础。类似的,如果将一个国家或地区的多个时间点的健康和人口数据添加到模型中,研究者可以对该地区 10 年、25 年甚至 50 年后可能出现的健康状况作出预测。模型还可以被修改,用于模拟公共卫生干预措施和其他人群水平变化的短期和长期影响。

3.7　统计学解释

想要 100%准确地测量人群的健康状况,唯一的办法是收集该人群中每个人的数据。但是,由于时间和金钱的限制,这种方法很少用于大规模人群。替代的做法是招募小部分人群开展研究,并使用样本人群数据进行统计学检验,从而估计整个人群的健康状况。

图 3-12 显示了一个抽样示例。在 100 名参与者中,有 32 人肥胖。如果从该人群中随机抽取 10 人作为样本,那么样本人群中肥胖的患病率可能是 20%、30% 或 40%,接近 32%。然而,有些样本的患病率可能高达 80%、90% 甚至 100%。因此,一个 10 人的样本不能对总体人群中的患病率有很高的精确度,只能提供一个合理的粗略估计值。

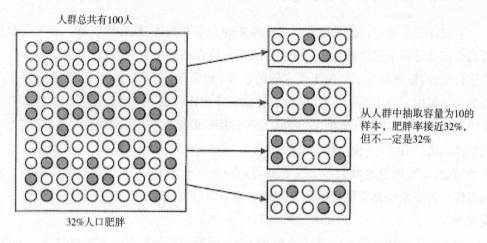

图 3-12 人群抽样

样本来源的更大人群中关于健康状况的测量结果的不确定性,可以用 95% 置信区间(95% CI)估计,该置信区间与 OR 值和 RR 值的置信区间类似。例如,对 10 个人的肥胖患病率的估计及其 95% CI 可能是 30%(8%,62%),这表示基于 10 人的一个样本,我们有 95% 的把握认为在更大人群中真实的患病率在 8% 到 62% 之间。这个范围包含了真实患病率 32%(有 5% 的可能该抽样发生极端情况,此时 95% CI 并不会包括患病率的真实值)。如果需要更窄的 CI 范围,就必须使用更大的样本总体。例如,如果该研究中参与者为 50 人而不是 10 人,那么患病率的估值可能为 34%(22%,48%)。这表明,基于 50 人的一个样本,我们有 95% 的把握认为真实的患病率在 22% 到 48% 之间。如果抽样人数更多,95% CI 将变得更窄,更接近于真实值 32%。

p 值(或概率值)是不确定性的另一种测量值。p 值通常和统计学差异检验一起使用,以表明两个或多个人群间存在差异的可能性。例如,t 检验可以用来了解在某个横断面研究中参与的男性与女性的平均年龄是否有差异,卡方检验可以用来了解一个城市的四个不同社区中成人糖尿病患者的比例是否有差异。这些检验的 p 值给出了一个估计值,即在样本人数给定的情况下,即使被比较的两组之间真的没有差异,两组之间的差异也可能碰巧比样本中发现的差异更大。样本量越大,置信区间越窄,越容易得出较小的 p 值样本量越大,测试的统计学强度就越强,当两组或多组存在不同时,就能更好地发现他们之间的差异。

一个小的 p 值(通常小于 0.05,或 5%)表明统计学检验发现,不太可能会偶然发生较大的组间差异。p 值小于 0.05 的检验结果具有统计学意义,并被认为指示了被比较组之间存在差异。例如,如果比较男女平均年龄的 t 检验的 p 值为 0.02,那么如果两组人群之间真的没有差异,这种平均年龄的极端差异被偶然观察到的可能性只有 2%。由于男女平均年龄的显著性差异不太可能是偶然造成的,所以该检验的结论是,该人群中男女平均年龄有差异。如果 t 检验的 p 值为 0.68,那么如果样本来自相同平均年龄的人群,则有 68% 的可能会偶然观察到更大的差异。在这种情况下,结论是平均值无差异。p 值解释的其他例子如表 3-1 所示。

表 3-1　p 值解释举例

检验目的	p 值	p 值是否"极端"($p<0.05$)?	结论
比较男女平均年龄	0.13	否	人群平均年龄无差异
比较一年级、三年级、五年级儿童的平均成绩	0.002	是	不同年级间的平均成绩存在显著差异
比较公司不同部门每天步行或骑车上班的员工比例	0.43	否	不同组间的分布无差异
比较两个城市糖尿病的患病率	0.03	是	这两个城市的糖尿病患病率存在显著差异

了解置信区间和 p 值的含义,可以使读者能够解释几乎所有的统计结果。p 值小于 0.05 表示存在统计学差异,较大的 p 值表示没有观察到差异。置信区间为总体中的度量结果提供了一个可能值的范围,随着样本量的增加,这个范围会变得更窄。比率的置信区间(如 OR 值和 RR 值)以 1 为中心,如果置信区间不包含 1,那么在被比较的两个人群的比率存在差异。

3.8　批判性阅读

表 3-2 列出了良好的公共卫生和医学研究报告的一些特点。除了这些因素之外,对于评估和应用已发表研究结果的读者来说,还有其他一些重要的考虑因素。包括偏倚、测量效度以及目标人群。

表 3-2　良好公共卫生和医学研究报告的特点

> · 文章已经通过同行评议,并由著名杂志或可信赖的组织发表
> · 研究人群定义明确,参与者数量合理
> · 采用适当的流行病学研究设计(如果需要,可设置对照组)
> · 详细说明了用于测量暴露/干预措施和健康结果的方法
> · 统计检验结果用易于理解的图表展示
> · 讨论了新研究与以往研究的关系,并引用了许多其他文章
> · 承认并讨论了本研究的优势和局限性/偏倚
> · 结论合理并以最新结果为基础
> · 文章行文工整,大纲有逻辑性(通常为引言/背景、方法、结果、讨论/结论)
> · 文章中声明该研究由某个伦理委员会批准和监督,没有可能会影响研究结果的明显利益冲突

　　偏倚是研究设计、数据收集或数据分析中的系统误差,可能会造成研究目的与实际测量之间的误差。任何类型的偏倚都会导致高估或低估暴露与结局之间的关联。当参与研究的人不能代表目标人群时,就会产生选择偏倚。选择偏倚的一个例子是志愿者偏倚,当志愿参加某项研究的人与期望的样本人群不同时,选择偏倚就会发生,这可能是因为他们比整体人群更健康或更不健康。当研究者得到不正确的信息时,就会产生信息偏倚。例如,病例对照研究中的癌症患者回忆过去任何潜在的有害暴露,而对照组的人却没有类似的动机去回忆过去的暴露,研究结果可能是不准确的。精心设计、实施和分析的研究,可以避免偏倚或将偏倚最小化。文章的讨论部分通常包括解释研究的局限性和可能的偏倚来源(以及与混杂、修饰效应,或其他可能影响结果的情境)。读者也可以对研究中的偏倚是否影响了研究结果作出自己的评价。

　　效度是指某项检验在多大程度上测量了它应该测量的东西(内部效度),以及某项研究在多大程度上测量了一个群体的真实情况(外部效度或可概括性)。检验应当准确(有效性),这意味着可以给出身高、血压或其他测量的实际值。检验还应当精确(可靠性),这意味着当同一个人多次接受检验时,结果是一致的。大部分全球健康研究类文章在方法部分提供了关于其调查工具(问卷)、临床及实验室检验及其他评估的详细信息。读者应当进一步检查,确保调查中使用的问题能准确获取目标内容。自我报告(如“您今天摄入了多少热量?”和“您今天走了多少路程?”)可能不如观察测量准确(比如让研究者量化一整天吃了多少食物,使用计步器来记录走过的步数)。此外,不同类型的问题可能会获得不同的答复(比如“您今天吃了多少蔬菜?”和“您每天吃多少蔬菜?”)。

　　第三个考虑因素是研究结果可以应用于哪些人群。一项只包括 20—24 岁男性参与者的研究结论不适用于 80—89 岁的女性。一项关于居住在加利福尼亚州的女性的研究得出的结论,可能不适用于居住在马拉维的女性。一项关于非吸烟者的研究结论可能不适用于吸烟者。老鼠试验得出的结果不一定适用于人类。应谨慎地把某个地点、某个时点进行的任何研究结果应用于另一个人群。

3.9　循证全球健康

临床医生经常使用一种称为循证医学（EBM）的过程来指导他们做出关于如何照护病人的最佳决策。循证医学的目标是用事实来做出临床决策，而不是用传闻或观念。与循证医学一样，循证公共卫生和循证全球健康需要在实施任何干预之前对文献进行仔细和批判性的回顾（图 3-13）[7]。回顾过程的目标是了解什么有用、什么没用。当全球健康文献已经满是成功的公共卫生规划和政策的案例时，那就不需要再"重复劳动"。从他人已有的错误中吸取教训，不再重蹈覆辙，也能带来很大好处。理想情况下，循证全球健康促进了成本效益以及有效利用有限的卫生资源来解决公共卫生问题。本章所描述的工具为对全球健康问题或干预进行有价值的分析提供了基础。我们说健康研究拯救生命并不是夸大其词。

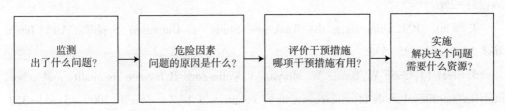

图 3-13　公共卫生路径

来源：Holder Y，Peden M，Krug E，Lund J，Gururaj G，Kobusingye O，editors. *Injury surveillance guidelines*. Geneva：WHO；2001.

3.10　问题讨论

1. 浏览某个大众化新闻网站的健康网页，其中包括了哪些主题？有多少内容报道了健康研究项目的结果？

2. 您会参加健康研究吗？为什么？您的回答会因为是观察性研究或实验性研究而有所不同吗？

3. 使用 PubMed 或其他摘要数据库查找您感兴趣的健康主题的学术期刊论文，阅读这篇论文找出以下问题的答案：（a）研究的主要问题是什么？（b）谁参与了这项研究？研究是哪里进行的？什么时候进行的？（c）采用了什么研究设计？（d）主要研究问题的答案是什么？

4. 查阅最近一期的《世界儿童状况》或一篇联合国报告，并查看其统计附件，其中的图表使用了哪些信息来源？

5. 从流行出版物上找一篇关于最近发布的健康研究报告的新闻报道，查阅新闻报道所依据的科学文献。这篇新闻报道是否准确？有没有忽略什么关键信息？

6.健康研究的结果如何有助于提高您的生活质量？

7.健康研究的结果如何有助于改善全球健康？

参考文献

1. Jacobsen *KH.Introduction to health research methods：a practical guide.*Sudbury MA：Jones & Bartlett；2012.

2. Splansky GL，Corey D，Yang Q，et al.The Third Generation Cohort of the National Heart，Lung，and Blood Institute's Framingham Heart Study：design，recruitment，and initial examination.*Am J Epidemiol.* 2007；165：1328-1335.

3. Marmot M，Brunner E.Cohort profile：the Whitehall II study.*Int J Epidemiol.* 2005 ；34：251-256.

4. White RM. Unraveling the Tuskegee Study of Untreated Syphilis. *Arch Intern Med.* 2000；160：585-598.

5. Elgar FJ，Craig W，Boyce W，Morgan A，Vella-Zarb R.Income inequality and school bullying：multilevel study of adolescents in 37 countries.*J Adolesc Health.* 2009；45：351-359.

6. Alvarez JL，Gil R，Hernandez，Gil A.Factors associated with maternal mortality in sub-Saharan Africa：an ecological study.*BMC Public Health.* 2009；9：462.

7. Buekens P，Keusch G，Belizan J，Bhutta ZA. Evidence-based global health. *JAMA.* 2004；291：2639-2641.

8.Holder Y，Peden M，Krug E，Lund J，Gururaj G，Kobusingye O，editors.*Injury surveillance guidelines.*Geneva：WHO；2001.

第四章　健康的社会经济决定因素

收入、教育、职业及其他一些社会经济地位的决定因素对健康状况和医疗服务的可及性有显著影响。文化影响健康观念和行为,并决定何时何地寻求卫生保健。

4.1　健康的社会决定因素

社会经济状况(SES),也称作社会经济地位(SEP),指个人(或家庭)基于社会、经济和受教育特征在社会中所处的地位。目前并没有直接测量 SES 的工具,只有一些替代测量方法,比如多种资产的所有量(如房屋、汽车、自行车、电视机、收音机或家畜)、职业状况、受教育程度和类型、居住面积及其他可以用来评估一个人在一个社区或人群中相对位置的社会经济特征。

影响个人或家庭的社会经济地位的三个关键因素是经济状况、职业状况和受教育状况,三者之间有着不可分割的联系,也与健康状况密不可分(图 4-1)。任何针对其中一方面的干预都可能影响到其他方面。新的阅读技能可能会让您找到一份更好的工作,工作技能的提高可能会带来更高的时薪,额外收入可以用来支付其他的培训。同时,任何一方面的改善都能促进健康。

收入、就业、教育、社会阶层、性别、种族、民族和其他影响健康状况和卫生服务可及性的生存状况统称为健康的社会决定因素,这些因素可以简略地概括为 PROGRESS,如表 4-1 所示[1]。与更富裕的社会经济群体相比,社会经济状况较差的儿童和成人的健康状况往往会显著下降[2]。人群之间健康状况的差异被称为健康不平等,全球公共卫生的主要目标之一就是通过提高弱势人群的健康状况来缩小健康不平等。

表 4-1　PROGRESS+:健康的社会决定因素

P	居住地(农村/城镇;特定的州或省;住房特征)
R	民族
O	职业(和就业状态)
G	性别(男性/女性/其他)
R	宗教

续表

E	教育
S	社会资本(邻居、社区和家庭支持)
S	社会经济地位(收入、财富及其他指标)
+	年龄
	伤残(身体和精神残疾)
	性取向
	其他弱势群体

来源:Kavanagh J,Oliver S,Lorenc T.Reflections on developing and using PROGRESS-Plus.*Equity Update*.2008;2:1-3.

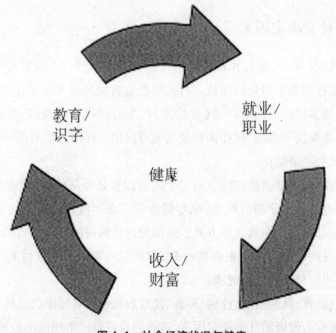

图 4-1 社会经济状况与健康

4.1.A 收入、财富与健康

收入和财富是衡量家庭经济状况最常用的两个指标。收入是指家庭成员在一定时期内挣得的税后工资。财富是家庭资源的累计价值,可以包括住房、汽车、电视机、收音机、家畜和其他消费品。低收入家庭通常拥有的财富较少,所以当家里有人得了重病或发生残疾时,可供利用的资源也非常少。

世界上大约有 14 亿人(约占总人口的 1/5)生存在国际贫困线(每人每天 1.25 美元)以下(图 4-2)[3]。许多最贫困家庭仅仅依靠一小块土地从事农耕,尽力养活所有家庭成员。另一些城市贫民,住在没有任何便利设施的非正式定居点。贫困影响一个家庭生活的住宅类型（这些住宅可能不稳固，没有供水系统，所用建筑材料可能有害健康），也影响家里的拥挤程度（可能助长肺结核等传染病的传播），还影响距离学校、医疗设施、公共交通、垃圾处理场和清洁水源的远近。

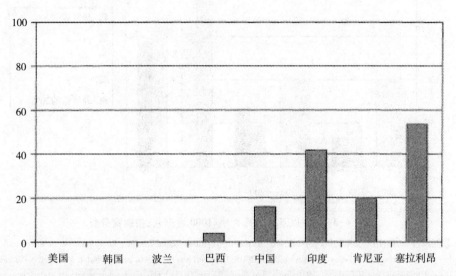

图 4-2 生存在国际贫困线（每人每天 1.25 美元）以下的人口比例，2000—2009

来源：数据来自 *Human development report 2011*.New York：UNDF；2011。

　　贫困往往与不健康的生活环境有关。许多贫困社区没有可持续的安全饮用水源、合理配置的公共厕所，以及足够的卫生清洁用水，因此他们感染疾病的风险大增。在一些地方，可用作燃料的木材供应减少，限制了家庭烧水和做饭，电力匮乏给他们安全冷藏食物造成困难。在农村地区，通讯（如电话和收音机）和交通等基础设施的缺乏，使人们难以获得健康教育和卫生保健。此外，贫困家庭还可能无力负担疾病预防的费用，例如购买经杀虫剂处理、预防疟疾的蚊帐，因为他们必须将所有收入用于满足最迫切的生存需要，如食物、住房、衣物和紧急医疗。

　　贫困影响所有年龄层人群的健康状况。如图 4-3 所示，与相对富裕家庭的儿童相比，相对贫困家庭的儿童的生存机会要低得多[4-6]。低收入家庭必须谨慎地做出医疗决策，要考虑所有的卫生保健费用，包括交通费用、医疗设施费用、餐费（因为很多医院并不为住院病人提供食物）、临床诊断费用、药物治疗和医用耗材（如绷带）费用，以及住院病人和照护人的工资损失。当贫困家庭的成员决定寻求医疗服务时，他们接受的可能是低等的服务，因为他们只能去资金、药品供应、人手均不足的诊所寻求服务，而为贫困人口提供服务的医院几乎没有受过高级培训的专业医师，也没有能提供高级护理服务的人员和技术。

　　较富裕的人通常更有可能在他们生病时获得高级卫生保健服务。他们能负担得起最好的诊断方法和最佳的治疗方案，对于那些不加治疗就可能发展成严重问题的疾病，

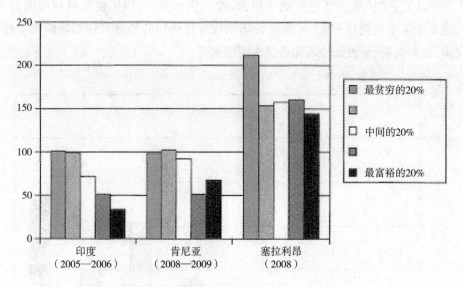

图 4-3　5 岁以下儿童死亡率/1000 活产儿，按财富分类

来源：数据来自 *India*：*DHS*，2005-06-*final report*. Calverton MD：International Institute for Population Sciences and Macro International Inc.，；2007 Sep.；and *Kenya*：*DHS*，2008-09-*final report*. Nairobi and Calverton MD：Kenya National Bureau of Statistics and ICF Macro；2010 Jun.；and *Sierra Leone*：*DHS*，2008-*final report*. Freetown and Calverton MD：Statistics Sierra Leone，Ministry of Health and Sanitation，and ICF Macro；2009 Jul。

他们也能予以重视并寻求治疗。而且，较富裕的人更容易获得良好的营养，从事危险性较低的工作，所受的伤害和感染也能获得及时治疗，所以，他们的整体健康状况通常比穷人更好。因此，收入和财富能直接促进健康水平的提高。

4.1.B　就业和职业状况

家庭成员至少有一个就业挣钱通常是一个家庭摆脱贫困的关键所在。除了收入，就业还能享有医疗保险、工伤赔偿，有的单位还提供住房、就餐补贴，并资助员工子女接受教育。这些福利对员工及其家人的健康将产生显著的影响。

然而，并不是所有工作都对健康有益。工作技能有限的人往往从事最危险的工作，劳动报酬很少，基本没有工作保障。因为无法抽出时间去看医生或在家休养，也无法支付健康保健费用，所以他们受伤或生病时可能无法得到适当的治疗。体力劳动者的全因死亡率高于熟练的非体力劳动者，他们的死亡率远高于专业人员[7]。从事体力劳动者比非体力劳动者更有可能死于意外伤害，其中一些与工作直接相关，他们也更有可能死于心脏病、中风、肺病、胃肠疾病及癌症[8]。

失业或未充分就业也与健康状况下降有关。身体健康，努力找工作的失业者，其身体和精神疾病的发病率要高于同龄的上班族[9,10]。处于工作年龄的失业成年人的自杀率和全因死亡率也明显高于在就业者[11]。

4.1.C 识字能力和受教育水平

正规教育和识字能力也与各种健康指标相关。识字能力通常被定义为功能性识字能力,即能够恰当地理解书面文字以完成日常任务。受教育水平通常根据受教育年限和获得的文凭、证书或学位来衡量。

识字能力使读者能够获得健康信息并浏览健康系统,读者可以在报刊杂志上学习食物烹饪和健身项目,从消费品上了解健康和安全警示,查看空气和水的质量报告,阅读免疫筛查计划的海报宣传,看懂用药说明和医院医嘱,了解雇主提供的医疗福利和政府提供的医疗援助,阅读健康状况相关手册,看懂医院导航标识,并在互联网或图书馆查找寻其他信息。不识字的人,则很难完成这些健康相关活动。他们可能会因为担心在医生办公室无法填写相关资料,担心会因为不识字受到嘲笑,而推迟寻求健康问题的诊断或治疗。如果医疗服务提供者没有向他们完整地解释药物的使用剂量和用药时间,他们可能会因为不认识标签上的说明而难以正确服用药物。他们可能看不懂药剂师提供给他们的安全用药须知,也不知道什么时候应该回到医院做后续检查。

妇女的识字能力和受教育水平对家庭和儿童健康特别重要。能够识字并接受过至少几年正规教育的妇女可以了解改善家庭卫生的做法,也更容易获得减少儿童营养不良、疾病和死亡风险所需的知识和技能[12]。受教育水平较高的妇女在获得卫生保健方面的困难也往往比其他妇女少[4,6]。因此,接受过正规教育的女性更有可能在医疗机构分娩(图4-4),这意味着如果分娩期间和分娩后出现并发症,母亲和新生儿都更有可能活下来。受教育水平更高的妇女的子女也更有可能接受适当的预防和治疗性医疗服务(图4-5)[4,6]。

不幸的是,尽管教育在经济和健康方面的好处已经很明确,但在全球大多数地区,就读小学、初中和高中的女孩人数少于男孩,而识字的女性也少于男性[13]。一些健康干预项目重点是帮助女孩进入小学完成基础教育,通常包括大约七年的课堂学习。其他健康相关的教育项目重点帮助成年女性识字,并支助开展针对母亲和其他成年女性的阅读课程。通识教育对妇女及其家庭和社区的健康都有益。

4.2 社会经济指标

正如个人和家庭的健康状况与其社会经济地位相关,社区和国家的健康状况也与其经济地位有关。高收入国家和低收入国家具有不同的健康概况,高收入国家通常具有较低的生育率、死亡率及较长的期望寿命,较高的非传染性疾病(NCDs)死亡和伤残率以及较低的传染病死亡率。

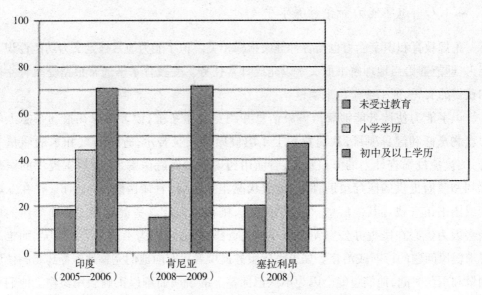

图 4-4 在卫生机构出生的儿童比例（按母亲的受教育水平分类）

来源：数据来自 *India*：*DHS*，*2005-06-final report*.Calverton MD：International Institute for Population Sciences and Macro International Inc，；2007 Sep.；and *Kenya*：*DHS*，*2008-09-final report*.Nairobi and Calverton MD：Kenya National Bureau of Statistics and ICF Macro；2010 Jun.；and *Sierra Leone*：*DHS*，*2008-final report*.Freetown and Calverton MD：Statistics Sierra Leone，Ministry of Health and Sanitation，and ICF Macro；2009 Jul。

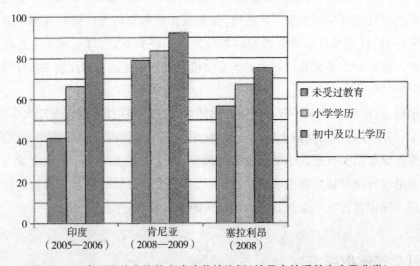

图 4-5 5 岁以下儿童接种麻疹疫苗的比例（按母亲的受教育水平分类）

来源：数据来自 *India*：*DHS*，*2005-06-final report*.Calverton MD：International Institute for Population Sciences and Macro International Inc，；2007 Sep.；and *Kenya*：*DHS*，*2008-09-final report*.Nairobi and Calverton MD：Kenya National Bureau of Statistics and ICF Macro；2010 Jun.；and *Sierra Leone*：*DHS*，*2008-final report*.Freetown and Calverton MD：Statistics Sierra Leone，Ministry of Health and Sanitation，and ICF Macro；2009 Jul。

卫生经济学家采用多种宏观经济指标来衡量一个国家经济活动总量。国内生产总值(GDP)、国民总收入(GNI)和国民生产总值(GNP)是最常用的三个指标。为了明确这三个指标之间的区别,需要了解计算这三个指标的方式。国内生产总值是本国和外国企业生产在一国境内的所有商品和服务的总和,包括消费支出、投资、政府支出和出口;国民总收入与国内生产总值类似,只不过重点放在销售该国生产的商品和服务的总收入上;国民生产总值则是在一国境内和境外运营的本国企业生产的商品和服务的总和。

由于给定数额的货币所能购买的商品和服务数量因地而异,这些产品和服务的计价通常基于购买力平价(PPP),该理论计量的是给定数额的货币(如 1000 美元)在各国所能购买的商品、服务和其他产品的数量。购买力平价理论的典型例子是"巨无霸指数",用于比较两个国家麦当劳汉堡的相对价格,并利用汇率来确定其他商品的相对价值[14]。如果一个巨无霸汉堡在一国的价格是 2 美元,而在另一国的价格是 3.5 美元,说明很可能在 3.5 美元售价的国家生活的成本要高得多,而劳动者想要将自己的生活保持在当地贫困线以上,就需要挣得更多的薪水。

国内生产总值、国民总收入和国民生产总值也可以用人均值来计量,方法是用货币总值除以该国人口。一国的人均国民总收入和个人平均收入大致相当。虽然这些数值只是对国家经济概况的粗略描述,但足以用于国家之间的比较。图 4-6 展示了世界上最富裕和最贫穷国家的分布。高收入国家的期望寿命普遍较高,低收入国家的期望寿命普遍较低(图 4-7)[15,16]。

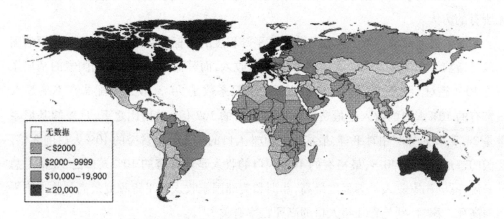

图 4-6 人均国民总收入,2011(或最新数据年份)

来源:数据来自 *World development indicators database.* Washington DC:World Bank。

国内生产总值和国民总收入等汇总值用于评估健康和发展存在一些重大局限,因为它们没有计入无偿劳动,比如照顾小孩,种植作物以供养家庭,等等。忽视了可持续发展、环境破坏以及一个国家财富分配和生活质量(生活水平)等问题。这些数字表明了生活在每个国家的普通人的"平均"经济状况,但如果某一国家的大多数人

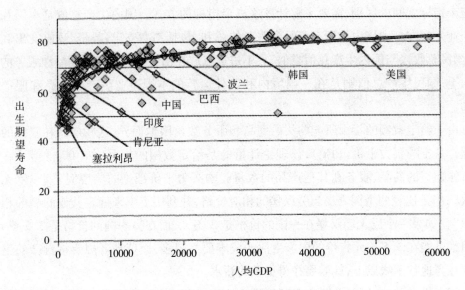

图4-7 国内生产总值和期望寿命,2010

来源:数据来自 *Human development report 2010*. New York:UNDF;2010。

非常贫穷,少部分人极度富有,这种"平均"经济指标就可能具有误导性。即便大部分人口的情况相近报告的平均水平,个体的情况仍然会有差异。每个国家都有百万富翁,即使是那些人均最贫穷的国家也是如此;同样,即使是最富裕国家,也存在一无所有的穷人。

基尼系数是衡量一个国家收入分配不平等程度的指标。每个人收入完全相同的国家基尼指数为0(绝对平等);一个人拥有所有收入,而其他人收入为零的国家的基尼系数是100(绝对不平等)。例如,纳米比亚的基尼系数是74.3,收入分配非常不平等[16],最富有的10%人口的收入是最贫穷的10%人口的107倍[17]。相比之下,丹麦的基尼系数是24.7,收入分配相对平等,最富有的10%人口的收入是最贫穷的10%人口的8倍。美国的基尼系数是40.8,最富有的10%人口的收入是最贫穷的10%人口的16倍。总的来说,欧洲国家收入平等程度最高,非洲和美洲国家收入不平等程度最高。收入不平等与高死亡率,特别是青壮年人口的高死亡率有关[18,19]。

一些测量社会经济状况的指标将经济数据与包括健康状况的其他发展指标结合起来。例如,世界银行编制的人类发展指数(HDI)是根据寿命(出生时的期望寿命)、知识(入学人数和成人识字率)以及收入(按购买力平价美元计算的人均国内生产总值)等综合数据对国家发展作出的估计,详见表4-2。这些指标和健康状况之间存在关联,经济较发达的国家承受着非传染性疾病的高负担,而经济欠发达国家在慢性非传染性疾病日益严重的情况下,仍然承受着传染病的高负担。

表 4-2 各国的社会经济指标,2011

国家	美国	韩国	波兰	巴西	中国	印度	肯尼亚	塞拉利昂
人均 GDP（美元）（2009）	45989	27100	18905	10367	6828	3296	1573	808
人均 GNI（PPP 美元）	43017	28230	17451	10162	7476	3468	1492	737
平均受教育年限（25 岁及以上）	12.4	11.6	10.0	7.2	7.5	4.4	7.0	2.9
HDI	0.910	0.897	0.813	0.718	0.687	0.547	0.509	0.336
不平等调整后的 HDI	0.771	0.749	0.734	0.519	0.534	0.392	0.338	0.196
最富裕的 20% 与最贫穷的 20% 收入之比（2000—2011）	8.5	4.7	5.6	17.6	8.4	5.6	11.3	8.1
收入基尼系数（2000—2011）	40.8	31.6	34.2	53.9	41.5	36.8	47.7	42.5
总体生活满意度（1—10 分,10 分代表满意度最高）	7.2	6.1	5.8	6.8	4.7	5.0	4.3	4.1

来源:数据来自 *Human development report 2011*.New York:UNDF;2011。

4.3 弱势人群健康

依赖保健和其他服务的可及性不仅与财富、就业和教育有关,也与权力有关。权力可以由政治地位和社会经济地位来赋予。政府官员可能凭借权力要求某些服务,企业领导人可能有资金和人脉来获取他人得不到的医疗服务。文化系统也可以赋予权力,部落或宗教领袖可以随意调动人力和物力,丈夫也可能有权力控制妻子的行为和活动。

有权势的人对财产、技术、社会网络、医疗保健等商品和资源的获取具有限制或给予的决定权。在很多人群中,一些人有能力保障自身和家人的健康,而另一些没有权力的人则无法或被限制享有资源。潜在弱势群体,如少数民族、种族、宗教和部落;移民、难民和国内流民;囚犯;精神病人或残疾人;老年人等可能没有权力要求获得公平的医疗保健。由此造成的健康方面的不平等、健康体验和健康状况方面的差异存在于许多层面。这些差异在很大程度上是社会、政治和经济环境的作用,而不是先天的生物学差异。其中一些差异是可以避免的,不公平公正的,被称为不平等性[20]。

4.3.A 种族、民族与健康

民族的概念建立在多元的文化传统、部落关系、国籍、种族、宗教和语言的基础之上。种族则是人群的粗略分类,主要基于肤色等人体的身体特征。大部分种族内部都存在着显著的文化和遗传多样性。例如,美国政府官方调查的种族仅包含五大类:美洲印第安人或阿拉斯加土著人,亚裔美国人,黑人或非裔美国人,夏威夷原住民或其他太平洋岛屿居民,以及白人[21]。"白人"包括大多数祖先来自欧洲、北非、中东或拉丁美洲的人;"亚裔美国人"包括祖先来自中国、印度、菲律宾和泰国等不同国家的人。(这些调查仅包括了一种"民族":一个人是否自认为有"西班牙裔或拉丁裔"血统。)

不同种族和民族之间的健康状况往往存在显著差异,造成这些健康差异的原因多种多样[22]。不同种族或民族的人群可能存在遗传差异,而这些遗传特性可能会使人易患特定的疾病或处于特定的健康状态。例如,黑蒙性家族性白痴病是一种低龄儿童的严重神经系统疾病,主要发生在祖先是东欧犹太人的人群中。镰状细胞性贫血,也是一种遗传性疾病,多发于非裔或具有地中海血统的人群。种族和民族也可能影响人群的健康行为,某一民族的成员倾向于具有相同的饮食偏好和烟酒的使用习惯以及体育活动习惯,这些习惯可能造成了人群间的健康差异。种族和民族也可能与社会经济地位有关,边缘化种族或民族的人群比所在城镇或城市其他人的社会经济地位更低。众所周知,贫困与健康状况下降有关。此外,基于民族或种族的歧视可能导致慢性社会心理压力,最终导致不良的健康结果。

一个国家或社区存在的各种文化传统的庆祝活动可以把不同文化背景的人们聚集在一起,然而,民族和种族也可以分裂人群。在最坏的情况下,这些分歧可能导致虐待、暴力、仇视犯罪、战争和种族灭绝。在现代社会,属于少数种族、民族、部落或宗教群体的人可能会遭到歧视,同时还会遇到语言、文化和信仰障碍,这些障碍可能存在于工作和市场环境中,也可能存在于医疗体系中。医务人员可能不熟悉来自其他文化背景的患者的特殊健康需求(部分原因是卫生研究人员对许多群体的研究仍然不够),而且患者可能不愿意讨论健康问题,也不愿意接受不属于自己群体的医生的检查。例如,一些文化和宗教传统较为保守的女性可能不愿意接受男性医生的检查。而且,在某些情况下,卫生保健准入是受到法律限制的,比如在获得卫生保健服务之前,居民需要提供合法居留证明。由于这些影响卫生保健服务可及性的障碍,少数族群的健康状况往往比多数族群的健康状况更差。

与本国其他居民相比,本国土著居民的健康状况往往比较差。世界上有超过 3.5 亿人口是土著居民,他们在经历了传统聚居地被外来人口殖民和统治的时代后,依然世世代代保持着独特的文化传统(一般是语言)。这些族群包括美国的切罗基人(以及许多其他族群)、斯堪的纳维亚半岛的萨米人、澳大利亚的托雷斯海峡岛民、新西兰的唐加塔环努瓦人(毛利人)、厄瓜多尔的盖丘亚人、肯尼亚的马赛人、东南亚的赫蒙人[23]等。土著居民很有可能比其他非土著居民更加贫困,而且通常有更高的发病率和过早死亡率[24]。

4.3.B 移民

人们出于各种各样的原因从一个国家或社区迁移到另一个国家或社区。有些人自愿搬到离家更近的地方,开始一份新工作,或寻求受教育的机会;而另一些人则因为暴力、迫害或自然灾害而被迫搬家。一些移民打算在新的国家永久定居,但也有一些移民只是客居某地的临时劳工。当从卫生基础设施较差的国家搬到卫生保健系统可及性更高的国家时,一些移民获得卫生保健的机会可能会增加,但更多移民在新社区获得卫生保健的机会减少。因此,不能笼统地概括移民对健康的影响[25]。

然而,许多移民在迁徙过程中以及在新的居留地安顿的过程中面临着更大的健康风险[26]。例如,偷渡移民,人口贩卖受害者,寻求庇护者和难民在迁徙过程中可能遭受暴力、剥削以及其他伤害。抵达目的地后,由于贫困、语言障碍和危险的工作,许多自愿和非自愿移民在获得卫生保健和保持健康方面面临障碍。

4.3.C 囚犯

全球每天都有近1000万人入狱(图4-8)[27]。(这1000万人包括超过200万美国成人,美国是世界上监禁人口比例最高的国家[27]。)监狱、拘留所和看守所收容被定罪的罪犯,也可以收容等待审判的嫌疑犯、少年犯和非法移民。许多入狱者在入狱以前已经有与精神障碍、药物滥用、营养不良和贫困有关的健康问题,而监狱环境过度拥挤、通风不良、营养不良、卫生条件不佳、得不到医疗照顾、警卫虐待和囚犯之间的暴力(包括殴打和性侵犯),都可能助长疾病在监狱内的传播。然而,感染可能危及生命的传染病并不属于囚犯刑罚的一部分,不向囚犯提供医疗和牙科护理、充足的营养、免受传染病的保护以及安全的条件被认为是不公平的[28]。囚犯有权享有所有基本人权,并需要得到保护,免受医疗忽视、饥饿、虐待、强制医疗试验和其他侵犯公民权利的行为。

肺结核(TB)已经成为危及囚犯健康的主要疾病之一,特别是在苏联和世界上肺结核发病率普遍较高的地区[29]。肺结核很容易在拥挤的监狱牢房传播,而不及时的诊断和不充分的治疗可能会使肺结核感染者在很长一段时间内具有传染性。据报告,一些地区囚犯中肺结核的患病率比普遍人群高100倍(图4-9)[29]。随着时间的推移,囚犯中肺结核患者的增加也会导致普通人群中肺结核患者的增多,因为一旦结核病感染者从监狱获释,他们可能会将肺结核传染给他们的家人和朋友。此外,犯人们可能会感染多种不同的结核菌株,从而导致出现无法用标准抗生素治愈的耐多药结核菌株(MDR-TB)。为防止监狱中肺结核发病率的进一步增长,尽早发现囚犯中的每一个结核病病例,并对他们进行持续性抗生素治疗就显得尤为重要。

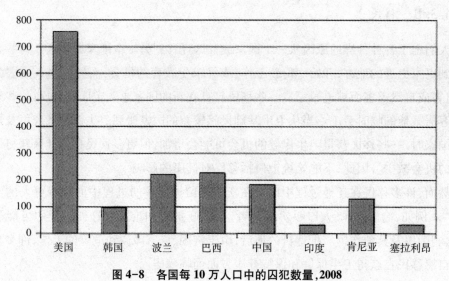

图 4-8　各国每 10 万人口中的囚犯数量，2008

来源：数据来自 Walmsley R. *World prison population list*，8th edition.London：International Centre for Prison Studies；2008。

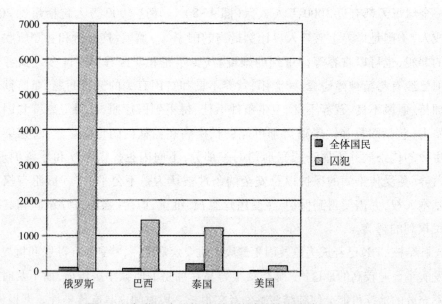

图 4-9　与普通人群相比囚犯的肺结核发病情况

来源：数据来自 Dara M，Grzemska M，Kimerling ME，Reyes H，Zagorskiy A. *Guidelines for control of tuberculosis in prisons.* Washington DC：USAID and Tuberculosis Coalition for Technical Assistance；2009。

4.4　文化和健康

文化是一种生活、信仰、行为、沟通和理解世界的方式，由社会单元的成员共享，包括一个群体规范、价值观、道德、规则和习俗。文化也定义了群体的饮食、穿着、语言,文化群体内部和外部相互作用的方式,以及他们如何描述和应对疾病(一个生理或心理健康状况不佳的人和他所在的社区具有怎样的关联,他的社区将会怎样看待他)[30]。因此,拥有共同文化的人可能会有类似的与健康相关的行为,类似的健康观念,在何时何地寻求健康护理方面也表现出类似的偏好。

　　不同的文化对引起疾病的原因可能会有不同的解释。机械论认为人体就像一台平稳运行的机器,而疾病就是人体功能的紊乱或故障。而道德论则认为健康是纯洁生活方式的产物,而疾病则是对不当行为的一种惩罚。超自然观点将疾病归咎于恶魔附体、邪眼,或上帝、神明、祖先的愤怒。失调理论认为疾病是人体的失衡引起的,如冷热失衡、阴阳失衡,或者血液、黏液、黄胆汁、黑胆汁四种体液之间的失衡。疾病也可归因于能量或气体失衡,惊惧、悲伤、嫉恨等情绪,压力、气候、食物、细菌、性别、基因或年龄。

　　这些关于健康和疾病的观念可能会影响人们对症状和诊断的解读,也会影响到人们寻求治疗的时间,以及有效治疗的类型。持机械论观点的病人可能更愿意接受医生和护士等对抗性疗法的治疗;持超自然观点的病人可能会去寻求宗教顾问的帮助;而将疾病视为身体失衡的病人则会去针灸医生、脊椎按摩师或按摩治疗师那里寻求服务。

　　如今,世界上越来越多的人将西医和传统医学(TM)结合起来,将处方药与草药、人工技术和精神疗法结合起来。补充/替代医学(CAM)是指采用非传统的、非常规的治疗实践。传统医学/补充医学和西医之间的区别越来越模糊。很多药物配方是以植物为原料制造的,而这些植物原料最初就被用于传统治疗,补充疗法也正日益被纳入对抗疗法的实践之中。在一些国家,对抗治疗和传统疗法的从业者在卫生保健系统中并肩工作,使患者能够同时接受传统治疗和补充治疗[31,32]。

　　从分娩方式的选择到关于临终关怀的决策,文化在健康和疾病的整个生命周期都扮演着重要的角色。对于在全球健康领域工作的人来说,了解全球看待健康、疾病、痛苦、治疗视角的多样性是很有必要的。公共卫生倡议和医学干预不仅应该在社会经济上具有可承受性和可及性,同时也必须考虑它们在文化上的可接受性。

4.5　问题讨论

　　1. 用表4-1所示的健康的社会决定因素来描述您自己的情况。这些因素是如何影响您的健康状况的?

　　2. 如果您每天只有 1.25 美元的薪水您将如何生存?

　　3. 如果您的收入和财富非常有限,您会优先考虑在食物、住房、水电、服装、教育、医疗和娱乐哪一方面的支出？

4.与贫困相关的哪些条件会增加传染病、非传染性疾病、神经精神疾病以及伤害的风险？

5.您所在的社区存在着怎样的健康差距？

6.您属于某个特定的民族吗？您是否了解您的民族背景可能给您带来的特殊健康风险？这些属性是遗传性的吗？它们与健康行为相关吗？

7.您对病因的观点是如何影响您对待健康、幸福和治疗的方式？

8.您尝试过哪些补充治疗方法？您是否会用补充治疗来辅助或替代传统治疗？

参考文献

1. Kavanagh J, Oliver S, Lorenc T. Reflections on developing and using PROGRESS-Plus. *Equity Update*. 2008；2：1-3.

2. Wilkinson R, Marmot M. *Social determinants of health: the solid facts*. Copenhagen：WHO；2003.

3. *Human development report 2011*. New York：UNDP；2011.

4. *India：DHS，2005-06-final report*. Calverton MD：International Institute for Population Sciences and Macro International Inc.；2007.

5. *Kenya：DHS，2008-09-final report*. Nairobi and Calverton MD：Kenya National Bureau of Statistics and ICF Macro；2010.

6. *Sierra Leone：DHS，2008-final report*. Freetown and Calverton MD：Statistics Sierra Leone, Ministry of Health and Sanitation, and ICF Macro；2009.

7. Geyer S, Peter R. Occupational status and all-cause mortality：a study with health insurance data from N ordrhein-Westfalen, Germany. *Eur J Public Health*. 1999；9：114-118.

8. Kunst AE, Groenhof F, Mackenbach JP；EU Working Group on Socioeconomic Inequalities in Health. Occupational class and cause specific mortality in middle aged men in 11 European countries：comparison of population based studies. *BMJ*. 1998；316：1636-1642.

9. Jin RL, Shah CP, Svoboda TJ. The impact of unemployment on health：a review of the evidence. *CMAJ*. 1995；153：529-540.

10. Paul KI, Moser K. Unemployment impairs mental health：meta-analysis. *J Vocational Behav*. 2009；74：264-282.

11. Roelfs DJ, Shor E, Davidson KW, Schwartz JE. Losing life and livelihood：a systematic review and meta-analysis of unemployment and all-cause mortality. *Soc Sci Med*. 2011；72：840-854.

12. *King EH*, *Hill MA*. *Women's education in developing countries*: *barriers*, *benefits*, *and policies*. *Baltimore MD*: *Johns Hopkins University Press*; 1993.

13. *State of the world's children 2012*. New York: UNICEF; 2012. 14.

14. Ong LL. Burgernomics: the economics of the Big Mac standard. *J Int Money Finance*. 1997;16:865-878.

15. *World development indicators database*. Washington DC: World Bank.

16. *Human development report 2010*. New York: UNDP; 2010.

17. *Human development report 2009*. New York: UNDP; 2009.

18. Dorling D, Mitchell R, Pearce J. The global impact of income inequality on health by age: an observational study. *BMJ*. 2007;335:873.

19. Wilkinson RG, Pickett KE. Income inequality and population health: a review and explanation of the evidence. *Soc Sci Med*. 2006;62:1768-1784.

20. Gwatkin DR. Health inequalities and the health of the poor: What do we know? What can we do? *Bull World Health Organ*. 2000;78:3-18.

21. *Revisions to the standards for the classification offederal data on race and ethnicity*. Washington DC: Office of Management and Budget(OMB); 1997.

22. Dressler WW, Oths KS, Gravlee CC. Race and ethnicity in public health research: models to explain health disparities. *Ann Rev Anthropol*. 2005;34:231-252.

23. Bartlett JG, Madariaga-Vignudo L, O'Neil JD, Kuhnlein HV. Identifying indigenous peoples for health research in a global context: a review of perspectives and challenges. *Int J Circumpolar Health*. 2007;66:287-307.

24. Gracey M, King M. Indigenous health part 1: determinants and disease patterns. *Lancet*. 2009;374:65-75.

25. *International migration*, *health & human rights*. Geneva: WHO; 2003.

26. Gushulak BD, MacPherson DW. The basic principles of migration health: population mobility and gaps in disease prevalence. *Emerg Themes Epidemiol*. 2006;3:3.

27. Walmsley R. *World prison population list*, 8th edition. London: International Centre for Prison Studies; 2008.

28. *Standard minimum rules for the treatment of prisoners*. Geneva: Office of the United Nations High Commissioner for Human Rights; 1977.

29. Dara M, Grzemska M, Kimerling ME, Reyes H, Zagorskiy A. *Guidelines for control of tuberculosis in prisons*. Washington DC: USAID and Tuberculosis Coalition for Technical Assistance; 2009.

30. Boyd KM. Disease, illness, sickness, health, healing and wholeness: exploring some e-

lusive concepts.*Med Humanities*. 2000;26:9-17.

31. *Legal status of traditional medicine and complementary/alternative medicine:a world-wide review*.Geneva:WHO; 2001.

32. *Traditional medicine strategy 2002 - 2005 (WHO/EDMITRM/2002. 1)*. Geneva: WHO; 2002.

第五章　儿童健康

几乎所有的儿童死亡率都发生在低收入国家,在这些国家,新生儿缺乏医疗护理,腹泻和肺炎等传染病以及营养不良每年导致数百万儿童的死亡。大多数儿童的死亡可以通过低成本干预措施和健康教育加以预防,许多旨在提高儿童健康及存活率的地方性或全球性的举措已经取得了成效。

5.1　儿童死亡的不平等

2010年,全球约有800万儿童死亡[1]。其中约有一半的死亡发生在撒哈拉以南的非洲地区,约有1/3发生在南亚,不到1%发生在高收入国家。在中非,每5名新生儿中就有1名无法存活到5岁,在南亚,每13名新生儿中就有1名无法存活到5岁[2]。相比之下,北美约有1/167、西欧约有1/270新生儿无法存活到5岁。因此,尽管全球几乎所有地区的儿童死亡率都在下降(图5-1),但仍然存在显著的差异(图5-2)[1,3]。

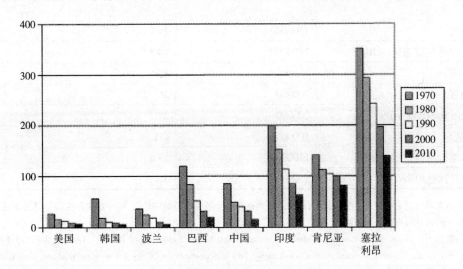

图 5-1　每 10 万名活产婴儿中 5 岁以下死亡率,1970—2010

来源:数据来自 Rajaratnam JK,Marcus JR,Flaxman AD,et al.Neonatal postneonatal,childhood and under-5 mortality for 187 coutries,1970-2010:a systematic analysis of progress toward Millennium Development Goal 4 *Lancet*. 2010;375; 1988-2008。

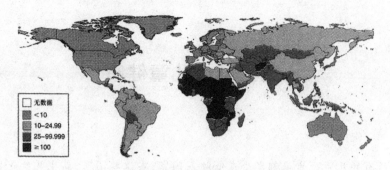

图 5-2　每 1000 名活产婴儿中 5 岁以下死亡率, 2010

来源: 数据来自 *World development indicators database*. Washington DC: World Bank。

　　全球大多数儿童的死亡发生在其生命的前 5 年, 该年龄段在妇幼保健(MCH) 领域称之为"5 岁以下"。约 1/3 的 5 岁以下儿童死亡发生在新生儿期(出生后 28 天以内), 约 1/3 发生在婴儿期(出生后 29 天到 1 岁以内), 约 1/3 发生在 1 岁到 5 岁之间。表 5-1 总结了 5 岁以下儿童死亡的主要原因: 新生儿疾病、腹泻、肺炎、疟疾、其他传染病、伤害和营养不良[4]。

表 5-1　5 岁以下儿童死因。营养不良虽然没有单独列出, 但却是造成 1/3 儿童死亡的原因。

死因	2008 年全球估计死亡人数	占儿童死亡总人数的估计百分比
新生儿死亡, 包括早产并发症、新生儿窒息, 败血症等情况	3600000	41%
腹泻	1300000	14%
急性呼吸道感染(ARIs)	1200000	14%
疟疾	750000	8%
伤害	300000	3%
艾滋病(HIV/AIDS)	200000	2%
麻疹	100000	1%
其他传染病	1100000	13%
所有其他原因	350000	4%

注: 因为大多数国家的报告系统不完整, 因此这些数据是基于预测模型的估计值, 而不是实际数值。其他研究团队报告的估计值可能略有不同。

来源: 数据来自 Black RE, Cousens S, Johnson HL, et al; Child Health Epidemiology Research Group(CHERG) of WHO and UNICEF Global, regional, and national causes of child mortality in 2008; a systematic analysis, *Lancet*, 2010; 375; 1969-1987。

　　图 5-3 展示了出生后至少存活一个月(至新生儿后期) 的 5 岁以下儿童的死因分布[4]。绝大多数儿童死亡由于腹泻、肺炎、疟疾、麻疹和其他传染病(如艾滋病、脑膜炎和

百日咳)等可预防或可治疗的疾病造成。如果将营养不良考虑在内,那么可预防的死亡比例甚至更高,营养不良至少导致了 1/3 的儿童死亡。大多数儿童死亡可以通过证明行之有效的简单、低成本的干预措施加以预防。以下各节概述了导致儿童死亡的每一个最常见原因,以及现实中所采取的干预措施,如果它们得到更广泛的应用,那就可以挽救更多的生命。

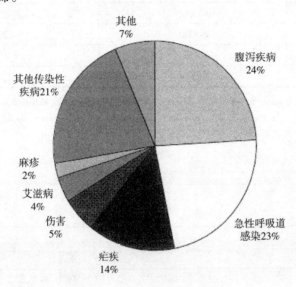

图 5-3　29 天—5 岁儿童死因

来源:数据来自 Black RE,Cousens S,Johnson HL,et al;Child Health Epidemiology Research Group(CHERG)of WHO and UNICEF Global,regional,and national causes of child mortality in 2008;a systematic analysis,*Lancet*,2010;375;1969-1987。

5.2　新生儿死亡

大多数新生儿死亡的发生是因为早产和落后的分娩条件,分娩期间的并发症可能导致新生儿窒息或产伤,进而损害大脑和其他器官(并发症常见于女性无法获得卫生保健专业分娩时),以及出生时感染的传染病[6]。每年大约有 350 万新生儿死亡(表5-2)[4],其中大多数新生儿死亡发生在低收入国家(图 5-4)[7](这个数字只包括活产儿,不包括每年约 300 万的死产)。在分娩前、分娩期间以及分娩后的几分钟、几小时和几天内实施的一些干预措施,经证实可显著提高新生儿的存活率[8](表 5-3)。

表 5-2　新生儿死亡率的影响因素

死因	2008 年全球范围内估计死亡人数	占儿童死亡总人数的估计百分率
早产并发症	1000000	29%

死因	2008 年全球范围内估计死亡人数	占儿童死亡总人数的估计百分率
新生儿窒息	800000	23%
败血症	500000	15%
肺炎	400000	11%
先天性发育异常	300000	8%
腹泻	80000	2%
破伤风	60000	2%
其他	400000	11%

来源:数据来自 Black RE,Cousens S,Johnson HL,et al;Child Health Epidemiology Research Group(CHERG)of WHO and UNICEF Global regional and national causes of child mortality in 2008:a systematic analysis*Lancet* 2010;375: 1969–1987。

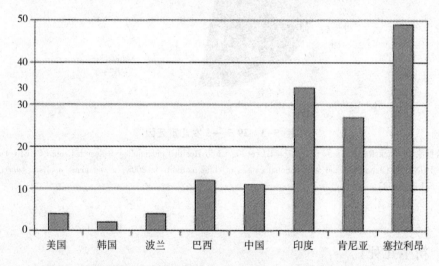

图 5-4　每 100000 名活产儿中新生儿(出生后 28 天内)死亡率,2010

来源:数据来自 *State of world's children 2012*,New York UNCEF；2012。

5.3 腹泻

　　腹泻是一种增加粪便体积和排便频率的疾病,能迅速导致幼儿脱水和死亡。腹泻会导致过量的水分流失,以及钠、钾和碳酸氢盐等电解质的流失。严重脱水会导致低血压(因为体液流失会降低血容量)脉搏快而微弱、呼吸急促(但氧气摄入量不足)、眼眶凹陷、皮肤弹性丧失、肌肉收缩和抽搐以及谵妄。电解质失衡会导致心、肾功能衰竭,最终导致死亡。

　　腹泻通常由轮状病毒(疫苗可预防)或大肠杆菌、志贺菌、弯曲杆菌或沙门氏菌等细菌感染引起。(乳糖不耐受症导致的水分吸收不良、食物过敏、某些抗生素或其他药物、某些化学物质如咖啡因和毒素等也可引起腹泻)。腹泻通过被污染的食物和水传播,与腹泻患者身体接触感染或接触粪便感染。不安全的饮用水、卫生用水不足以及缺乏卫生设施(如厕所)造成每年约90%的人死于腹泻[9]。预防腹泻需要获得清洁水源用于饮用、准备食物、洗手和洗澡,以及安全处理粪便。

表5-3 新生儿健康有效干预示例

时间	干预
孕前	·补充叶酸预防神经管缺陷 ·生育间隔
产前 (出生前)	·破伤风类毒素免疫 ·梅毒筛查及治疗 ·疟疾(流行地区)妊娠间歇预防治疗(IPTp) ·产妇补充铁、碘、锌和钙 ·产妇抗蠕虫(驱虫)治疗 ·预防母婴艾滋病毒传播
产时 (出生时)	·清洁分娩 ·臀位分娩的检测和管理(如有需要,可采用剖腹产) ·用于早产胎膜破裂的抗生素 ·用于早产的糖皮质激素 ·产时并发症的早期诊断
产后 (出生后)	·新生儿复苏 ·延迟脐带夹闭 ·哺乳 ·袋鼠式护理(将低出生体重的婴儿直立式地贴在父母的胸口,提供婴儿所需的温暖及安全感) ·体温过低的预防和管理 ·用于艾滋病产妇婴儿的奈韦拉平和替代喂养 ·肺炎病例管理 ·新生儿维生素A补充 ·经杀虫剂处理的预防疟疾蚊帐

来源:信息来自 Darmastadt GL,Bhutta ZA,Cousens S,Adam T,Walker N,Bernis L;Lancet Neonatal Survival Steering Team.Evidence-based,cost-effective interventions:how many newborn babies can we save? *Lancet*.2005;365;977-985。

每年约有25亿例腹泻发生在5岁以下儿童中[10],每年有100多万儿童死于腹泻[11]。儿童腹泻时,防止死亡的最重要的方法就是口服补液疗法(ORT),或称口服补液盐(ORS)。ORT是糖、盐和洁净的饮用水混合而成的溶液,可以代替丢失的水分,恢复血液中的电解质平衡。口服补液盐通常采用一种相对较新的"低渗透压"配方,在诊所以小包的形式分发。父母也可以自己配制口服补液盐溶液,方法是将8勺糖和半勺盐混合到一升开水中,还可以通过在溶液中添加果汁、椰汁或香蕉糊来添加钾。患有腹泻的儿童每次排便都需要补充口服体液,补充锌也有助于预防腹泻死亡。

充足的营养也很重要,因为营养不良会增加死于腹泻的风险。腹泻患儿应该多吃一些与日常消耗相同的食物。母乳喂养的婴儿在生病期间仍需继续母乳喂养。当患儿不再腹泻时，应鼓励他们多吃食物，以恢复体重和流失的营养。

口服补液疗法配合继续喂养的方式对于腹泻的患儿来说是最好的健康干预措施，但在发展中国家，只有不到一半的腹泻患儿能够接受这种治疗[7]。有必要对父母和社区进行更多的健康教育，增加口服体液补充疗法的使用，促进患病儿童的继续喂养，促进水和卫生设施的改善以及预防腹泻的其他行动（表5-4）。

表5-4 预防和治疗腹泻病的主要方法

预防 （一级预防，减少新发感染）	治疗 （二级预防，降低疾病的严重程度及死亡率）
·轮状病毒和麻疹免疫 ·早期纯母乳喂养，继而补充喂养 ·补充维生素A ·用肥皂洗手 ·改善供水数量和水质 ·社区卫生（安全处理粪便，使用厕所）	·补液，防止脱水 〇口服补液疗法（ORT） 〇哺乳 〇患病期间的持续喂养 ·补锌

来源：信息来自 *Diarrhoea：why children are dying and what can be done*. New York/Geneva；WHO/UNICEF；2009。

5.4 肺炎

人体呼吸系统的主要功能是进行气体交换，主要是吸入氧气呼出二氧化碳的过程（图5-5）。当人吸气时，空气进入肺部，充满称为肺泡的小气囊。每一个肺泡都被毛细血管包裹，并且有一个很薄的表面以便进行气体交换。吸气时，氧气会被毛细血管中的血液吸收，含氧血液被泵入心脏，然后输送到身体的其他部位，这样一来，所有细胞都能获得正常运作所需的氧气。细胞从周围的毛细血管中获取氧气的同时还会释放二氧化碳和其他代谢废物到血液中。当细胞从附近的毛细血管中吸收氧气时，它们也可以将二氧化碳和其他废物排入血液。二氧化碳和其他废物可以从血液中释放到肺泡中，当人呼气时，这些废物就被排出体外。

当肺部充满液体时，将会发生肺炎。肺泡中充满液体，就不能有效地进行气体交换。急性下呼吸道疾病（ARI）的症状通常包括咳嗽并伴随呼吸困难。肺炎患者主观感受像溺水，因为他们的肺里充满了液体，会导致缺氧。严重感染的儿童甚至可能因为缺氧身体呈现青紫。

全球每年约有1.5亿5岁以下儿童发生肺炎[13]。急性下呼吸道感染可由多种病原体引起，但大多数是由细菌引起的。肺炎最常见的致病菌是肺炎球菌（肺炎链球菌）和乙型流感嗜血杆菌（Hib），这两种细菌的感染都可以用疫苗预防。其他常见的病原体包括金黄色葡萄球菌和肺炎克雷伯菌[13]。

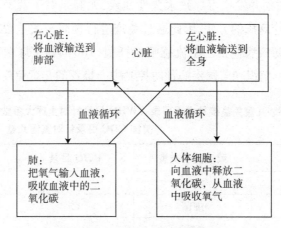

图 5-5　心、肺和全身的血液交换

如果在症状出现不久就寻求治疗,通常可以通过廉价的口服抗生素治愈细菌感染。然而,全球只有大概60%的疑似肺炎儿童被送往医疗机构,只有大约1/3的儿童接受了抗生素治疗。因此,提高儿童存活率的重要措施之一是教育护理人员一旦出现肺炎症状就寻求医疗护理的重要性,以便能够开始抗生素治疗。(抗生素不会加快感冒和其他上呼吸道感染如支气管炎的康复,但对早期细菌性肺炎有效。)

5.5　疟疾

疟疾是通过受感染的蚊虫叮咬而传播的寄生虫传染病,通常表现为发烧和类似流感的症状,但疟疾患儿可迅速恶化并进入昏迷状态(脑性疟疾)。在多数情况下,疟疾患儿可以用廉价的抗疟药片治愈,但疟疾可能会由于复发和严重贫血(红细胞过少)而导致数周甚至数月的疾病。疟疾的再感染十分常见,在许多热带地区,平均每个儿童每年都会多次感染疟疾。此外,患有疟疾的妇女生产时婴儿出生时体重低、分娩并发症和死产的风险增加。预防疟疾感染最有效的方法之一是使用经杀虫剂处理过的蚊帐(IT-Ns),这种蚊帐可以保护熟睡中的人免受蚊虫叮咬,现许多疟疾疫情流行地区的家庭普遍没有使用经杀虫剂处理过的蚊帐,或是没有持续使用。

5.6　疫苗可预防的疾病

每年有数十万儿童死于疫苗可预防的疾病。即使近年来麻疹死亡率显著下降,麻疹仍然是疫苗可预防疾病中最常见的死因之一[14,15]。麻疹病毒具有高传染性,可以通过空气传播或接触患者鼻腔和咽喉的分泌物而感染。常见的症状是发烧、流鼻涕、咳嗽和眼睛痛,伴有皮疹(由头面部向全身扩散)。麻疹还可导致腹泻、耳部感染、肺炎和脑炎

（脑水肿），这些严重的并发症可导致永久性残疾，尤其是对于营养不良的儿童。目前还没有切实可行治疗麻疹的方法，因此通过免疫进行预防至关重要。其他造成大量儿童死亡的疫苗可预防疾病包括乙型流感嗜血杆菌（Hib）、肺炎球菌和轮状病毒等。表5-5列出了世界卫生组织和美国疾病预防控制中心推荐的儿童免疫接种目录。

表5-5　儿童免疫接种推荐目录。WHO 目录针对全球大多数儿童，
美国 CDC 目录针对美国儿童

因子	致病因子类型	WHO 目录	美国 CDC 目录
水痘	病毒		·
霍乱	细菌	○	
白喉	细菌		·
A 型肝炎病毒	病毒	○	
B 型肝炎病毒	病毒	·	·
B 型嗜血杆菌流感（Hib）	细菌	·	·
人乳头状瘤病毒	病毒	·	·
流感	病毒	○	·
日本脑炎	病毒	○	
麻疹	病毒	·	·
脑膜炎双球菌	细菌	○	·
腮腺炎	病毒	○	·
百日咳	细菌	·	·
肺炎球菌	细菌	·	·
脊髓灰质炎	病毒	·	·
狂犬病	病毒	○	
轮状病毒	病毒	·	·
风疹	病毒	○	·
破伤风	细菌	·	·
结核	细菌	·	
伤寒症	细菌	○	
黄热病	病毒	○	

注：· 适合所有儿童。
　　○ 适合部分国家或一些高风险地区和人群的儿童。

来源：数据来自 *Recommended routine immunization：summary of WHO position papers. Geneva：WHO；2010 Oct 21；and 2011 childhood & adolescent immunization schedules. Atlanta GA；CDC；2011.*

5.7 营养不良与母乳喂养

营养不良发生在儿童没有摄入足够的热量或特定营养素,如蛋白质、脂肪、维生素和矿物质。除了营养不良直接导致的死亡外,营养不良还会增加传染病死亡的风险。许多营养不可以采取简单的营养干预预防,如在婴儿出生后 6 个月内只用纯母乳喂养,添加辅食后同时持续母乳喂养,必要时补充维生素 A 和锌[5]。

应当鼓励新手妈妈母乳喂养婴儿,这样她们就能把营养和抗病抗体传给孩子。母乳含有婴儿所需的所有营养和水分,还含有消化酶、抗体和其他免疫因子,可以防止有害感染、促进健康。例如,双歧杆菌因子可以促进有益细菌——双歧杆菌在婴儿肠道内的繁殖。初乳,即生产后第一天分泌的乳汁,对婴儿极为有益,因为它含有大量被称为分泌型免疫球蛋白 A(IgA)的抗体[18]。早期母乳喂养,即生产后一小时内的母乳喂养,也可提高新生儿存活率。

在理想的情况下,婴儿在出生后的前 6 个月应该纯母乳喂养。纯母乳喂养是指母乳是婴儿摄入的唯一物质,不给婴儿补充水分、果汁、牛奶或羊奶、粥、米水或其他任何食物。然而,全球只有大约 1/3 婴儿在出生后的前 6 个月内实现纯母乳喂养[7]。这个低比例导致了营养不良和腹泻引起的疾病和死亡。

纯母乳喂养 6 个月后,应将辅食添加到婴儿的饮食中,同时继续母乳喂养长达 2 年或更长时间(图 5-6)[19]。“辅食”指与母乳一起食用的食物,并不会立即取代母乳。

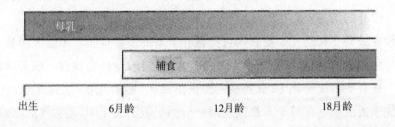

图 5-6 母乳喂养时间轴。婴儿在出生后的前 6 个月应只喝母乳,断奶时应补充食物

并非所有女性都能实现纯母乳喂养。有些母亲不能为婴儿提供足够的乳汁,早期必须补充喂养;一些感染艾滋病毒的母亲想要避免通过乳汁将艾滋病传播给自己的孩子,还有一些母亲由于工作时间安排不允许她们每隔几小时来喂养婴儿。母亲在分娩中死亡的新生儿也实现母乳喂养。母乳替代品必须为婴儿提供水合和所有必需的营养。商业婴儿配方奶粉通常是母乳的最佳替代品,因为牛奶、茶、米水和其他替代品不能提供母乳或婴儿配方奶粉所含有的营养物质。然而,对于缺乏清洁水源、教育水平低下或因收入有限无法购买商业产品的母亲和家庭来说,使用婴儿配方奶粉仍是一个困难。

　　对低收入国家使用配方奶粉的更多担忧,源自雀巢和其他婴儿配方奶粉公司在 20 世纪 70 年代采用的营销策略[20]。发展中国家的医院产科病房由配方奶粉公司赞助,医院会让产妇带着配方奶粉样品回家,却不提供她们母乳喂养的相关知识。没有母乳喂养的产妇很快就失去了产奶的能力,必须依赖母乳替代品,因此提供有限的免费配方奶可能会造成对产品的依赖。更糟的是,一些公司聘用"母乳护士"穿着护士制服进入社区为配方奶粉做广告,暗示配方奶粉优于母乳。1981 年,世界卫生大会通过了《国际母乳代用品营销守则》,解决了这些有问题的销售做法。该守则承认,"如果母亲不母乳喂养,或者只进行部分母乳喂养,婴儿配方奶粉就有合法的市场。"但守则强调,母乳是最好的选择,并表示,需要将更多关于婴儿配方奶粉的信息提供给产妇,并让她们了解"使用配方奶粉所涉及的社会和经济问题、不合适的食物或喂食方式以及不必要或不适当地使用婴幼儿配方奶粉和其他母乳代用品将带来的健康风险"[21]。该守则规定,营销人员(即使是医疗专业人员)不应直接接触孕产妇,卫生机构不应推广配方奶粉的使用,配方奶粉样品不应在医院或零售商处分发。雀巢和其他主要配方奶粉生产商已采用《国际母乳代用品营销守则》,不再直接向发展中国家的孕妇或产妇开展营销。

　　需要向妈妈们提供信息,以便她们作出明确选择,决定是否哺乳及哺乳多长时间。对母乳喂养的态度也需要改变,因为在许多文化中母乳喂养是不鼓励的。雇主很少为想要使用吸乳器的母亲提供私人房间。在公共场合甚至是自己家中的"共用区域",妇女都无法自由哺乳。祖母宁愿选择用奶瓶喂养婴儿也不鼓励女儿选择母乳喂养,这尤其影响在母乳喂养不是文化传统的地区促进母乳喂养。"母乳是最好的"这句话需要有支持母乳喂养的条件。

　　月份较大的婴儿和幼儿需要获得各种营养丰富的适龄食品。虽然大多数儿童饥饿由家庭食物短缺造成,但在某些情况下,也许可以通过改变社会饮食习惯来改善儿童的营养状况。在有些传统文化中,食物被先提供给成人,后给儿童,这样儿童可能不能摄取足够的优质蛋白质。在每个人都围绕同一口锅吃饭的文化中,儿童可能吃得不够快,无法保证摄入充足的热量。新的服务实践,例如让儿童使用自己的盘子或碗吃饭,可以帮助儿童获得他们健康成长所需的食物。

5.8　全球儿童健康倡议

　　表 5-6 列出了多个跨国倡议,力求改善全球儿童健康的标准化[22,23]。最初的举措之一是支持初级卫生保健(PHC),这是以社区为基础的卫生体系,雇佣社区卫生工作者,既注重预防也注重治疗。1978 年,阿拉木图会议制定"到 2000 年人人享有健康"的目标,初级卫生保健成为大多数全球健康工作的重点。初级卫生保健将预防本地常见

传染病、促进营养、提供基本药物、治疗常见疾病和伤害、协调卫生服务和传统卫生工作者、规划妇幼保健（包括免疫和计划生育）。初级卫生保健是一种"横向"卫生保健方式，强调全面的初级医疗，而不是在公共卫生系统之外，用特殊的干预措施（如特殊疫苗接种）来针对特定疾病的"纵向"卫生保健方式[24]。

表5-6 全球儿童健康项目缩写

首字母缩写	项目
PHC	初级卫生保健
EPI	扩大免疫规划
GOBI	生长监测、口服补液疗法、母乳喂养、免疫接种
GOBI/FFF	生长监测、口服补液疗法、母乳喂养、免疫+计划生育、食品生产、女性教育
IMCI	儿童疾病综合管理

初级卫生保健的一个特征是定期为5岁以下儿童安排健康体检，监测儿童成长情况，并提供五年内必要的免疫接种。因为所有5岁以下儿童，无论是患病的还是健康的，都需要通过这些健康机构与卫生保健系统进行频繁互动，以及早发现和处理潜在的健康威胁。例如，通过成长监测来跟踪儿童的体重，看护人就能知道儿童是体重减轻还是陷入停滞。体重减轻或停滞可能是严重疾病的征兆，早期发现意味着可以在健康危机发生之前实施营养干预。

扩大免疫规划（EPI）由世界卫生组织于20世纪70年代中期启动，增加了给儿童接种的疫苗数量和种类。扩大免疫规划显著提高了儿童接受基本免疫接种的比例。

GOBI是由联合国儿童基金会于20世纪80年代发起的一项倡议，致力于通过实施四种简单的干预措施，即成长监测、腹泻口服补液疗法、母乳喂养和免疫接种来提高儿童存活率。后来，在此基础上，联合国儿童基金会、世界卫生组织和世界银行合作增加了以社区为重点的三项内容：计划生育、食品生产和妇女教育，创建了"GOBI/FFF"项目。

儿童疾病综合管理（Integrated Management of Childhood Illness，IMCI）是一套针对主要儿童疾病和营养不良的简便、负担得起并行之有效的干预措施，由联合国儿童基金会和世卫组织于20世纪90年代首次制定。"综合"一词有多层含义，一方面是强调儿童健康状况的相互关联。患有疟疾的儿童更易腹泻，缺乏维生素A的儿童更容易死于麻疹。在IMCI框架下工作的临床医生对每个患病儿童进行一系列医学评估，从而诊断出除原发性疾病外的其他潜在疾病。"综合"还强调家庭和社区与各级医疗机构的工作人员共同努力，照顾患病儿童，门诊医务人员知道何时将患病儿童转到医院住院部或专科诊所。

IMCI的目标是改善家庭和社区卫实践,提高卫生保健人员的病例管理技能。为了进一步实现这一目标,IMCI为幼儿家庭提供家庭保健指南(表5-7)[26],并为临床医生提供了循证决策图表用以评估儿童身体状况和治疗常见疾病。例如,对腹泻儿童的理想综合反应是,儿童的家庭知道如何正确地准备口服补液疗法,并知道出现哪种症状时需要送儿童送往当地诊所或医院。诊所应为开展社区健康教育项目提供支持,并做好准备为晚期脱水患者提供护理,必要时可转诊到医院进行治疗。或者某个家庭可能担心孩子感染疟疾,综合的应对方式是指导家长如何安装并持续使用经杀虫剂处理的蚊帐,以防止蚊虫叮咬,并监测其孩子的发烧情况和其他疟疾症状。当地诊所应该支持开展相关的社区健康教育工作,并做好准备,对已发现的疟疾病例开展有效治疗,并在必要时转诊接受进一步治疗。

表5-7 IMCI框架下的主要家庭操作实践

	操作实践
身体及心理发育	1. 纯母乳喂养婴儿至少6个月(如果母亲没有感染艾滋病毒) 2. 从6个月大开始,给儿童喂食高质量的辅食,同时继续母乳喂养2年(或更长时间) 3. 确保儿童在饮食中或通过补充获得足够的微量营养素(特别是维生素A、铁和锌) 4. 回应儿童对关爱的需求,陪儿童交谈、玩耍,营造激励性的环境,促进儿童心理和社会发展
疾病预防	5. 安全处理粪便;排便后或接触儿童粪便后,饭前及喂餐前洗手 6. 确保疟疾流行地区的儿童使用经杀虫剂处理的蚊帐,防止蚊虫叮咬 7. 为艾滋病毒感染者和受艾滋病毒影响的人(尤其是艾滋孤儿)提供适当护理,并采取措施预防艾滋病毒进一步感染
适当的家庭护理	8. 儿童患病后继续给他们喂养并提供更多的液体,包括母乳 9. 为患病儿童提供适当的家庭治疗,以治疗感染(如腹泻的口服补液疗法及受伤后的急救) 10. 保护儿童免受伤害和意外,并提供必要的治疗 11. 防止虐待和忽视儿童,并在上述情况发生时采取行动 12. 使父亲参与照顾子女并保持家庭生殖健康
寻求照顾及依从	13. 确认患病儿童何时需要在家庭之外接受治疗,并向适当的机构寻求护理 14. 在儿童1岁之前完成全部建议的免疫接种 15. 遵从卫生服务提供者关于治疗、随访和转诊的建议 16. 确保每位孕妇都有充分的产前保健,并在分娩时和分娩后能够寻求照护

来源:信息来自 *Child health in the community-"community IMCI"miss package for facilitators*.Geneva;WHO;2004。

这些全球项目都为全球儿童健康的显著改善作出了贡献。但是,新生儿和儿童健康统计数据显示,仍有大量工作要做。为了确保尽可能多的儿童拥有健康的生活,重点要进一步提高基本药物和免疫接种,教育家长使用口服补液疗法和经杀虫剂处理的蚊帐,促进母乳喂养,改善安全饮用水和营养食物的可及性,以及实施其他重要的公共卫生措施。

5.9 儿童的权利

除了传染病和营养不良，儿童还可能受到伤害和虐待。男孩和女孩都可能受到家庭成员、其他成人或儿童的身体、心理和性虐待。1989年，联合国大会通过了《儿童权利公约》。公约中的很多条目都与儿童健康和生存有关。儿童的权利包括享有适当的生活水平，免受一切形式剥削的自由，免受一切形式暴力的保护，接受教育的机会，发表意见的权利，以及休息、休闲和玩耍的权利。承认世界上每一个儿童享有这些基本权利只是一个开始，将其付诸行动才有意义。然而现实情况是，仍有数百万儿童得不到保护。

许多儿童在很小的年纪就被送去工作。一些类型的工作(例如农村儿童和父母一起在家庭工作)可以是一种积极的体验。但是，一些儿童由于长时间从事家务、农业或工厂工作而产生持久的身体和心理创伤。国际劳工组织(International Labor Organization，ILO)对参与经济活动的儿童和参与"童工"的儿童进行了区分，前者兼职或全职从事家务或学习以外的活动(无论是否有偿)，后者则从事"童工"活动。12岁及其以上的儿童被允许每周从事一些几小时的无危险的轻松工作。但是，如果儿童的工作量过大、工作环境不安全或者工作强度过大，就是违反了童工法，因为任何这些情况都可能损害孩子的身体健康、心理健康或道德发展。在最坏的情况下，儿童可能会被他们的家人卖为抵押劳工，被迫从事性工作或参加武装冲突。国际劳工组织估计，2008年有3亿多5—17岁的儿童从事劳动，其中约1.15亿人从事危险工作[27]。

女孩尤其容易受到虐待和忽视。在全球一些地区，女孩遭受着选择性堕胎、在很小的年纪就承担沉重的家庭责任、女性割礼(FGM)、暴力和性虐待的情况。当家庭资源有限时，女孩可能在食物分配方面受到歧视，可能不被允许上学，甚至可能被迫早婚，有的甚至在青春期前就结婚。1995年，联合国通过了《北京宣言》，确认了促进"女童"权利的若干战略目标，包括消除教育歧视、剥削童工和针对儿童的暴力[28]。虽然已经取得了一些进展，例如入学人数增加，但在全球很多地区的男孩和女孩之间仍然存在着严重的不平等。

有特殊需求的儿童也处于弱势，尤其是那些需要早期医疗干预以便健康生活的儿童。唇腭裂患儿，也就是上唇或上腭分离的婴儿，可能需要手术才能正常吮吸并获得足够的营养。先天性脑瘫或脊柱裂的儿童，只有在早期接受物理治疗并使用支架、拐杖和助行器，才能在最大程度上发展他们的运动技能。语言和沟通技能在早期(大约7岁之前)学习最佳，所以失聪或听力受损的儿童尽早开始语言治疗效果最好。患有其他感官障碍(如失明)或发育障碍的儿童也能从早期治疗中受益，早期治疗的重点是移动、定位(在空间中定位自己的能力)和沟通等技能。不幸的是，许多父母没有资源或能力让他们的孩子在早期接受治疗,也不懂在家可以给他们的孩子提供什么治疗,更没有能力帮助他们的残疾儿童接受教育[29]。

　　致力于保护儿童最突出的组织是 UNICEF(联合国儿童基金会)。UNICEF 最初称为联合国国际儿童紧急救助基金会,现简称为联合国儿童基金会,其任务是倡导保护儿童权利,帮助满足他们的基本需要,并扩大儿童充分发挥其潜力的机会。UNICEF 倡导促进产前保健、女童教育、儿童免疫接种和营养、青年群体中的 HIV/AIDS 预防,以及没有暴力、虐待和剥削的环境。为了保护儿童权利,以及减轻儿童及其照护者的痛苦,UNICEF 还对突发事件进行响应。约三分之二的 UNICEF 预算来自各国政府,其余资金来自非政府组织、伙伴关系和私人捐赠。此外,还有各种其他公共和私营组织在当地和国际层面上促进儿童健康、营养和教育。

5.10　问题讨论

　　1.您认识任何经历过孩子死亡的父母吗? 他们如何应对失去孩子? 如果您的儿子或女儿在很小的时候就去世了,您会有什么反应?

　　2.在世界某些地区,超过五分之一的儿童在幼儿时期死亡。您认为这些儿童的死亡将给家庭和社区带来什么影响?

　　3.您认识死于肺炎、腹泻、疟疾、麻疹或营养不良的儿童吗? 您怎样看待全球健康不平等?

　　4.世卫组织的儿童免疫接种推荐目录与美国疾病预防与控制中心的计划存在哪些不同?

　　5.您计划母乳喂养自己的孩子(或鼓励您的伴侣母乳喂养)吗? 原因是什么? 您觉得在公共场所哺乳(或让您的伴侣哺乳)自在吗?

　　6.您见过宣传疫苗接种、营养或其他儿童健康措施的广告或公共服务公告吗? 哪些组织赞助了这些广告? 这些广告表明您所在社区主要的儿童健康问题是什么?

　　7.在您的社区,有特殊需求的儿童可以获得哪些教育及其他资源?

参考文献

1. Rajaratnam JK, Marcus JR, Flaxman AD, et al. Neonatal, postneonatal, childhood, and under-5 mortality for 187 countries, 1970-2010: a systematic analysis of progress toward Millennium Development Goal 4. *Lancet*. 2010;375:1988-2008.

2. Murray ClL, Laakso T, Shibuya K, Hill K, Lopez AD. Can we achieve Millennium Development Goal4? New analysis of country trends and forecasts ofunder-5 mortality to 2015.

Lancet. 2007;370:1040-1054.

3. *World development indicators database.*Washington DC:World Bank.

4. Black RE, Cousens S, Johnson HL, et al.; Child Health Epidemiology Research Group(CHERG) of WHO and UNICEF. Global, regional, and national causes of child mortality in 2008:a systematic analysis.*Lancet.* 2010;375:1969-1987.

5. Black RE, Allen LH, Bhutta ZA, et al.; Maternal and Child Undernutrition Study Group.Maternal and child undernutrition:global and regional exposures and health conse-quences.*Lancet.* 2008;371:243-260.

6. *Neonatal and perinatal mortality:country, regional and global estimates.* Geneva: WHO; 2006.

7. *State of the world's children 2012.*New York:UNICEF; 2012.

8. Darmstadt GL,Bhutta ZA,Cousens S,Adam T,Walker N,Bernis L; Lancet Neonatal Survival Steering Team. Evidence-based, cost-effective interventions:how many newborn babies can we save? *Lancet.* 2005;365:977-985.

9. Prtiss-Ustiin A,Corvalan C.How much disease burden can be prevented by environ-mental interventions? *Epidemiology.* 2007;18:167-178.

10. *Diarrhoea:why children are dying and what can be done.* New York/Geneva: WHO/UNICEF; 2009.

11. Boschi-Pinto C,Velebit L,Shibuya K.Estimating child mortality due to diarrhoea in developing countries.*Bull World Health Organ.* 2008;86:710-717.

12. Fischer Waler CL,Black RE.Zinc for the treatment of diarrhoea:effect on diarrhea morbidity,mortality and incidence of future episodes.*Int J Epidemiol.* 2010;39(suppl 1): 163-169.

13. Rudan I,Boschi-Pinto C,Biloglav Z,Mulholland K,Campbell H.Epidemiology and etiology of childhood pneumonia.*Bull World Health Organ.* 2008;86:408-416.

14. Wolfson LJ,Strebel PM,Gacic-Dobo M,Hoekstra EJ,McFarland JW,Hersh BS; Measles Initiative.Has the 2005 measles mortality reduction goal been achieved? A natural history modelling study.*Lancet.* 2005;369:191-200.

15. van den Ent MMVX, Brown DW, Hoekstra EJ, Christie A, Cochi SL. Measles mortality reduction contributes substantially to reduction of all cause mortality among children less than five years of age,1990-2008.*J Infect Dis.* 2011;104(supply 1):SI8-S23.

16. *Recommended routine immunization:summary of WHO position papers.* Geneva: WHO; 2010.

17. *2011 childhood & adolescent immunization schedules.*Atlanta GA:CDC; 2011.

18. Hanson LA. Feeding and infant development: breast-feeding and immune function. *Proc Nutr Soc.* 2007;66:384-396.

19. *Complementary feeding: report of the global consultation, and summary of guiding principles for complementary feeding of the breastfed child.* Geneva: WHO; 2002.

20. Brady JP. Marketing breast milk substitutes: problems and perils throughout the world. *Arch Dis Child.* 2012;97:529-532.

21. *International Code of Marketing of Breast-milk Substitutes.* Geneva: World Health Organization; 1981. Retrieved from http://www.who.intlnutritionlpublications/code_english.pdf

22. Cueto M. The origins of primary health care and selective primary health care. *Am J Public Health.* 2004;94:1864-1874.

23. Claeson M, Waldman RJ. The evolution of child health programmes in developing countries: from targeting diseases to targeting people. *Bull World Health Organ.* 2000;78:1234-1245.

24. *Msuya J. Horizontal and vertical delivery of health services: what are the trade offs?* Washington DC: World Bank; 2004.

25. Lambrechts T, Bryce J, Orinda V. Integrated management of childhood illness: a summary of first experiences. *Bull World Health Organ.* 1999;77:582-594.

26. *Child health in the community-" community IMC!" briefing package for facilitators.* Geneva: WHO; 2004.

27. *International Programme on the Elimination of Child Labour (IPEC). Children in hazardous work: what we know, what we need to do.* Geneva: ILO; 2011.

28. *The Platform for Action, UN Fourth World Conference on Women*; 1995.

29. *World report on disability 2011.* Geneva: WHO; 2011.

第六章　青年健康

全球青年人口的大部分疾病和残疾都是由精神健康疾病、传染性疾病和伤害造成的。安全性行为、计划生育和孕产妇死亡等生殖健康问题是青年健康的重要组成部分。

6.1　成年初期健康

儿童和老年人的疾病、伤残和死亡的主要原因很容易总结出来（分别是贫困和慢性病），但青年成人的健康风险状况因性别和地区不同存在很大差异。例如，艾滋病是非洲育龄成人死亡的主要原因，而心血管疾病是欧洲青年人死亡的最常见原因[1]。即便如此，全球青年人仍然面临着一些共同的问题。全球青年发病、死亡和伤残的主要原因包括精神健康疾病、伤害（主要由道路交通事故引起）、传染病和妊娠相关疾病（表6-1）[2,3]。随着成人年龄的增长，主要死因从受伤、艾滋病毒和自杀转向心脏病和中风（表6-2）[1]。

表 6-1　按性别和年龄划分的全球青少年和青年的发病率和死亡率前五位（2004），
　　　　其中灰色的部分与精神疾病和伤害有关

		女性		男性	
		15—19 岁	20—24 岁	15—19 岁	20—24 岁
疾病和伤残的主要原因	1	单相抑郁障碍	单相抑郁障碍	单相抑郁障碍	道路交通事故
	2	精神分裂症	艾滋病	道路交通事故	暴力
	3	双相障碍	流产	酒精使用	单极抑郁障碍
	4	流产	精神分裂症	精神分裂症	酒精使用
	5	惊恐障碍	双相障碍	双相障碍	自我伤害
死亡的主要原因	1	自我伤害	艾滋病	道路交通事故	道路交通事故
	2	道路交通事故	肺结核	暴力	暴力
	3	肺炎	自我伤害	自我伤害	自我伤害
	4	肺结核	火灾相关死亡	溺水	艾滋病
	5	火灾相关死亡	孕产妇大出血	肺炎	肺结核

来源:数据来自 Gore FM,Bloem PJ,Patton GC,et al.Global burden of disease in young people aged 10–24 years:a systematic analysis.*Lancet*. 2011;377:2093–2102; and Patton GC,Coffey C,Sawyer SM,et al.Global patterns of mortality in young people:a systematic analysis of population health data.*Lancet*. 2009;374:881–892.

表6-2　按年龄及性别划分的中青年主要死因,2004

女性			男性		
15—29 岁	30—44 岁	45—59 岁	15—29 岁	30—44 岁	45—59 岁
艾滋病	艾滋病	缺血性心脏病	道路交通事故	艾滋病	缺血性心脏病
TB	TB	中风	暴力	道路交通事故	中风
自我伤害	自我伤害	艾滋病	艾滋病	TB	艾滋病
道路交通事故	缺血性心脏病	乳腺癌	自我伤害	缺血性心脏病	COPD
火灾	道路交通事故	COPD	TB	暴力	肺癌
孕产妇大出血		糖尿病		自我伤害	TB

COPD:慢性阻塞性肺病;TB:肺结核。

注:来源:数据来自 *The global burden of disease:2004 update*.Geneva:WHO;2008。

6.2　精神健康

抑郁症、双相障碍和精神分裂症等神经精神类疾病是世界各地青年致残疾的主要原因,约占所有伤残调整寿命年(DALYs)的一半[2]。有些精神健康障碍只会偶尔干扰正常的活动,但另一些却很严重,会导致严重的伤残。例如,精神分裂症患者可能扭曲了对现实的认知(包括幻觉和妄想),导致他们被社会排斥或与他人隔绝。患有严重抑郁症的人可能无力起床、吃饭、上班、见朋友或进行其他正常的日常活动。

一项在十多个国家进行的精神健康调查显示,大多数国家估计有 1%—4% 的人口患有严重精神疾病,大约有 9%—17% 的被调查者报告在调查前 12 个月内至少有一次精神疾病发作的经历[4]。全球有 4.5 亿多人患有精神疾病,其中约 1.2 亿人患有抑郁症,7000 万人患有酒精依赖症,4000 万人患有痴呆症,2500 万人患有精神分裂症[5]。精神和行为健康障碍至少占全球疾病负担的 12%,与身体疾病一样造成了大量工作时间的流失。每年有近 100 万人自杀,有 1000 万至 2000 万人试图自杀[5]。

在许多社区,精神疾病患者被恶劣对待[6]。他们可能被监禁或非自愿地长期拘留在医院而没有任何法律援助,或在有需要时被拒绝入院治疗。一些患有精神疾病的人被迫劳动,一些人遭受身体或性虐待。由于贫困和歧视,许多精神疾病患者无法获得可改善其精神和身体健康状况的卫生保健。

许多精神疾病是可以治疗的,药物可以缓解症状,防止复发,治疗可以帮助精神疾病患者了解并改变他们的想法和行为,注重实用技能的社会康复可以帮助精神疾病患者恢复正常的生活活动。不幸的是,针对精神健康的治疗的利用极其不足。在患有严重精神疾病的成年人中,接受精神卫生保健服务的比例远不足一半,而在患有轻度或中度精神疾病的人中,接受卫生保健的比例更低。许多人不知道可以得到帮助,所以没有寻求临床帮助。对另一些人来说,被诊断出患有精神疾病的耻辱使他们无法寻求治疗。在大多数非洲和亚洲国家,超过10万人才有一个心理医生(图6-1)[8]。精神疾病的危险因素包括生活贫困、经历冲突或灾难以及患有重大身体疾病,因此最需要精神卫生服务的人群往往获得这些服务的机会最少。

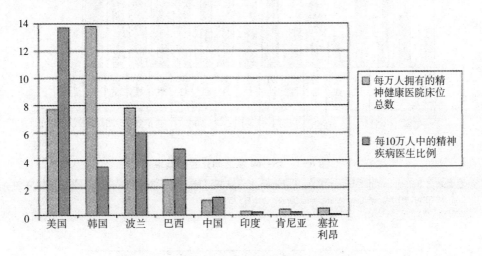

图6-1　治疗严重精神疾病的医疗资源,2005

来源:数据来自 Jacob KS,Sharan P,Mirza I,et al.Mental helath systems in countries:where are we now? *Lancet*,2007;370:1061-1077。

改善精神卫生保健的公共卫生行动包括向公众宣传精神疾病,将精神卫生治疗作为初级卫生保健的一部分,并让社区和家庭参与照顾精神疾病患者。当支持系统、公共部门(包括医疗、教育和司法系统)以及私人雇主都接纳精神疾病患者时,就可以创建一个大多数精神疾病患者能够参与到经济活动和社会事件中并且被保护不受歧视和暴力的环境[9]。

6.3　伤害

近几十年来,青年男性和女性的全因死亡率都有所下降(图6-2)[10],但青年男性死亡的可能性仍然高于青年女性。这种差异在很大程度上是由于男性受伤率较高造成的[1]。男性比女性更容易死于除烧伤以外的所有主要类型的伤害(图6-3)[11]。这是因为男性比女性更有可能从事危险的职业,参加危险的娱乐活动,花在道路交通的时间更长以及酗酒和卷入武装冲突。(女性烹饪的时间比男性多,因此女性更容易烧伤,或者因打翻大量沸腾液体而烫伤。)

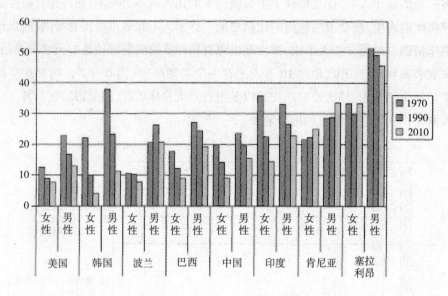

图 6-2　15—60 岁之间死亡的概率

来源：数据来自 Rajaratnam JK，Marcus JR，Levin-Rector A，et al.Worldwide mortality in men and women aged 15-59 years from 1970 to 2010：a systematic analysis.*Lancet*，2010；375：1704-1720。

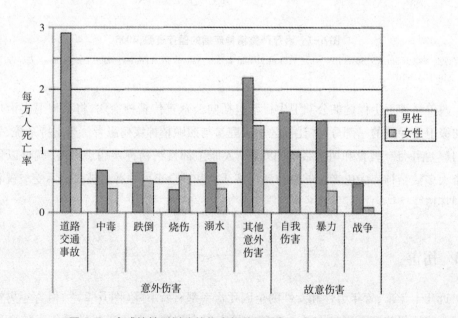

图 6-3　全球按性别划分的伤害相关原因每万人年死亡率，2008

来源：数据来自 *The global burden of disease：2004 update*（*May 2011 update*）.Geneva：WHO；2011。

　　然而，女性比男性更有可能成为家庭（亲密伴侣和家庭成员）暴力以及其他身体侵犯行为(如强奸)的受害者,而身体暴力和性暴力造成的报告伤害率可能大大低于报道。在一项关于女性暴力行为的多国研究中,每个研究地点 15% 至 71% 的育龄妇女(15 岁至 49 岁)报告曾受到亲密伴侣的身体或性虐待[12]。在同一项研究中,很多女性表示,如果妻子不完成家务、不听丈夫的话、不忠或被丈夫怀疑不忠,丈夫都有充分的理由打她。许多女性报告说,她们认为女性拒绝与丈夫发生性行为是不被接受的,即使是在她不想发生性行为、伴侣喝醉了或虐待她或她生病的情况下。

　　女性可能对自己的身体没有什么控制力,既因为社会赋予男性对女性权威的性别规范,也因为女性往往比男性体形更小、身体更弱。对女性的暴力行为对健康的直接后果包括严重伤害、死亡,孕妇受到攻击时对胎儿造成的损害和心理创伤。遭受性虐待的女性还可能意外怀孕或染上性传播疾病(sexually transmitted infections,STIs),包括艾滋病。对女性的暴力可能发生在她们生命的任何阶段(表 6-3)[14]。

表 6-3　女性生命周期中被施加暴力行为的例子

生命阶段	暴力种类
出生前和婴幼儿期	· 性别选择性堕胎 · 孕期殴打对分娩结果的影响 · 杀害女婴
童年时期	· 家庭成员及熟人施加的身体、性和心理虐待(虐待儿童) · 女性生殖器切割(FGM) · 强迫性行为(包括童婚) · 儿童卖淫及色情
青春期及成年期	· 家庭成员施加的身体、性和心理虐待 · 约会和求爱暴力(包括被泼酸性物质和约会强奸) · 亲密伴侣虐待(包括滥用嫁妆、荣誉处死、婚内强奸以及强迫怀孕) · 强迫卖淫(包括贩卖人口) · 非强迫伴侣的性行为,包括强奸

来源:信息来自 Watts C, Zinmmerman C. Violence against women: global scope and magnitude. *Lancet*. 2002; 359: 1232-1237.

6.4　生理性别、社会性别与健康

　　由于与性别有关的生物学特征和与性别有关的社会结构,男性和女性面临着不同的健康挑战[15]。生理性别是指根据遗传学(存在 XX 或 XY 性染色体)和生殖解剖学将人分为男性或女性的生物学分类。男性和女性也有一些不同的身体化学、激素、生理和大脑功能。这些差异意味着,男性和女性有时对同一种疾病有不同的症状、不同的预后和康复途径。例如,男性更有可能发生"剧烈"的心脏病发作,伴有压抑感胸痛,而女性往往只有一些轻微的症状,比如感觉比平时更累,这种差异是女性心脏病诊断不足的一个关键原因之一[16]。在健康风险方面,两性之间还有许多其他显著差异(表 6-4)[17]。规划和实施健康教育及预防、诊断和治疗卫生服务时,必须考虑到这些差异。

表 6-4　男性和女性疾病负担的比较。虽然这些情况全都会发生在男性和女性身上,但这些疾病的发病风险因性别而异。

女性比男性更可能……	男性比女性更可能……
……患生殖系统癌症	……患有肺癌、膀胱癌、口腔癌、食道癌,以及胃癌
……因性传播疾病如衣原体疾病和淋病而患有并发症	……被锥虫病、血吸虫病、利什曼病、淋巴丝虫病,以及其他热带传染病感染
……死于火灾	……死于交通事故、中毒、坠落、溺水、暴力以及战争
……患有抑郁障碍、创伤后应激障碍、惊恐性障碍及偏头疼	……自杀以及药物使用障碍
……产生与青光眼、白内障及沙眼相关的视力问题	……产生肝功能障碍如肝硬化、乙肝和丙肝
……患有阿兹海默症及其他痴呆症	……患有肺病,如结核病和慢性阻塞性肺病(COPD)
……死于糖尿病	
……产生肌骨失常如类风湿性关节炎和骨关节炎	
……产生自身免疫病如狼疮	
……产生缺铁性贫血	
……活到很大岁数	

来源:数据来自 *World health report 2004*.Geneva:WHO;2004。

性别指的是在社会、文化和心理方面对男性和女性的划分,除生理因素外,还受到社会文化环境和经历的影响。女性个体和男性个体表达性别的方式以及文化对性别角色的定义存在巨大差异。性别角色描述了男人和女人应该如何表现的文化。例如,性别角色可能表明女性应该做什么任务,比如做饭、打扫和照顾孩子。传统文化往往认为,女性在结婚前受其父亲(或其他男性亲属)的管辖,在结婚后受其丈夫的管辖,他们可能限制妇女拥有财产或自我理财的权利。有些文化对女性在公共场合可以穿什么、是否可以在没有男性陪同的情况下出现在公共场所有着严格的规定,这些规定可能限制女性参与经济和政治活动,参加学校和宗教会议,以及获得医疗关注和信息的权利。性别角色也定义了男性的社会和行为规范。例如,为了表现自己的男子气概,年轻男性可能迫于压力会做出鲁莽驾驶或吸烟等危险行为。

6.5　生殖健康与孕产妇死亡

生殖健康包括安全性行为、性传播疾病的预防和治疗、避孕、生育和不育、性健康、妊娠和分娩等问题。生殖健康对青年成年男女都属于重要问题,男女两性都需要获得生殖健康服务和维持生殖健康的工具,都需要意识到生育的风险。

对许多孕妇来说,生产和分娩时间不稳定。怀孕和分娩仍然是低收入国家育龄妇女死亡的主要原因之一。全世界每年约有 35 万名妇女死于怀孕或分娩,即每小时近 40 人死亡。孕产妇在妊娠、分娩或产后不久死亡的最常见原因是严重的产后出血(图 6-4)。其他常见的孕产妇死因包括子痫(始于先兆子痫,以高血压和尿蛋白质为特征,可发展为抽搐和器官衰竭)、不安全流产、感染(如脓毒症、血液感染)和难产[19,20]。每一次怀孕都有风险,如果孕妇存在健康问题,过去曾有过高风险妊娠,怀有双胞胎或更多的孩子,或者由没有受过培训的接生员接生,那么妊娠的风险尤其大。

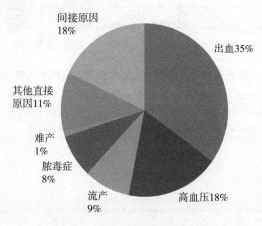

图 6-4　产妇死亡原因,2005

来源:数据来自 *Countdown to 2015 decade report*(*2000−2010*):*taking stock of maternal,newborn and child survival*.Geneva:WHO/UNICEF; 2010; and Khan KS,Wojdyla D,Say L,Gulmezoglu AM,Van Look PFA.WHO analysis of causes of maternal death:a systematic review.*Lancet*. 2006;367:1066−1074。

　　高收入和低收入地区孕产妇死亡风险差异巨大。在撒哈拉以南非洲较贫穷的国家之一塞拉利昂,每出生 10 万名新生儿,就有 900 多名产妇死亡,而在美国,每出生 10 万名新生儿,约有 20 名产妇死亡(图 6-5)[21]。塞拉利昂的大多数妇女都怀孕过几次,所以孕产妇死亡的终生风险约为 1/23。在美国,妇女怀孕次数往往较少,每次怀孕死亡的风险较低,妇女一生中死亡的风险约为 1/2400[22]。平均而言,撒哈拉以南非洲地区的妇女在分娩时死亡的可能性大约是美国、加拿大或欧洲妇女的 140 倍(图 6-6)。大多数国家的产妇死亡率也存在很大差异,高收入妇女的死亡率比低收入妇女低得多[24]。

　　如果这些妇女能够获得高级卫生保健,其中许多死亡本来是可以避免的。然而,全球大约 1/3 的妇女,包括撒哈拉以南非洲和南亚的一半妇女,是在没有熟练助产士(TBA)的帮助下分娩的(图 6-7)[21]。孕产妇保健工作者还通过教育妇女和男性使用避孕药具、延长生育间隔、增加获得产前保健和分娩协助的机会,培养女性自己作出医疗决定,更广泛地促进女性生殖健康。

　　幸存于妊娠和分娩并发症的妇女可能会留下永久性残疾。例如,一些个体较小的产妇,或在青少年早期怀孕可能发生难产,未出生的婴儿紧紧地嵌入产道时,流向组织

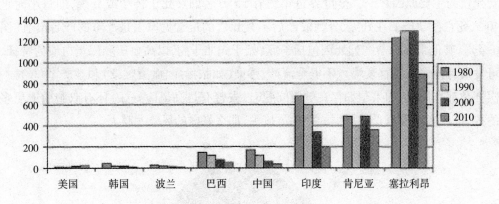

图6-5　每10万名活产婴儿中死于妊娠相关原因的妇女人数，1980—2010

来源：数据来自 Hogan MC，Foreman KJ，Naghavi M，et al.Maternal mortality for 181 countries，1980-2008：a systematic a-nalysis of progress towards Millennium Development Goal 5.*Lancet*.2010；375；1609-1623；and *Trends in maternal mortality*：*1990 to 2010*.Geneva：WHO，UNICEF，UNIFPA，World Bank；2012。

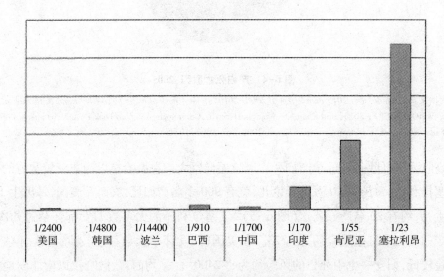

图6-6　女性妊娠相关死亡的终生风险，2010

来源：数据来自 *Trends in maternal mortality*：*1990 to 2010*.Geneva：WHO，UNICEF，UNFPA，World Bank；2012。

周围的血液被阻断，组织开始坏死。能够去医院的妇女可以在造成太大伤害之前进行手术（剖腹产）来接生孩子，不能获得外科医生帮助的妇女可能会分娩好几天。如果妇女幸存下来，其结果往往会形成产科瘘，即直肠或膀胱与阴道之间穿洞，不断泄漏尿液或粪便。由于产生异味，大多数患有产科瘘的妇女被她们所在的社区排斥。一些妇女因神经损伤而瘫痪，许多妇女无法再次生育。几乎所有这些病例中婴儿都是死胎。据估计，全世界约有300万妇女患有产科瘘，每年发生5万多例新病例[25]。瘘洞可以通过手术矫正，但更好的选择是推迟怀孕，直到女性发育完全，在分娩过程中，及时寻求医疗

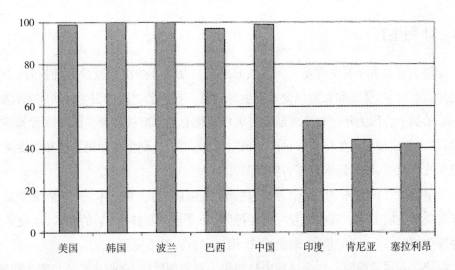

图 6-7 受训练人员（医生、护士或助产士）参与分娩的比例，2006—2010

来源：Data from *State of the world's children 2012*.New York：UNICEF；2012。

专业人员的帮助，从而防止难产。

在非洲和中东的一些地区常有女性割礼（也称为女性外阴革除或女性生殖器切割）的做法，导致不良生殖健康后果的风险特别高，包括更大的感染风险、分娩过程中的撕裂、产后出血及更高的剖腹产率[26]。安全孕产项目需要解决从怀孕前到分娩后的所有问题（表 6-5）[27,28]。所有处于生育年龄的女性和男性都需要获得有关生育和避孕的信息，以便更好地作出有关决定，并能够防止意外怀孕、不安全堕胎和性传播疾病。在怀孕期间，女性需要了解如何保持健康、适当饮食以及识别潜在并发症，以便能够尽快解决这些问题。所有分娩都应由受过培训的医疗服务提供者陪同，分娩后应观察孕妇及其婴儿，并在几周后对她们进行检查，以确保她们正在康复并保持健康。

表 6-5 孕产妇死亡的预防和治疗干预措施

预防干预措施（促进孕期保健）	治疗干预措施（解决分娩并发症）
·计划生育/生育间隔 ·诊断并治疗可能会使健康妊娠复杂化的病症，如贫血、哮喘、糖尿病、心脏病、高血压或感染 ·补充铁和叶酸，驱虫治疗，治疗疟疾以预防或治疗贫血 ·为感染艾滋病毒的妇女提供抗逆转录病毒药物 ·先兆子痫高危妇女补钙 ·破伤风类毒素免疫	·妊娠并发症如先兆子痫的检测和处理 ·抗生素治疗胎膜早破，以防止败血症 ·分娩和产后都有熟练的助产士提供帮助 ·早期检测产后出血等并发症 ·怀孕、分娩或分娩后出现并发症的妇女应尽早转诊至专业产科护理

来源：数据来自 Campbell OMR，Graham WJ；The Lancet Maternal Survival Series steering group，Strategies for reducing maternal mortality：getting on with what works.*Lancet*. 2006；368：1284–1299。

6.6 计划生育

计划生育对青年男女都是一项重要的决定。女性怀孕次数减少,她们和孩子通常会更健康。母亲、婴儿和儿童也受益于生育间隔。当两胎之间的出生时间间隔过短时,第一胎的孩子会因为年纪很小就断食母乳以及拥有的家庭资源变少而面临营养不良的风险,第二胎出现低出生体重和早产的风险增加[29,30]。计划生育帮助男性和女性决定他们想要几个孩子,以及每次妊娠希望间隔几年。

避孕是故意预防怀孕。避孕方法包括节欲、屏障、药物和手术[31]。完全禁欲是唯一能够避免怀孕的方法。有些夫妻在女性排卵(卵子从卵巢排出)后的几天,也就是女性最易怀孕的时候,会定期禁欲,避免性交,但这种方法并不完美。

避孕套和阴道膈膜在性交过程中被用作一种物理屏障,以防止精子与卵子接触。

口服避孕药(节育药)可以防止排卵,不会有卵子从卵巢排出,怀孕也不会发生。在全球许多地区,口服避孕药被称为"计划生育药丸",以彰显它对生育间隔的重要性。口服避孕药必须每天在同一时间服用,不能漏服,这样才是有效的。一些女性更喜欢长期的避孕方法,她们选择每周服用、每月注射,或者在上臂皮下活体植入能起效五年的激素类避孕药物。

宫内节育器(IUDs)通过创造不利于精子(精子必须穿越子宫才能接触未受精卵)的子宫环境,来阻止卵子受精。宫内节育器也可能抑制受精卵在子宫内膜的着床。对于永久性绝育,女性可以选择输卵管结扎手术,男性可以选择输精管切除术。各种避孕方法的相对有效性如表6-6所示。

表6-6 避孕方法

种类	途径	第一年正确(不正确)使用的妊娠率	是否预防性传播疾病	备注
完全禁欲	禁欲	0%	是	无性行为
男性绝育(输精管切除)	手术	~0%	否	永久
皮下植入避孕	激素	~0%	否	植入后有效期3—5年
女性绝育(输卵管结扎)	手术	<1%	否	永久
宫内节育器(IUD)	IUD	<1—2%	否	内置后有效期5年及以上
注射避孕	激素	<1—3%	否	每1—3个月注射一次

续表

种类	途径	第一年正确(不正确)使用的妊娠率	是否预防性传播疾病	备注
口服避孕	激素	8%	否	必须每天服药以保证有效
皮肤渗透(贴片)避孕	激素	8%	否	必须每周换贴片
阴道(环)避孕	激素	8%	否	必须每月换阴道避孕环
男性安全套	屏障	15%	是	在每次性行为中使用
带有杀精剂的隔膜或宫颈帽	屏障+杀精剂	20%	否	在每次性行为中使用
女性避孕套	屏障	21%	一些	在每次性行为中使用
单独杀精剂	杀精剂	29%	否	在每次性行为中使用
定期禁欲(基于生育力明确的方法)	行为	12%—25%	否	需要每天管理身体机能和禁欲周期
体外排精法	行为	27%	否	在每次性行为中使用
不使用避孕方式	无	85%	否	

来源：数据来自 Black KI，Gupta S，Rassi A，Kubba A.Why do women experience untimed pregnancies? A review of contraceptive failure rates.*Best Pract Res Clin Obstet Gynaecol*.2010；24：443-455。

流产是指怀孕终止(流产被专业医疗人员称为自然流产)。人工流产是指用化学方法或手术终止妊娠。流产不是避孕的一种形式，因为它是终止而不是防止怀孕。避孕措施的增加，通过防止意外怀孕，减少了人工流产的数量。

全球有许多育龄男女在性生活时不使用任何避孕方法(图6-8)[21]。由于只有禁欲和避孕套有助于防止性传播疾病(STIs)的传播，所有年龄段的性活跃人士——哪怕是不孕女性和不育男性都需要得到鼓励，考虑使用什么方式来预防性传播疾病。

6.7　生育

有许多不同的方式可以报告女性的生育史。孕次是指女性怀孕的总次数，包括自然流产、堕胎、死产和活产；生育数指的是合计分娩次数，不论结果是死产还是活产；产次指的是合计活产次数。由于很少有流产和堕胎报告提供给卫生保健专业人员，大多数全球健康报告使用生育数来衡量人群的生育情况。计划生育的目标是尽量减少计划

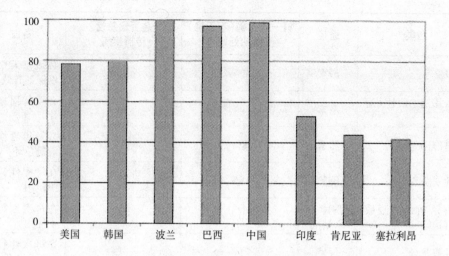

图 6-8　15—49 岁的性活跃女性进行避孕的比例, 2006—2010

来源:数据来自 *State of the world's children 2012*.New York:UNICEF;2012.

外怀孕(以减少孕次),并最大限度地提高已发生妊娠期婴儿的健康(以便使产次尽可能接近孕次)。

　　生育率是指一个妇女在育龄期间生育孩子的平均数量,大多数国家的生育率在最近几十年里显著下降(图 6-9)[21,23]。不过,总体而言,低收入国家的生育率要比高收入国家高得多(图 6-10)[32]。生育率下降最可能的因素之一是女性受教育程度的提高(图 6-11)[32],由于许多原因,受过教育的女性家庭人口规模较小[33],其中之一是,由于文化程度带来的家庭之外的工作可能会推迟婚姻及首次妊娠。另一个原因是,受过教育的女性能够更好地作出避孕和生育决策,因为她们有能力阅读有关良好卫生习惯、营养、疾病预防和育儿策略的信息并采取行动。

　　生育率不仅影响单个女性、婴儿和家庭的健康,还影响人群健康。如果每个妇女平均有 2 个孩子(这些孩子活到成年),那么每对夫妇将只生育一个置换人口(父母二人育有 2 个后代),在几代人之后,人口规模将保持不变。如果总生育率大于 2,那么人口规模将随时间增长;如果总生育率小于 2,那么人群的平均年龄将会上升,人口总数将会开始下降。(这些阶段是与经济发展相关的人口学转变的一部分。)全球某些地区的高生育率和某些地区的低生育率,引起了人们对全球人口增长和促进健康生育率的适宜政策的关注。

　　生育权一直是全球健康议程中一个颇具争议性的话题。例如,1994 年开罗人口与发展大会关注妇女赋权和生育权特别是女性或夫妇应有能力决定他们想要几个孩子而不受政府或其他组织干扰,这引起了宗教团体的热切关注。罗马天主教会也曾对避孕措施的使用和可能导致增加的人工流产的数量颇有微词。

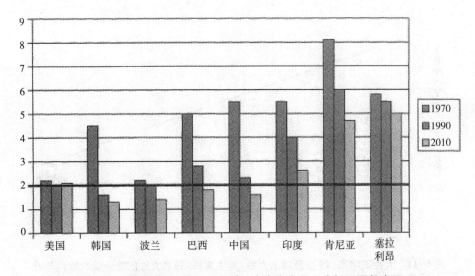

图 6-9　总生育率，1970—2010 年，生育率小于 2 为低于更替水平

来源：数据来自 *State of the world's children 2012*.New York：UNICEF；2012；and *State of the world's children 2011*.New York：UNICEF；2011。

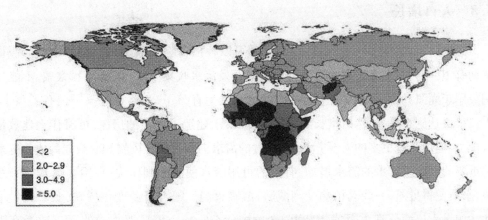

图 6-10　生育率（每名女性的分娩次数），2010

来源：数据来自 *World development indicators database*.Washington DC：World Bank。

　　尽管如此，大多数社区现在认识到，所有成人和青少年，不论男女，都需理解对避孕和生育间隔的选择权的重要性。计划生育项目针对的是女性和男性，因为家庭生育决策涉及双方当事人，而且如果女方伴侣不希望她采取避孕措施，女方往往会遵从男方的意愿。尽管数百万人有避孕意愿却无法获得计划生育服务，数以千计的卫生保健提供者、政府、联合国人口基金会（UNFPA，前联合国人口活动基金会）、计划生育机构，以及其他组织都在为全球男性女性做出生育决策提供信息和支持。

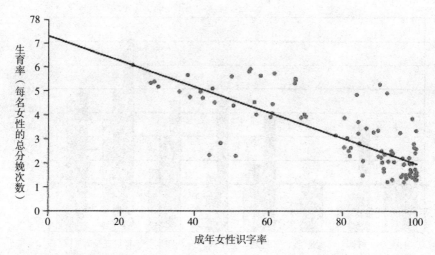

图 6-11　女性识字率（15 岁及以上女性）和生育率（每名女性的总分娩次数），2009

来源：数据来自 *World development indicators database*.Washington DC：World Bank。

6.8　人口增长

　　想象一下大洋中的一座小岛，可耕种（可以种植食物），有多种植物和动物。假设最初有 10 个人在岛上定居，他们建造房屋，开发淡水收集系统（因为海水太咸，不能饮用或用于灌溉），并开始耕种土地。他们也开始生育孩子，最终这些孩子也有了孩子，人口很快达到 100 人，然后增长到 1000 人。由于建造了更多的房屋，可耕作土地数量减少了，但由于有更多的人要养活，对粮食的需求更大。处理废物和寻找能源成为越来越重要的问题。对水的需求增加，有限的可用淡水使人感到压力，但由于废水污染水源，水质变得更差，一些动植物受到威胁，濒临灭绝。随着资源变得稀缺，犯罪数量增加。如果人口增长到 1 万或 100 万，会发生什么？一个小岛能承受的人口数量有限制吗？

　　许多人对全球人口增长也有类似的担忧。长期以来，地球上人口规模相对稳定，但近期人口呈指数级增长。图 6-12 是世界人口规模随时间变化图，呈现"J 型"增长模式。在多年相对有限的人口增长之后，最近几个世纪全球人口总数急剧增长。全球人口翻倍所需的时间正在缩短，从 1950 年到 1990 年，人口数量只花了 40 年就从 25 亿翻了一倍，达到 50 亿。目前全球人口约为 70 亿，预计到 2100 年将稳定在 90 亿左右[34]。

　　承载力指地球所能承受的最大人口。承载力的计算比较复杂，因为除了人口密度（以人均土地面积或人均可耕地面积衡量）、气候以及现有的土地和自然资源之外，承载力还取决于生活水平和文化因素。承载力以满足人群消费模式所需的人均土地面积

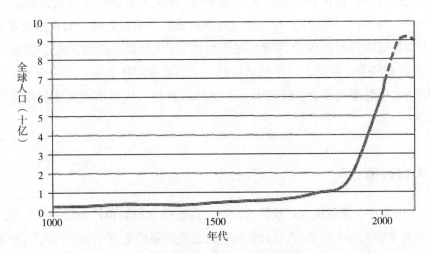

图 6-12　全球人口随时间增长图

来源：数据来自 United Nations Department of Economic and Social Affairs.*World population to 2300*.New York：UN；2004。

为基础（图 6-13）[35]，可以采用生态足迹来大致估计。如果每个人都有美国目前的生态足迹，那么地球很可能无法养活当前的世界人口，但大多数国家都渴望更高的生活水平，这将会带来更大的生态足迹。

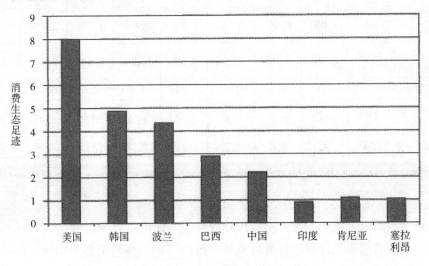

图 6-13　平均生态足迹，2007

来源：数据来自 Ewing B，Moore D，Goldfinger S，Oursler A，Reed A，Wackernagal M.*The Ecological Footprint Atlas 2010.* Oakland，CA：Global Footprint Network；2010。

那么，如果全球人口继续增长，将会发生什么呢？1798 年，Thomas Malthus 提出了一个著名的设想，他预测人口将在某一时刻超过粮食供应，结果将是大规模饥荒、流行病和战争[36]。这些灾难还没有发生，目前全球粮食生产的增长速度超过了人口的增长速度。然而,粮食和其他资源分配不均,世界上粮食产量很低的最贫穷地区的生育率和人口增长率最高。有充分的理由使我们需要担忧粮食和自然资源分配不均、随人口持续增长而出现的污染和拥挤加剧,以及世界某些地区由于资源变少而增加的犯罪和战争。制约人口指数增长的一个因素是经济状况。当一个地区的经济状况改善时,生育率通常会下降。另一个制约因素是人们越来越多地使用现代计划生育方法。

6.9 人口政策

地区、国家和全球各级人口政策的目标是促进符合预期和社会经济状况的人口增长率。在大多数低收入国家,人口政策的重点是鼓励降低生育率(表6-7)[37],中等收入国家普遍认为本国的人口增长率令人满意。而在一些高收入国家,生育率低于更替水平,人口老龄化成为问题,人口政策的目标是激励提高生育率。有效的人口政策往往旨在提高男性和女性选择想要生育几个孩子以及控制生育间隔的能力。

表6-7 人口政策

国家	美国	韩国	波兰	巴西	中国	印度	肯尼亚	塞拉利昂
年增长率 (1990—2010)	1.0%	0.6%	0.0%	1.3%	0.8%	1.7%	2.7%	1.9%
预期年增长率 (2010—2030)	0.8%	0.2%	-0.1%	0.6%	0.2%	1.1%	2.4%	1.9%
总生育率(2010)	2.1	1.3	1.4	1.8	1.6	2.6	4.7	5.0
对人口增长/生育水平的看法	满意	过低	过低	满意	满意	过高	过高	过高
人口增长/生育政策	无	上升	上升	无	保持	降低	降低	降低

来源:数据来自 United Nations Department of Economic and Social Affairs. *World population policies 2009*. New York:UN; 2010.

几乎所有低收入国家的生育率都相对较高。为促进生育率下降,大多数低收入国家由政府资助直接提供计划生育资料和避孕药具[37],但具体政策各不相同。例如,肯尼亚政府从1967年开始实行人口政策,自2005年以来政府一直直接拨出资金用于避孕,以便提高新生儿和产妇的存活率[38]。肯尼亚的许多人口政策源自1984年在坦桑尼亚阿鲁沙举行的第二次非洲人口会议通过的《乞力马扎罗行动纲领》,该纲领为非洲大陆的人口政策提供了一个框架。阿鲁沙会议建议指出,政府应当承认,计划生育和生育间隔巩固了家庭,计划生育服务应当被纳入孕产妇卫生保健服务,政府应当确保有需求的个体有权获得计划生育,并免费或以补贴价格提供服务。相比之下,印度自1951年以来一直由政府资助计划生育项目,并已从最初侧重于分发屏障避孕药具转向注重绝育(特别是对相对年轻女性的绝育),同时注重生育间隔[39]。

中国一直是限制人口增长最积极的国家之一。20 世纪 70 年代的"晚育、优育、少育"政策鼓励推迟生育、延长生育间隔、减少生育,将总生育率降低了一半。1979 年开始实施的独生子女政策,其目标是利用经济和教育激励措施来促进独生子女家庭的发展,尤其是在城市地区。由于这项政策对农村居民、受过高等教育或富裕的父母、双方均为独生子女的父母,以及一些少数民族不适用,因此中国目前的实际生育率大约是每对夫妇 1.8 个孩子,而不是每对夫妇 1 个孩子[40]。该政策从一开始就饱受争议,因为有报道称,尽管有官方政策,仍有强制堕胎和绝育、杀婴(尤其是农村地区的女婴)以及其他侵犯人权的案例。另一个问题是,重男轻女的观念可能使性别选择性堕胎变得十分普遍,从而导致男女出生比例失衡(尽管政府承诺实现性别比例的平衡)[41,42]。人们担心的主要问题是现在许多家庭呈现"1—2—4"结构,即只有一个孙子孙女来赡养双亲和祖父母[43]。尽管如此,由于这些政策和计划,中国现在取得了令其满意的人口增长和生育率。

与另一个中等收入国家相比,巴西的生育率在最近几十年也得到显著下降,尽管它很少有正式的政府政策促进避孕措施的实行。巴西最早提供生殖健康服务的机构,是 20 世纪 60 年代成立的非政府组织,目的是解决计划生育方面的一些需求。20 世纪 80 年代,卫生部启动了几项孕产妇健康计划,重点放在综合卫生保健上,而非强调控制生育。直到 21 世纪初,联邦政府才扩大了对育龄男女提供免费或低成本避孕药具的承诺,并改善了绝育手术和不孕不育治疗的可及性[44]。

高收入国家则有不同的侧重点,但大多数国家希望提高生育率。韩国是世界上生育率最低的国家之一,这促使大韩民国政府在 1996 年放弃了促进低生育率的政策。2006 年,韩国政府推出了一项促进生育的新政策,旨在帮助女性平衡工作和家庭责任。政府包揽了许多与孕妇卫生保健相关的费用,提供税收优惠来支付育儿费用,提供 90 天的带薪产假,并为家庭主妇提供补贴。

因此,人口政策的目的是满足国家的具体需要,并对不断变化的社会经济和人口趋势做出反应。理想情况下,这些政策有助于提升新生儿和儿童、育龄成年人以及他们的家庭和所在社区的健康状况。

6.10 问题讨论

1.您所在的社区提供哪些精神和心理健康服务?您知道可以去哪里获得精神健康保健吗?您知道可以把有自杀倾向的朋友介绍到哪里吗?

2.您最可能受到什么类型的伤害?您可以采取什么措施来预防伤害和伤害相关的

残疾?

3.您所在的社区有哪些性别角色的例子? 这与健康有什么关系?

4.在阅读本章之前,您是否认为怀孕对女性来说是一段危险的时期? 在低收入国家和高收入国家,什么因素导致了孕产妇死亡率的巨大差异?

5.越来越多的美国妇女想在家而非医院分娩,您如何看待这种做法? 如果您要生孩子或者您的伴侣要生孩子,您会选择怎样的环境?

6.您想要几个孩子? 是什么影响您对理想子女数量的看法?

7.您认为能在地球上生活的人的数量有限制吗? 什么因素使得地球有能力养活(或不能养活)大量人口?

参考文献

1. *The global burden of disease : 2004 update*. Geneva : WHO ; 2008.

2. Gore FM, Bloem PJ, Patton GC, et al. Global burden of disease in young people aged 10-24 years : a systematic analysis. *Lancet*. 2011 ; 377 ; 2093-2102.

3. Patton GC, Coffey C, Sawyer SM, et al. Global patterns of mortality in young people : a systematic analysis of population health data. *Lancet*. 2009 ; 374 ; 881-892.

4. Demyttenaere K, Bruffaerts R, Posada-Villa J, et al. ; WHO World Mental Health Survey Consortium. Prevalence, severity, and unmet need for treatment of mental disorders in the World Health Organization World Mental Health Surveys. *JAMA*. 2004 ; 291 ; 2581-2590.

5. *World health report 2001*. Geneva : WHO ; 2001.

6. *WHO resource book on mental health, human rights and legislation*. Geneva : WHO ; 2005.

7. Wang PS, Aguilar-Gaxiola S, Alonsa J, et al. Use of mental health services for anxiety, mood, and substlliice disorders in 17 countries in the WHO world mental health surveys. *Lancet*. 2007 ; 370 ; 841-850.

8. Jacob KS, Sharan P, Mirza I, et al. Mental health systems in countries : where are we now? *Lancet*. 2007 ; 370 ; 1061-1077.

9. Herrman H, Saxena S, Moddie R, editors. *Promoting mental health : concepts, emerging evidence, practice : summary report*. Geneva : WHO ; 2004.

10. Rajaratnam JK, Marcus JR, Levin-Rector A, et al. Worldwide mortality in men and women aged 15 - 59 years from 1970 to 2010 : a systematic analysis. *Lancet*. 2010 ; 375 ; 1704-1720.

11. *The global burden of disease : 2004 update(May 2011 update)*. Geneva : WHO ; 2011.

12. Garcia-Moreno C, Jansen HAFM, Ellsberg M, Heise L, Watts CH; WHO Multicountry Study on Women's Health and Domestic Violence against Women Study Team. Prevalence of intimate partner violence：findings from the WHO multi-country study on women's health and domestic violence.*Lancet*. 2006；368：1260-1269.

13. Garcia-Moreno C,Jansen HAFM,Ellsberg M,Heise L,Watts C.*WHO Multi-country Study on Women's Health and Domestic Violence against Women：Initial results on prevalence, health outcomes and women's responses*.Geneva：WHO；2005.

14. Watts C,Zimmerman C.Violence against women：global scope and magnitude.*Lancet*. 2002；359：1232-1237.

15. Johnson JL,Greaves L,Repta R.Better science with sex and gender：facilitating the use of a sex and gender-based analysis in health research.*Int J Equity Health*. 2009；8：14.

16. Arslanian-Engoren C,Engoren M.Physiological and anatomical bases for sex differences in pain and nan sea as presenting symptoms of acute coronary syndromes. *Heart Lung*. 2010；39：386-393.

17. *World health report 2004*.Geneva：WHO；2004.

18. Hogan MC, Foreman KJ, Naghavi M, et al.Maternal mortality for 181 countries, 1980-2008：a systematic analysis of progress towards Millennium Development Goal 5.*Lancet*. 2010；375：1609-1623.

19. *Countdown to 2015 decade report（2000-2010）：taking stock of maternal,newborn and child survival*.Geneva：WHO/UNICEF；2010.

20. Khan KS,Wojdyla D,Say Lm,Giilmezoglu AM,Van Look PFA.WHO analysis of causes of maternal death：a systematic review.*Lancet*. 2006；367：1066-1074.

21. *State of thc world's children 2012*.New York：UNICEF；2012.

22. *Trends in maternal mortality：1990 to 2010*.Geneva：WHO,UNICEF,UNFPA,World Bank；2012.

23. *State of the world's children 2011*.New York：UNICEF；2011.

24. Ronsmans C,Graham WJ；The Lancet Maternal Survival Series steering group.Maternal mortality：who,when,where,and why.*Lancet*. 2008；368：1189-1200.

25. Wall LL.Obstetric vesicovaginal fistula as an international public-health problem. *Lancet*. 2006；368：1201-1209.

26. Adam T,Bathija H,Bishai D,Bonnenfant YT,et al.；FGM Cost Study Group of WHO.Estimating the obstetlic costs of female genital mutilation in six African countries.*Bull World Health Organ*. 2010；88：281-288.

27. AbouZahr C.Safe motherhood：a brief history of the global movement 1947-2002.*Br*

Med Bull. 2003;67:13-25.

28. Campbell OMR, Graham WJ; The Lancet Maternal Survival Series steering group. Strategies for reducing maternal mortality: getting on with what works. *Lancet*. 2006; 368: 1284-1299.

29. Rutstein SO. Effects of preceding birth intervals on neonatal, infant and under-five years mortality and nutritional status in developing countries: evidence from the demographic and health surveys. *Int J Gynaecol Obstet*. 2005;89(suppl 1):S7-S24.

30. Conde-Agudelo A, Rosas-Bermudez A, Kafury-Goeta AC. Birth spacing and risk of adverse perinatal outcomes: a meta-analysis. *JAMA*. 2006;295:1809-1823.

31. Black KI, Gupta S, Rassi A, Kubba A. Why do women experience untimed pregnancies? A review of contraceptive failure rates. *Best Pract Res Clin Obstet Gynaecol*. 2010;24: 443-455.

32. *World development indicators database*. Washington DC: World Bank.

33. Skirbekk V. Fertility trends by social status. *Demographic Res*. 2008;18:145-180.

34. United Nations Department of Economic and Social Affairs. *World population to 2300*. New York: UN; 2004.

35. Ewing B, Moore D, Goldfinger S, Oursler A, Reed A, Wackernagel M. *The Ecological Footprint Atlas 2010*. Oakland, CA: Global Footprint Network; 2010.

36. *Malthus M. An essay on the principle of population*. London: J. Johnson; 1798.

37. United Nations Department of Economic and Social Affairs. *World population policies 2009*. New York: UN; 2010.

38. Crichton J. Changing fortunes: analysis of fluctuating policy space for family planning in Kenya. *Health Policy Plan*. 2008;23:339-350.

39. Matthews Z, Padmadas SS, Hutter I, McEachran J, Brown JJ. Does early childbearing and a sterilization-focused family planning programme in India fuel population growth? *Demographic Res*. 2009;28:693-720.

40. Hesketh T, Lu L, Xing Zw. The effect of China's one-child family policy after 25 years. *N Engl J Med*. 2005;353:1171-1177.

41. Ding QJ, Hesketh T. Family size, fertility preferences, and sex ratio in China in the era of the one child family policy: results from national family planning and reproductive health survey. *BMJ*. 2006;333:371-373.

42. Zhu WX, Lu L, Hesketh T. China's excess males, sex selective abortion, and one child policy: analysis of data from 2005 national intercensus survey. *BMJ*. 2009;338:b1211.

43. Hvistendahl M. Has China outgrown the one-child policy? *Science*. 201; 329:

1458-1461.

44. Diniz Alves JE. The context of family planning in Brazil. *Demographic transformations and inequalities in Latin America: historical trends and recent patterns*. Rio de Janeiro: UNFPA; 2009:297-302.

45. Westley SB, Choe MK, Retherford RD. Very low fertility in Asia: Is there a problem? Can it be solved? *Asia Pacific Issues*. 2010;94:1-12.

第七章　非传染性疾病与老龄化

　　全球大多数成年人死于心脏病、癌症、脑卒中、慢性阻塞性肺病、糖尿病或其他慢性病。许多老年人生活在感觉障碍、痴呆、行动不便或其他可能限制他们独立性的情况之下。随着全球许多地区生育率的下降和期望寿命的增加，所有国家都必须准备应对不断增加的老年人口。

7.1　全球老龄化

　　生育率的下降和期望寿命的增加，大大增加了全球 65 岁以上人口的比例（图 7-1）[1]，预计在今后几十年里这一比例将持续增长（图 7-2）[2]。全球 60 岁及以上人口预计将从 2010 年的 7 亿左右增加到 2050 年的 20 亿，80 岁及以上人口预计将从 2010 年的 1 亿左右增加到 2050 年的 4 亿[3]。目前约有 2/3 的老年人生活在欠发达国家，这一比例在未来几年还将增加[3]。

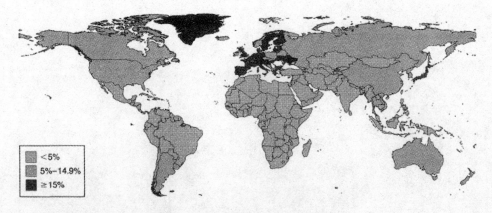

图 7-1　65 岁及以上人口比例，2009

来源：数据来自 *World development indicators database*. Washington DC：World Bank。

　　许多老年人过着积极而独立的生活。然而，大多数老年人将会患有高血压或其他心血管疾病、糖尿病、癌症、慢性肺病、关节炎或骨质疏松症等肌肉骨骼疾病、痴呆或抑郁等神经精神疾病、听力或视力丧失等感觉障碍，或同时患有几种这类慢性疾病[4]。非

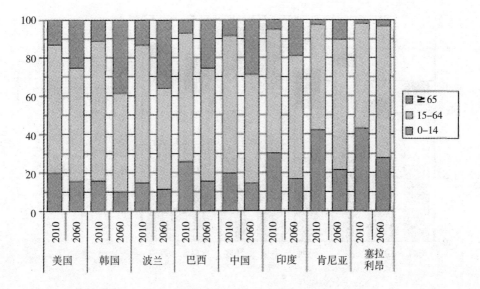

图 7-2　2010 年及 2060 年预计按年龄划分的人口比例

来源:数据来自 Hughes BB,Kuhn R,Peterson CM,Rothman DS,Solorzano JR.*Improving global health forecasting the next 50 years*.Patterns of Potential Human Progress Series,Volume3.Boulder CO:Paradigm Publishers;2011。

传染性疾病(NCDs)是全球各地区老年人死亡的最常见原因(图7-3),尽管各地区之间的特定非传染性疾病发病率有所不同(图7-4)[4]。

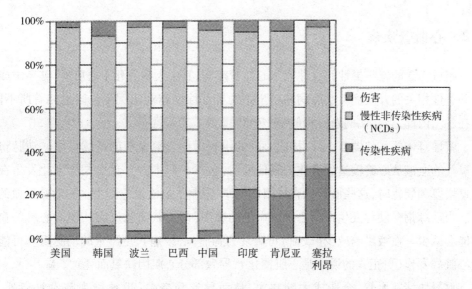

图 7-3　60 岁及以上的成年人因传染性疾病、非传染性疾病和伤害死亡的比例,2008

来源:数据来自 *The global burden of disease:2004 update(April,2011 update)*.Geneva:WHO;2011。

个体成年人的非残疾存活年数,除了受到遗传和社会心理因素等个人特征的影响

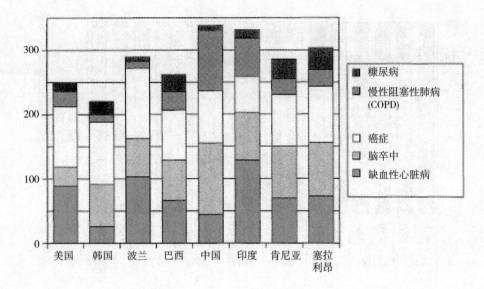

图 7-4　每 1 万名 60 岁及以上的成年人的预计年死亡率，2008

来源：数据来自 *The global burden of disease*：*2004 update*（*April 2011 update*）．Geneva：WHO；2011。

外，还受饮食、体育活动、烟酒使用、遵守医嘱等行为的影响[5]。当老年人可以享受可负担的预防和治疗保健服务、安全的家庭和社区环境以及强有力的家庭和社会支持时，他们也更有可能维持高质量的生活[5]。

7.2　心血管疾病

超过 1/3 的老年男性和女性死于心血管疾病，其中大多数死于心脏病、脑卒中或与这些事件相关的并发症。心脏病和脑卒中的男女性别相对比例在各国之间有所不同，但在各国内部，男女比例趋向相似（图 7-5）[4]。

就像身体的其他器官一样，构成心脏的组织需要含氧血液的持续供给。动脉将富含氧气的血液从心脏输送到身体的其他部位（包括心肌本身），动脉粥样硬化发生在动脉壁增厚和硬化时，这些血管的直径因此变窄，限制了血液供应到由这些动脉供血的组织。当动脉粥样硬化发生在为心脏供血的动脉中（即冠状动脉疾病），流向心脏的血液可能会减少。血液供给减少（缺血）可表现为胸痛（心绞痛），更严重的动脉阻塞可能导致心脏病发作（更正式的说法是心肌梗死），导致部分心肌因缺氧而死亡。

血凝块堵塞血管，会造成大脑缺血，从而导致脑卒中（也被称为脑血管意外，或 CVA），（脑出血也可能导致脑卒中，但出血性脑卒中比缺血性脑卒中少见）。脑卒中的常见症状包括身体一侧或双侧无力、神志不清、语言或理解障碍、视力障碍、平衡感丧失以及严重头痛。未经治疗的高血压（通常定义为血压高于 140/90mm Hg）是脑卒中的

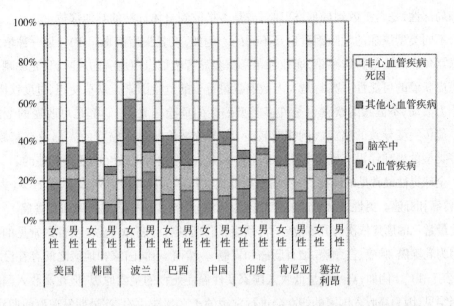

图 7-5　**60 岁及以上的成年人死于心血管疾病(CVD)和其他原因的比例,2008**

来源:数据来自 *The global burden of disease:2004 update(April 2011 update)*.Geneva:WHO;2011.

主要危险因素,也增加了心力衰竭、肾衰竭、动脉瘤(血管内隆起,可能会破裂)和失明的可能性。

　　心血管疾病最显著的特点是随着人们年龄的增长,其患病的可能性增加。除了高血压之外,还有许多可改变的危险因素,包括吸烟、缺乏体力活动、肥胖、不健康的饮食、过量饮酒、未得到控制的糖尿病和不健康的血脂状况(如胆固醇和甘油三酯升高)[6]。较低的社会经济地位与心血管疾病的风险增加相关,在某种程度上是因为低收入人群预防可改变危险因素的资源较少[6]。

7.3　癌症

　　全球大约有 1/6 的老年人死于癌症。癌症(有时称为肿瘤)发生时,异常细胞开始不受控制地增殖,侵入邻近组织并扩散到身体其他部位。正常细胞的基因是稳定的,如果发生突变或是其他不可修复的损伤,细胞将会经历称之为凋亡或程序性细胞死亡的过程。相比之下,癌细胞在基因上是不稳定的,并经历无限的繁殖周期。此外,癌细胞可以刺激血管生成,形成新的血管来滋养肿瘤。癌细胞可以转移,从原发部位分裂出来,在身体其他部位形成新的肿瘤(良性、非癌性肿瘤通常仍在原发部位不转移)。

　　认为癌症只是一种疾病是错误的认知,因为癌症有几百种不同的类型。癌症是根据其起源部位和已癌变的特定细胞类型来命名的。例如,癌形成于上皮组织的内侧和外侧,肉瘤起源于骨骼或肌肉等结缔组织。癌症的分类还基于癌细胞是否保持非侵袭性和局部性,是否扩散到局部淋巴结,或是否扩散到身体远端的其他部位。

不同类型癌症的危险因素也是不同的。例如,人乳头瘤病毒(HPV)是一种增加女性患宫颈癌风险的特殊感染,职业性苯暴露会显著增加患白血病的风险,日光暴晒会增加患皮肤癌的可能性。高龄是大多数癌症最重要的危险因素。烟草使用、过度饮酒、缺乏体力活动、不健康的饮食也是许多类型癌症的危险因素,它们都是可改变的危险因素。遗传突变导致的癌症病例相对较少,大多数被诊断患有癌症的人都没有家族史。许多类型的癌症还没有确定其主要的危险因素,不论是否可改变的还是其他的。

全球男性最常见的癌症,按发病率高低依次排序为:肺癌、前列腺癌、结直肠(大肠)癌、胃癌和肝癌。男性最常见的癌症死因为肺癌、肝癌、胃癌、结直肠癌和食管癌[8]。全球女性最常见的癌症依次为乳腺癌、子宫颈癌、结直肠癌、肺癌和胃癌。女性最常见的癌症死因为乳腺癌、肺癌、宫颈癌、结直肠癌和胃癌[8]。然而,不同国家和地区之间存在巨大差异(表7-1)[8]。例如,宫颈癌是低收入国家女性癌症死亡的主要原因,但在高收入国家中相当罕见,因为高收入国家的妇女会进行常规的子宫颈抹片检查,早期发现癌前期病变,以及HPV疫苗的接种,这些都可以预防感染与宫颈癌有关的常见HPV菌株。

表7-1　最常见的癌症类型和癌症死因

	美国	韩国	波兰	巴西	中国	印度	肯尼亚	塞拉利昂
男性最常见癌症类型	前列腺	胃	肺	前列腺	肺	肺	食管	前列腺
	肺	结直肠	前列腺	肺	胃	口腔	前列腺	肝脏
	结直肠	肺	结直肠	胃	肝脏	喉咙	胃	肺
男性最常见癌症死因	肺	肺	肺	肺	肺	肺	食管	前列腺
	结直肠	肝脏	结直肠	前列腺	肝脏	喉咙	前列腺	肝脏
	前列腺	胃	胃	胃	胃	口腔	胃	肺
女性最常见癌症类型	乳腺	甲状腺	乳腺	乳腺	乳腺	子宫	乳腺	乳腺
	肺	乳腺	肺	子宫	肺	乳腺	子宫	乳腺
	结直肠	结直肠	结直肠	结直肠	胃	卵巢	食管	肝脏
女性最常见癌症死因	肺	肺	肺	乳腺	肺	子宫	子宫	子宫
	乳腺	胃	乳腺	子宫	胃	乳腺	乳腺	乳腺
	结直肠	结直肠	结直肠	肺	肝脏	卵巢	食管	肝脏

来源:数据来自 Ferlay J,Shin HR,Bray F,Forman D,Mathers C,Parkin DM.*GLOBOCAN* 2008 *v*1. 2:*Cancer Incidence and Mortality Worldwide*.*Lyon*:*IARC*; 2010.

生活在高收入国家的人患癌症的比例远高于中低收入国家(图7-6)[9],这是因为癌症在老年人中更为常见,而高收入国家有更多的老年人口。然而,高收入国家的癌症死亡率只略高一点(图 7-7)[10],并且由于发展中国家的人口多于发达国家,所以中低收入国家的癌症死亡人数远高于高收入国家(图 7-8)[9]。这意味着,尽管发达国家的人群相比欠发达国家的人群更可能被诊断出肺癌或乳腺癌,但在欠发达国家中这些癌症的死亡人数更多[11]。

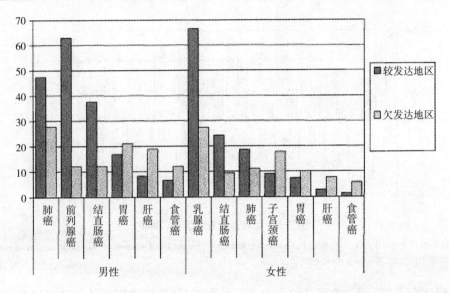

图 7-6　经年龄标准化估计的每 10 万人新发癌症病例数,2008

来源:数据来自 Ferlay J,Shin HR,Bray F,Forman D,Mathers C,Parkin DM.Estimates of worldwide burden of cancer in 2008:GLOBAL 2008.*Int J Cancer*. 2010;12;2893-2917。

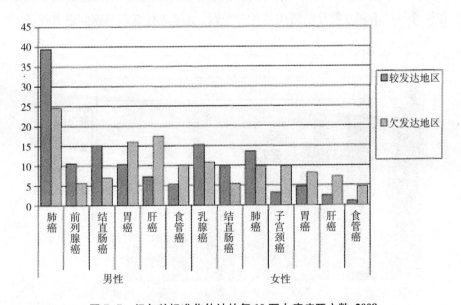

图 7-7　经年龄标准化估计的每 10 万人癌症死亡数,2008

来源:数据来自 Ferlay J,Shin HR,Bray F,Forman D,Mathers C,Parkin DM.Estimates of worldwide burden of cancer in 2008:GLOBAL2008.*Int J Cancer*. 2010;12;2893-2917。

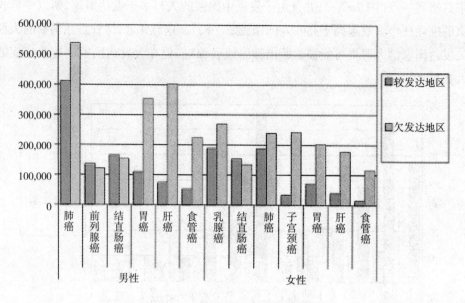

图7-8　估计癌症死亡人数,2008

来源:数据来自 Ferlay J,Shin HR,Bray F,Forman D,Mathers C,Parkin DM.Estimates of worldwide burden of cancer in 2008:GLOBAL2008.*Int J Cancer*. 2010;12;2893-2917。

　　癌症患者的存活率在各国之间也存在巨大差异,发展中国家的存活率比发达国家低得多(图7-9)[12]。低收入国家的人往往直到癌症晚期才被诊断出来,而且现有的治疗手段有限。如果能在更早、更可治疗的阶段进行癌症的筛查和诊断测试,并采用化疗药物、先进外科技术和放射疗法等先进治疗手段,全球将有更多的癌症患者存活。

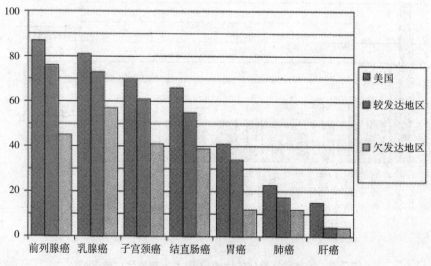

图7-9　经年龄标准化估计癌症5年存活率,2002

来源:数据来自 Parkin DM,Bray F,Ferlay J,Pisani P.Global cancer statistics,2002.*CA Cancer J Clin*. 2005;55;74-108.

7.4　慢性肺病

全球近10%的老年人死于慢性阻塞性肺病(*COPD*)(图7-10)[4,13],其特征是咳嗽、呼吸短促、气喘和胸闷,这是由于呼吸道(支气管和细支气管)和肺中发生气体交换的微小气囊(肺泡)受损所致。气道的进行性增厚和变窄是由于炎症和阻塞呼吸道的黏液分泌过多造成的,这个过程导致慢性支气管炎。当肺泡失去弹性,膨胀或破裂时,减少了可供吸入氧气和释放二氧化碳的表面积,气体交换就会减少。这个过程称为肺气肿。这些症状经常伴有哮喘,使呼吸道对空气污染、冷空气和压力等十分敏感。

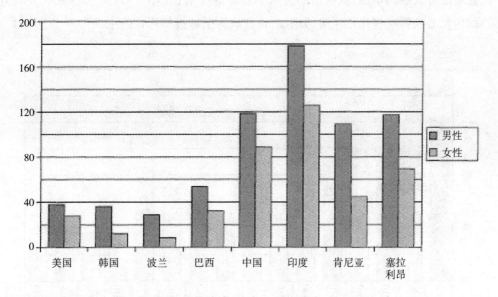

图7-10　经年龄标准化估计的每10万人慢性呼吸系统疾病死亡率,2008

来源:数据来自 *Global status report on noncommunicable disease 2010*.Geneva:WHO;2011.

虽然治疗可以帮助控制某些症状,但目前的治疗方法不能完全治愈呼吸道和肺部的损伤。症状往往会随着时间的推移而恶化。*COPD*虽然不能治愈,但通常是可以预防的。除年龄外,最常见的危险因素是吸烟、室内外空气污染和工业化学品。

7.5　糖尿病

胰岛素是胰腺分泌的一种激素,可以帮助身体在血液中保持相对稳定的葡萄糖水平,这样细胞就有相对稳定的能量供应。1型糖尿病(原名青少年发病型糖尿病或胰岛素依赖型糖尿病)通常发生在体内胰岛素产生不足时。2型糖尿病(原名成人发病型糖尿病或非胰岛素依赖型糖尿病)更为常见,通常发生在身体缺乏对胰岛素的应答时。2

型糖尿病的危险因素包括年龄、肥胖和相关生活方式,如缺乏运动和不健康的饮食。糖尿病初发症状可能包括口渴和饥饿加剧、尿频、不明原因的体重减轻、疲劳和频繁的感染且恢复缓慢。

糖尿病管理的目标是防止血糖水平过高(高血糖)或过低(低血糖)。1 型糖尿病人需要经常注射胰岛素来维持安全的血糖水平。2 型糖尿病患者通常可以通过减肥、注意饮食,和口服药物来进行控制。如果不能控制好血糖水平,长时间可能导致失明(糖尿病视网膜病变)、肾功能衰竭、神经损伤(糖尿病神经病变)和足部溃疡截肢等并发症。

不论是低收入国家还是高收入国家,糖尿病的患病率都在增长,并且在未来几十年,随着肥胖人数的增加,糖尿病的患病率还将继续增长(图 7-11)[15]。糖尿病及其并发症,包括心血管疾病死亡风险的增加,正在成为全球过早死亡的主因[16]。

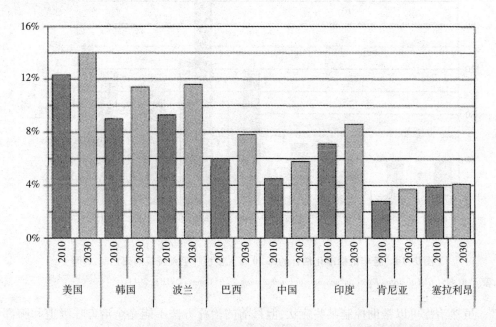

图 7-11　2010 年和预计 2030,20 岁至 79 岁的成年人口患糖尿病的比例

来源:数据来自 Shaw JE,Sicree RA,Zimmet PZ Global estimates of the prevalence of diabetes for 2010 and 2030.*Diabetes Res Clin Pract*. 2010;87:4-14.

7.6　感官障碍

全球有 3 亿多人失明或视力低下[17]。成年人视力下降的常见原因包括白内障(晶状体浑浊)、青光眼(眼球内压力升高导致周围视力丧失)、年龄相关性黄斑变性(导致中心视力丧失)、糖尿病等慢性病和感染[18]。许多这样的失明病例本可以通过高级医疗护理加以预防,许多视力低下的人本可以通过眼镜矫正屈光不正(如近视和散光)恢复部分视力,或通过手术替换白内障损坏的晶状体。无法治疗或未经治疗的视力障碍将使患者的生活质量下降,行动不便以及独立性下降。

全球有 2.5 亿多人耳聋或存在听力障碍[19]。与年龄相关的听力损失(老年性耳聋)常常使老年人难以听到高频声音。噪声也常常引起听力损伤,高强度的噪声会损害耳细胞的特殊表面(立体纤毛),这些细胞接受声音信号并将其传递给大脑。

在 60 岁及以上的失能老人中,视力和听力障碍占 10%以上。

7.7　残疾

骨骼疾病,如关节炎、骨质疏松、肌无力、神经系统疾病如帕金森(导致震颤)、智力或认知障碍(可能由脑卒中或脑创伤造成),影响视力、听力和语言的感觉障碍,都可能导致老年人活动受限和残疾。解剖学和生理学上的损伤和残疾是有区别的。残疾既是一种健康状态,也是个人与他人、机构和环境相互作用的社会情境(图 7-12)。

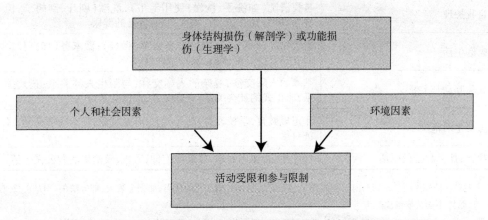

图 7-12　损伤和残疾的关系(活动受限和参与限制)

衡量残疾的第一个方法是询问有多少功能损害是由身体或感官损害引起的。患者是否能够完成日常的个人护理活动,例如洗澡和穿衣(表 7-2)？是否能够独立做家务,例如做饭、打扫卫生和其他基本任务？障碍人士是否需要其他人的帮助才能完成日常活动？这种情况是极大地限制了个人活动和社区参与,还是限制相对较小(表 7-3)？患者是否能够充分参与社会活动,还是因为残疾而被边缘化？

表 7-2　日常生活活动

日常生活活动(ADLs):自我护理	工具性日常生活活动(IADLs):独立性
穿衣	购物

续表

日常生活活动（ADLs）：自我护理	工具性日常生活活动（IADLs）：独立性
吃饭	做家务
走动（行动性）	记账（个人理财）
如厕	准备食物
卫生	交通

表7-3　国际功能、残疾和健康分类（ICF）的领域与活动

领域	活动
学习和应用知识	看、听、读、写、计算、解决问题
一般任务和需求	开展单项任务；开展多项任务
交流	接收语音信息；接收非语音信息；说话；产生非语音信息；对话
机动性	搬运物品；良好的手部功能（入捡起或握住物品）；行走；使用设备走动（如轮椅），使用交通工具
自我护理	自我清洗（如洗手、洗澡；使用毛巾），洗漱（刷牙、刮胡子、梳洗）；如厕；穿衣；吃饭；喝水；照顾自己的健康
家庭生活	购置物品和服务（购物）；准备饭菜（做饭）；做家务（如打扫房间、洗碗、洗衣服、熨衣服）；帮助他人
人际互动与关系	基本的人际交往；复杂的人际交往；与陌生人的关系；正式关系；非正式的社会关系；家庭关系；亲密关系
主要生活范围	非正规教育，学校教育，高等教育，有偿就业，基本经济交易，经济自给
社区、社会和公民生活	社区生活，休闲娱乐，宗教和信仰，人权，政治生活和公民生活

注：ICF是评估残疾的一系列指南。例如，ICF包括表述身体结构变化的代码，如完全缺失、部分缺失、附加部件、畸变尺寸、不连续或错位。

来源：信息来自 International classification of functioning, disability and health（ICF）.Geneva：WHO；2001。

　　第二种衡量方法是考虑环境和资源对身体残疾的人是否可得。在韩国，使用轮椅进入建筑物所受的限制可能很小，但在肯尼亚乡村未铺设的道路上通行基本不可能。一个有视力障碍的美国人可以通过盲文、电子放大镜和听书设备来阅读，但是塞拉利昂同样有视力障碍的人可能无法使用这些工具。贫穷也限制了获得资源的机会，残疾人及其家庭比正常人更有可能贫穷。残疾之所以开销大，是因为需要支付与治疗相关的直接费用，残障人可能无法工作，看护者的有偿就业和家庭生产能力会受到限制，或需要雇佣他人提供护理。残疾人摆脱贫困的机会可能更小，因为他们经常得不到教育、就业和公共服务。安全的生活环境（表7-4）和强有力的社会支持系统是预防老年人残疾并最大限度使所有残疾人参加活动和社会参与的关键[20]。

表 7-4　与活动和参与有关的环境特征

环境	环境特征
产品和技术	个人消耗品(食物、药品),个人生活用品,个人室内外活动和交通工具,通讯用品;公共场所和私人住宅的设计、施工和建筑材料
自然环境和人为环境	天气,光线,声音
支持和关系	直系亲属,朋友,熟人,同龄人,同事,邻居,社区成员,权威人士,个人护理提供者和个人助理,卫生保健专业人员
态度	直系亲属,朋友,个人护理提供者和个人助理,医护人员的个人态度和社会态度;社会准则,社会实践和意识形态
服务、系统和政策	住所,通讯,交通,法律,社会,健康,教育培训,劳动就业

来源:信息来自 *International classification of functioning,disability and health*(*ICF*).Geneva:WHO;2001。

　　衡量残疾的第三种方式是基于残疾的持续时间。残疾情况属于是长期还是短期?严重脊髓损伤的人可能终身瘫痪,但骨折却会愈合。高收入国家和低收入国家的人群也存在显著差异。全球范围内,在低收入地区被认为永久性残疾的一些情况在其他地区是可以预防或治疗的。白内障是老年人失明最常见的原因,但可以通过手术矫正。关节炎(关节肿胀)可能无法治愈,但关节炎的疼痛可以通过药物控制。盘尾丝虫病(河盲症)和沙眼等可导致失明的传染性疾病可以早期预防或治疗,使其避免发展到晚期。

　　有身体缺陷的成年人和所有年龄段的儿童都可以受益于物理治疗、职业治疗、语言治疗和其他类型的康复。例如,脑卒中患者,如果能在发生卒中的几天之内接受治疗,他们就可以重新学习语言和自我护理技能。获得辅助医疗设备也至关重要,例如为断肢病人提供假肢,为患有各种肌肉骨骼疾病的患者提供矫正器和托架,还有助听器、眼镜等。最重要的是,残障人士受益于尽可能充分参与家庭和社区的活动。

7.8　痴呆

　　痴呆是描述认知功能的逐渐衰退的一个术语,通常表现为严重的记忆丧失,并伴有其他症状,如判断力受损、性格改变、不当行为、语言障碍或意识混乱。最常见的痴呆类型是阿尔兹海默氏症,它与大脑的解剖变化有关,包括 β 淀粉样蛋白斑块和神经元纤维缠结的形成。痴呆可能会限制老年人独立生活的能力,并可能给那些爱着他们的照顾者带来巨大压力。

　　痴呆的风险随年龄的增长而显著增加。在 60 岁及以上的成年人中,约 5% 至 10%的残疾可归因于痴呆,而高龄老人的这一比例还要高得多。目前全球有 2500 多万成年人患有痴呆,在未来几十年,这一数字还将显著增加。

7.9 筛查及早期发现

筛查是一种二级预防,鼓励特定人群接受疾病检测,其依据是有证据表明人群有患病风险,而且早期干预可以改善健康结果。筛查的目的是在早期更容易治疗的阶段诊断该病的病例,并确定有该病危险因素的人群,以便他们能够采取干预措施(图7-13)。

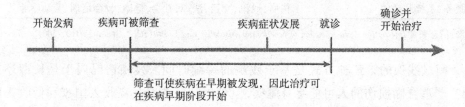

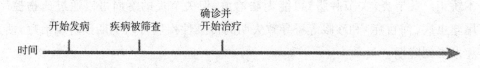

图7-13 疾病的自然发展时间表

一个良好的筛查将产生高比例的正确结果(真阳性和真阴性),以及非常低比例的错误结果(假阳性和假阴性)。换句话说,好的筛查检测应该具有高灵敏度和特异度(图7-14)。敏感度是患有这种疾病的人在该疾病测试中呈阳性的比例,特异度是没有患病的人在检测中呈阴性的比例。只有在灵敏度至少达到95%且特异度至少达到80%,筛查检测才被认为相对可靠,那么大多数情况下都能做出正确的诊断。理想情况下,这两个值都将超过99%。阳性预测值(PPV)是对真正患病的人进行疾病检测呈阳性的比例,阴性预测值(NPV)是对没有患病的人进行疾病检测呈阴性的比例。这些值在某种程度上取决于受试人群中该病的患病率。与患病率较低的人群相比,患病率较高的人群中阳性预测值较高。

对于许多筛检试验来说,并没有一个明显的分界点来区分患病的人和未患病的人。例如,高血压可以定义为收缩压(SBP)大于160mm Hg,或者可以被更宽泛地定义为收缩压大于140mm Hg。使用140mm Hg的标准会导致高血压的检出率远高于使用160mm Hg的标准。对于某些疾病,特别是那些没有治疗方法或治疗费用昂贵且存在潜在危害的疾病,最好用较高的阈值来界定疾病。对其他疾病来说,最好使用较低的阈

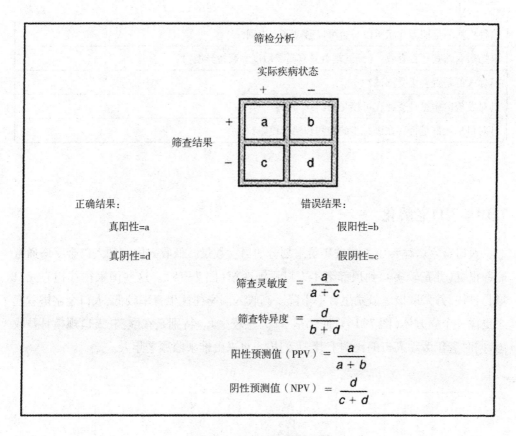

筛检分析

实际疾病状态

正确结果：

真阳性=a

真阴性=d

错误结果：

假阳性=b

假阴性=c

$$筛查灵敏度 = \frac{a}{a+c}$$

$$筛查特异度 = \frac{d}{b+d}$$

$$阳性预测值（PPV） = \frac{a}{a+b}$$

$$阴性预测值（NPV） = \frac{d}{c+d}$$

图 7-14　筛检试验的有效性

值,特别是早期干预可以预防严重并发症的疾病,如高血压和糖尿病。

　　决定是否实施筛查计划以及面向哪些目标人群是由卫生专业人员、决策者和社区在考虑了当地最重要的卫生条件后作出的。作为筛查项目一部分的疾病通常是那些严重、相对常见和可治疗的疾病。这些疾病的筛查可以在治疗更容易和更便宜的疾病早期(通常是无症状阶段)使患者得到诊断(表 7-5),被认为是一种具有成本效益的方法。在发达国家,筛查的常见类型包括皮肤癌痣检查、宫颈癌涂片检查、乳腺癌 X 线检查、前列腺癌数字直肠指检、视力检查(包括青光眼的眼压检查)、血常规检查(贫血、高胆固醇、高血糖或其他异常的早期检查)和常规血压检查。低收入国家开展的筛查更多是针对儿童和孕妇,定期接受称重和检查,但这些地区的成年人也将从改善慢性病的常规筛查中获益。

表 7-5　开始筛查项目前需要了解的问题

这种疾病会危及生命吗?
这种疾病在目标人群中常见吗?

续表

这种疾病的早期无症状阶段是否可以通过筛查识别？
早期疾病筛查是否有效？（测试是否具有高灵敏度和高特异度？）
目标人群是否会接受测试？
针对发现的病患是否存在可接受的治疗方法？
针对目标人群是否存在进一步的检测和治疗设施？

7.10 人口老龄化

人口金字塔显示了人群按年龄组划分的男女数量。低收入国家的人口金字塔通常底部很宽（儿童较多），到顶部老年人口逐渐变窄（图 7-15）。这些国家往往担心人口增长过快，并采取措施鼓励生育率下降。高收入国家往往生育率较低，人口金字塔看起来更像一个立方体（图 7-16），底部很窄（儿童较少）。特别是在欧洲，人口规模日益收缩，同时老年劳动人口的比例上升，人们担心将来由谁来照顾老年人。

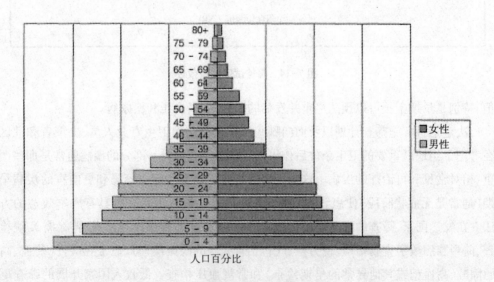

图 7-15　肯尼亚人口金字塔,2009 年

来源：数据来自 *Word development indicators database*.Washington DC：World Bank。

人口金字塔的数据可以用来计算各种人口老龄化指标（表 7-6）。人口老龄化指数是指同一人口总体中，老年人口数（65 岁及以上）与少儿人口数（15 岁以下）的相对比值。人口老龄化指数越高，说明人口老龄化程度越高。抚养率属于社会支持率的一种，表明了每一个处于工作年龄的人（通常定义为 15—64 岁的人）有多少孩子和老人

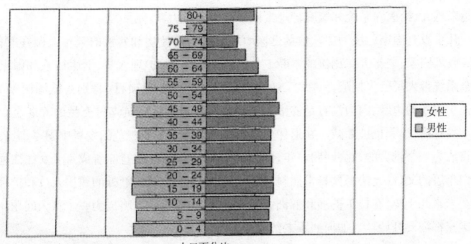

人口百分比

图7-16　美国人口金字塔，2009

来源：数据来自 *Word development indicators database*.Washington DC：World Bank。

需要抚养。老年抚养比通常定义为15—64岁人口与65岁及以上的人口数量的比值。工龄相对较短的人群中，成年人年龄越大，越倾向于老龄化。（因为许多老年人仍十分活跃并经济独立，替代测量方式可以只包括依赖他人的老年人。）这些人口学特征有助于社会服务提供者和决策者了解他们所服务人群的当前需要，并制订计划，帮助人群为未来做好准备。

表7-6　2010年老化指标

国家	美国	韩国	波兰	巴西	中国	印度	肯尼亚	塞拉利昂
老龄化指数	66	71	92	27	43	17	6	4
抚养比	49	37	39	48	39	55	81	82
老年抚养比	5	7	5	10	9	13	21	29

来源：数据来自 Hughes BB，Kuhn R，Peterson CM，Rothman DS，Solorzano JR.*Improving global health forecasting the next 50 years*.Patterns of potential Human Progress Series，Volume3.Boulder CO：Paradigm Publishers；2011。

许多老年人通过照顾孙辈、为年轻员工提供培训和指导、将年轻一代与他们的文化遗产联系起来、分享几十年生活经验中获得的智慧，来为家庭和社区作出贡献。然而，大多数老年人最终会患上慢性疾病，限制他们的独立性。当只能协助完成日常生活活动时，与家人同住往往是老年人及其家庭的首选。在全球大多数地方，老年人的照料通常是由配偶、子女和其他家庭成员提供的，老年服务提供机构并不常见。但生育率的下降意味着，在全球许多地区，可以照顾老年家庭成员的年轻人越来越少，并且外出工作的女性比例上升也限制了能够在家提供照料的人数。因此,老年人在人口中所占的比例越来越大,给医疗系统和家庭护理带来了巨大的压力。

几乎没有国家已经为照顾数量迅速增加的患有慢性病和残疾的老年人做好准备。在高收入国家,老年人口比例的不断上升已经给老年人、护理人员、卫生体系和国家养老金系统带来了巨大挑战。许多工业化国家的养老储备金项目(特别是欧洲国家的)正处于崩溃的边缘,因为没有足够多的年轻工作者为退休人员支付充足的养老金。退休年龄延迟,福利也被缩减。在退休金账户和养老金计划不规范的发展中国家,老龄化即将成为一个重大的社会问题。年轻的农村人口向城市迁移意味着成年子女往往远离他们年迈的父母,无法提供日常照料,很少有家庭有能力雇佣额外的照护人员和护理助理。未来几十年,在拉丁美洲和亚洲大部分地区,赡养老年人将成为一个重大问题。所有国家都需要开始计划如何照顾老龄人口。

7.11　问题讨论

1.您从与老年人的互动中学到了什么?您为丰富老年人的生活做过什么?

2.您预计您能活多少年?什么因素影响了您对期望寿命的估计?

3.您认为您的死因将是什么?为什么?

4.您现在可以采取哪些措施来帮助您过上健康长寿的生活?当您老了以后,您可以采取哪些措施来减少各种慢性病和残疾的可能性?

5.列举几项针对您这个年龄段和性别人群的健康筛查试验。您是否进行了这些筛查?为什么?

6.您家里的老年成员是如何被照护的?他们是否与子女或孙辈同住,或作出其他安排?家庭和经济因素是如何影响这些决定的?

7.您认为当您老了以后,您对照护的偏好会是什么?什么因素可能阻止您接受这类照护?

参考文献

1. *World development indicators database*.Washington DC:World Bank.

2. Hughes BB, Kuhn R, Peterson CM, Rothman DS, Solorzano JR. *Improving global health forecasting the next 50 years*.Patterns of Potential Human Progress Series, Volume 3. Boulder CO:Paradigm Publishers; 2011.

3. *United Nations Department of Economic and Social Affairs*.World population ageing 2009.New York:UN; 2010.

4. *The global burden of disease：2004 update(April 2011 update).*Geneva：WHO；2011.

5. *Active ageing：a policy framework.*Geneva：WHO；2002.

6. Mackay J，Mensah GA.*Atlas of heart disease and stroke.*Geneva：WHO and U.S. CDC；2004.

7. *The global burden of disease：2004 update.*Geneva：WHO；2008.

8. Ferlay J，Shin HR，Bray F，Forman D，Mathers C，Parkin DM.*GLOBOCAN 2008 v1. 2：Cancer Incidence and Mortality Worldwide.*Lyon：IARC；2010.

9. Ferlay J，Shin HR，Bray F，Forman D，Mathers C，Parkin DM.Estimates of worldwide burden of cancer in 2008：GLOBOCAN 2008.*Int J Cancer.* 2010；12：2893-2917.

10. Jemal A，Bray F，Center MM，Ferlay J，Ward E，Forman D.Global cancer statistics. *CA Cancer J Clin.* 2011；61：69-90.

11. Kamangar F，Dores GM，Anderson WF.Patterns of cancer incidence，mortality，and prevalence across five continents：defining priorities to reduce cancer disparities in different geographic regions of the world.*J Clin Oncol.* 2006；24：2137-2150.

12. Parkin DM，Bray F，Ferlay J，Pisani P.Global cancer statistics，2002.*CA Cancer J Clin.* 2005；55：74-108.

13. *Global status report on noncommunicable diseases 2010.*Geneva：WHO；2011.

14. Mannino DM，Buist AS.Global burden of COPD：risk factors，prevalence，and future trends.*Lancet.* 2007；370：765-773.

15. Shaw JE，Sicree RA，Zimmet PZ.Global estimates of the prevalence of diabetes for 2010 and 2030.*Diabetes Res Clin Pract.* 2010；87：4-14.

16. van Dieren S，Beulens JW，van der Schouw YT，Grobbee DE，Neal B.The global burden of diabetes and its complications：an emerging pandemic.*Eur J Cardiovasc Prev Rehabil.* 2010；17(suppl)：S3-S8.

17. Resnikofff S，Pascolini D，Mariotti SP，Pokharel GP.Global magnitude of visual impairment caused by uncorrected refractive errors in 2004.*Bull World Health Organ.* 2008；86：63-70.

18. *State of the world's sight：VISION 2020：the right to sight 1999 - 2005.* Geneva：WHO；2005.

19. Mathers C，Smith A，Concha M.Global burden of hearing loss in the year 2000. Global Burden of Disease 2000 Study Working Paper.Geneva：WHO；2003.

20. *International classification of functioning，disability，and health (ICF).* Geneva：WHO；2001.

21. Ferri CP，Prince M，Brayne C，et al.；Alzheimer's Disease International.Global prev-

alence of dementia:a Delphi consensus study.*Lancet*. 2005;366:2112-2117.

22. Why population aging matters:a global perspective.Washington DC:U.S.Department of State and U.S.*National Institute on Aging*; 2007.

第八章　健康的环境因素

公共卫生强调安全的住宅、工作和社区环境的重要性。可靠地获取清洁饮用水、卫生间和能源对人类健康非常关键,在工作中尽可能减少暴露于危险和有害环境的机会对人类安全和幸福也至关重要。

8.1　环境和职业卫生

人类很早就认识到了环境在病因学中的重要地位。大约 2500 年前,古希腊医学家希波克拉底就将环境、饮食、行为和法律列为影响健康的因素,他曾写道:"我们必须从这些事物着手来调查其他事物。"[1] 微生物致病理论直到 19 世纪末才被广泛接受,在能够使用显微镜观察病原体的许多世纪之前,就有人认识到某些疾病与环境因素有关。他们妥善处理人类产生的废弃物,保护水源,并埋葬患病动物的尸体。

19 世纪的公共卫生工作主要集中于环境卫生领域,特别是致力于减少那些被认为与城市拥挤及其所引起的污染相关的流行病[2]。在 19 世纪的大部分时间里,西方国家流行的病因理论认为,流行病疫情是由"瘴气"自发引起,而"瘴气"产生于卫生条件较差的场所,并伴随着由处置不善的垃圾发出的恶臭[3]。例如,在 19 世纪中叶英国严重霍乱疫情爆发时期,研究者们(由备受尊敬的卫生统计学家 William Farr 领导)发现,低海拔地区的感染率相对较高,尤其是那些靠近沼泽的地区,充满大量的恶臭气体,"瘴气"理论因此将霍乱流行归咎于这些具有破坏性的气体[4]。这在当时是一个合理的结论,因为臭气弥漫、低洼潮湿地区的居民的饮用水被细菌污染,而这才是造成霍乱流行的真正原因(由现代流行病学奠基人之一的 John Snow 所证实,他追溯到了伦敦霍乱大流行的源头——Broad Street 的水泵)。

到 20 世纪中期,大多数医学家的研究重点从疾病的社会和环境因素转向了具体的传染因子和基因[5]。但是,即使医学家们重视免疫学和基因学研究,20 世纪公共卫生领域最大的突破之一仍然是 50 年代发表的一系列研究,这些研究证实吸烟是肺癌、肺气肿和心血管疾病的主要致病因素[6]。后续研究还表明,二手烟暴露是肺癌的另一个危险因素[7]。

现在科学家、卫生专业人员和卫生消费者一致认为,很多社会、行为、环境和生物因素都会引起疾病。良好的卫生习惯(如勤洗手)和远离已知的有害环境对预防一系列疾病非常重要,环境卫生继续在公共卫生和安全方面发挥着非常重要的作用。

现代环境卫生科学家们评估人类对环境的影响以及环境对人类健康的影响,特别是空气质量、食品安全保障、辐射防护、固体废弃物管理、危险废弃物管理、水质管理、噪声控制、休闲区环境管理、住房质量、动物和媒介(昆虫)控制等领域。环境卫生的一个主要目标就是研究引起疾病的因素以便能够预防疾病。例如,环境卫生科学家可能从提出问题"烟雾(或污水、酸雨、臭氧层变薄、喷洒农药)对健康有什么影响?"开始,得出结论,然后用得出的结论去敦促环境卫生立法的完善,以此来管制空气质量、水质、垃圾处理和化学品使用。

环境卫生关注人们生活和工作所处物理环境的各个方面,以及建筑材料、食材和食物来源、饮用水质量、空气质量、通勤距离及路线。大量的环境研究集中于识别癌症、哮喘、关节炎等慢性病的环境危险因素。例如,研究表明,紫外线暴露会引起皮肤癌,空气污染会引起肺癌。

物理环境还会影响健康行为。最近的一项全球癌症死亡率研究估计,35%的癌症死亡病例可以归因于9类生活方式和环境因素:超重和肥胖、水果蔬菜摄入不足、缺乏运动、吸烟、饮酒、不安全性行为、城市空气污染、家庭固体燃料产生的室内烟雾、医疗注射器具感染[8]。其中一些是环境因素,如空气污染和室内烟雾,其他因素则与环境、社会、行为和经济因素密切相关。水果蔬菜的摄入对于生活在农产品种植区的人来说更容易,而对于城市居民来说则比较难,因为城市农产品价格既贵且可能不够新鲜。生活在不安全环境的人在户外可能会感到威胁,在室内又没有足够的活动空间,那么体育锻炼就会受到限制。

一部分环境卫生研究者关注与地理、地质和气候相关的问题,无论是沙漠、热带、北极还是温带地区,健康风险往往与当地气候有关。原生于特定气候、温度、海拔、地质构造(如火山和地震断层线)、土壤类型和其他因素的植被和动物类型可引发传染病和非传染病的风险。例如,生活在高海拔地区,长期暴露在紫外线、强风和尘土下的老年人有患翼状胬肉的风险。翼状胬肉是一种呈三角形增生的组织,起始于眼白部分的病变,逐渐覆盖至瞳孔区,最终致盲。疟疾只对生活在能够支持传播疟原虫的蚊虫生长地区的人群构成威胁。

大多数环境卫生专家重点关注与住宅、工作场所和社区环境有关的健康问题。职业卫生专家致力于评估和减轻工作场所的危险性,如测定厂房内的噪声水平并提供适当的听力保护,或者确保整天面对电脑工作的职员使用符合人体工学设计的舒适座椅,并采取措施减少重复性运动损伤。其他卫生专家关注住宅环境中在的潜在危险,如铅涂料、氡和霉菌;评估社区环境风险,如垃圾倾倒至饮用水源。

8.2　居住环境

环境卫生也关注居住环境的健康与安全,大多数建筑都存在潜在的健康危害。建筑材料可能是有害的,例如含铅的油漆(可能会导致摄入油漆碎片的儿童精神受损),含有石棉的绝缘材料(可能会增加患某些类型肺癌的风险)。电线安装不当会有触电的危险,没有纱窗的窗户可能会使害虫进入室内,密封不良的墙面和天花板可能无法保护居民抵御寒潮和降水。一些住宅的氡含量可能过高,氡是仅次于烟草的肺癌第二大常见病因,还有一些住宅被蟑螂、白蚁和老鼠肆虐成灾。厨房、浴室、车库和仓库内还可能有危险化学品,如清洁剂、化肥、机油,如果储存或处理不当可能造成新的危害。

以上所有情况都可能构成潜在危害,但从某种意义上说,能够担心这些居住环境危害也是一种奢侈。对世界上很多人来说,最重要的居住环境因素是住房、水、卫生设施以及取暖和做饭的燃料。住所是至少能够抵御日晒、风吹和雨淋及一些其他威胁的场所。在低收入国家的城市郊区可能会在一夜之间出现用纸板建造的大型棚户区,以容纳从农村转到城市的移民。这些棚户区最终会被水泥房屋替代,新居民们的注意力就会转向寻找安全饮用水源、远离住宅区的垃圾处理场所及烹饪的燃料来源。

受污染的水、糟糕的卫生设施和管理不善的人畜粪便都与腹泻和其他传染病的风险增加有关。空气污染,包括露天烹饪引起的空气污染,与急性呼吸道感染、慢性呼吸道疾病、某些心血管疾病和癌症相关。增加卫生住房、清洁水源供应、卫生设施、清洁空气和燃料的可及性将有助于改善住宅和社区环境。

8.3　饮用水

每个人都需要获得足够的清洁水源,除了饮用水和烹饪用水,每个人还需要个人卫生用水(洗手、洗澡)和清洁用水(洗衣物、清洗烹饪炊具和清洁房屋)[9]。水的供应与健康的改善息息相关,因为当有更多的水用于卫生时,腹泻和其他传染病的发病率就会降低。提高清洁水源可及性对家庭的另一个重要好处是可以节省大量时间。如果水源较远,妇女和儿童每天可能要花几个小时徒步去水源地,排队等待取水,然后步行回家。节省下来的时间可以用于其他活动,如社交、教育或健康相关的活动(如烹饪营养食物、睡觉或打扫卫生)。水源可及性至少包括了五个关键方面:质量、数量、距离、可靠性和成本。

质量:水源必须足够干净才能安全饮用。必须没有细菌、病毒和寄生虫,没有有害的化学物质和沉淀物。看起来不能是浑浊的、脏的或有奇怪的颜色,这样就不会发生烹饪问题(比如使食物产生奇怪的味道、颜色或口感)和清洁问题。理想情况下,水应该来自受保护的水源,这意味着人们不能在饮用水源附近洗衣洗澡,动物、污水和垃圾也应该远离水源[10]。表 8-1 列出了经改善和未经改善的水源实例。

表 8-1　经改善的和未经改善的水源实例

经改善的饮用水源	未经改善的饮用水源
·水管输送进家宅或庭院的自来水 ·公用水龙头或竖水管 ·管井和钻井 ·受保护的水井 ·受保护的泉水 ·雨水收集	·未受保护的水井 ·未受保护的泉水 ·地表水(河流、水库、湖泊、池塘、溪流、运河和灌渠) ·贩售水(如饮用水罐车或带小型水箱、水桶的运货马车) ·某些瓶装水

来源:信息来自 *Progress on sanitation and drinking water*:*2010 update*. Geneva:UNICEF/WHO Joint Monitoring Programme for Water Supply and Sanitation;2010。

数量:水的供应必须充足,这样人体才能保持水分和清洁。一个人平均每天生存所需的最小水量大约是 15—20 升(约 4—5 加仑):其中约 1—3 升用于饮用,2—3 升用于食物准备和清洗,6—7 升用于个人清洁,4—6 升用于清洗衣物[11]。表 8-2 总结了世界范围的供水水平,并建议每人每天至少使用 50 升(13 加仑)的水,以促进健康生活。全球约有 1/7 的人处于表中"无法获得"这一类目[12],美国家庭日常平均用水量约为 100 加仑[13]。

表 8-2　供水水平(数量、接近性和质量)及健康影响

供水	数量 (每人每天)	距离	饮用需求 是否满足?	卫生需求 是否满足?	影响健康程度
无法获得	可能少于 5 升	超过 1 千米,或 30 分钟往返	数量质量都无法保障	无法保障,只能在水源地供应	极高
基本可及	约 20 升	100—1000 米,或 5—30 分钟往返	数量有保障,质量无保障	洗手和食物清洗有保障,洗衣和洗澡无保障	高
中等可及	约 50 升	100 米以内就有自来水龙头,或 5 分钟往返	通常情况下数量和质量都有保障	满足	低
完全可及	约 100 升	多个水龙头持续供水	数量和质量都有保障	满足	极低

来源:数据来自 Howard G,Bartram J.Domestic water quantity,service level and health.Geneva:WHO;2003。

距离:水源若要可及,必须离家足够近,使距离不成为阻碍人们获得所需用水的因素。最好的情况是,水直接通过管道运输至个人住宅中。然而,很多改造后的供水系统

只是通过社区用水点(竖水管)、钻井或有防护中(内衬)的掘井把洁净的水输送至住宅附近。在一些地区,人们可以通过收集和储存雨水,来满足家庭饮用和日常用水。理想情况下,一个安全的水源地应该在离家1公里(约0.6英里)以内[14]。

可靠性:水源必须随时可用并发挥作用,或者家庭必须储存足够的水并掌握适宜的水处理方法,如过滤、煮沸和使用氯等化学品。确保供水系统持续运转的方法之一是采用适宜技术,这样当发生设备故障,如水泵坏了以后可以由当地居民便宜而迅速地得到修理。

成本:水必须是人们可以负担的,也就是要保证人们至少能够获得维持健康生活所需的最低数量的水。这并不意味着水必须免费,使用公共供水系统的家庭会被要求支付合理的使用费,以便该系统得以维持。如果这些费用与一个家庭从水泵中抽取的水量挂钩,还能促进节约用水。在大多数情况下,社区水费收费低,收费也被认为是维持供水系统运转的必要条件。但是,如果没有公共供水,瓶装水的价格过高,水的成本就会严重限制水的供应。

获得水源是生存的必要条件。对非洲、中东、亚洲和拉丁美洲部分地区的许多人来说,获得水是至关重要的事情,因为他们获得经过改善的水源的机会有限(图8-1),尤其是在农村地区(图8-2)[12]。在北美和欧洲的大部分地区,城市和农村家庭都有自来水供应。然而,在世界许多其他地区,尽管这一比例在最近几十年间已显著提升,仍然只有不到90%的城市人口和不到40%的农村人口能够获得经改善的水源(图8-3)[12]。

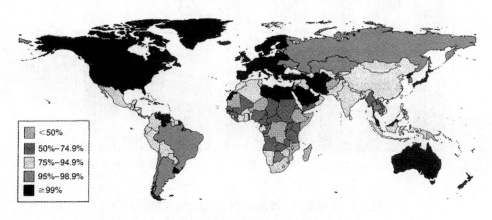

图8-1 全球各地区获得经改善水源的人口比例,2008

来源:数据来自 *Progress on sanitation and drinking water:2010 update*. Geneva:UNICEF/WHO Joint Monitoring Programme for Water Supply and Sanitation;2010。

地球上仅有2.5%的水是淡水,其中2/3以冰川形式存在。人类可使用的淡水主要来源是雨水、地表水(如溪流和河流水)和地下水(通过钻井取水)。每年约70%的淡水被用于农业,如灌溉和牲畜生产[15]。随着世界人口的增长,农业、工业和生活用水的需

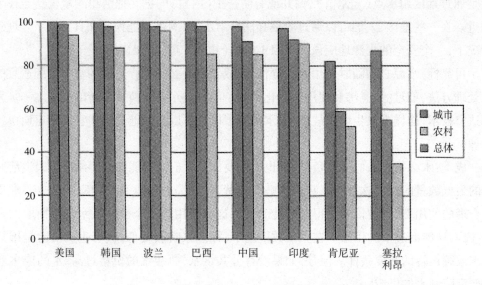

图 8-2　各国城乡居民饮用水源改善比例，2010

来源：数据来自 *Program on sanitation and drinking water：2012 update*. Geneva：UNICEF/WHO Joint Monitoring Programme for Water Supply and Sanitation；2012。

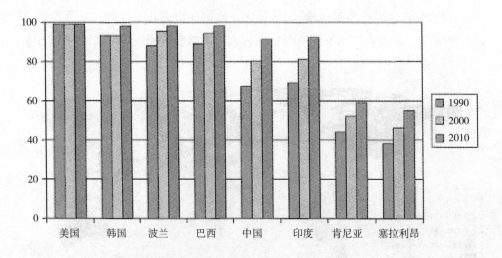

图 8-3　各国获得经改善水源的人口比例，1990—2010

来源：数据来自 *Program on sanitation and drinking water：2012 update*. Geneva：UNICEF/WHO Joint Monitoring Programme for Water Supply and Sanitation；2012。

求也日渐增长。如果地表水受到农业废水、人类污水及其他污染物的污染，地下水枯竭并引起与之相连的河流、湖泊和湿地的干涸，这些问题就会加剧。水资源短缺正成为世界许多地区的主要问题，尤其是对一些小型岛国和中东北非的沙漠国家来说，这些国家的淡水资源极为有限。人均可再生淡水资源（国内地表水以及雨水补充的地下水）不足 200 立方米的国家面临着持续的挑战(表 8-3)[15]。随着水资源需求的增长,每个人都需要关注淡水资源可及性的问题。

表 8-3　各国国内人均淡水资源占有量(包括人均可再生淡水资源
不足 200 立方米的国家及其他典型国家),2007

国家/地区	区域/类型	人均淡水资源占有量(立方米)
科威特	中东	0
巴林	中东	5
埃及	北非	22
阿拉伯联合酋长国	中东	34
卡塔尔	中东	49
巴哈马群岛	小型岛国	60
也门	中东	94
利比亚	北非	97
沙特阿拉伯	中东	99
马尔代夫	小型岛国	100
以色列	中东	104
约旦	中东	120
马耳他	小型岛国	123
毛里塔尼亚	北非	127
新加坡	小型岛国	131
肯尼亚	东非	548
印度	南亚	1134
韩国	东亚	1338
波兰	欧洲	1406
中国	东亚	2134
美国	北美	9344
塞拉利昂	西非	29518
巴西	南美	48498

来源:数据来自 *Little green data book 2011*.Washington DC:World Bank;2011.

8.4　卫生设施(sanitation)

卫生设施指处理人类排泄物的设施。表 8-4 列举了几种可用于安全处理排泄物的卫生设施[12]。坑式厕所是最基本的卫生设施之一,它可能就是一个被茅屋覆盖或是被遮挡物环绕的坑。在许多社区,厕所除了提供安全、清洁、舒适、隐私的如厕环境以及夜间免受危险和蛇的威胁之外,同时也是威望的象征。稍微先进一点的改良通风式厕所可以将异味排出茅屋,并防止苍蝇进入,冲水系统可以用水来冲洗掉排泄物。化粪池和下水道连接是更加先进的卫生技术,先进的卫生设施在北美和欧洲很常见,但在许多其他地区则却很少见(图8-4)[12]。

表8-4 改良及未改良的卫生设施实例

改良的卫生设施	未改良的卫生设施
·连接公共污水系统 ·连接化粪池系统 ·冲水式厕所 ·改良通风式厕所 ·堆肥厕所 ·简易坑厕	·在野地、街道、水体或其他地方露天排便 ·桶或袋子 ·露天厕所 ·排入街道、院子、露天污水池、沟渠、排水沟或 　其他地方的冲水马桶 ·公用或共享厕所

来源:信息来自 *Program on sanitation and drinking water: 2012 update.* Geneva: UNICEF/WHO Joint Monitoring Programme for Water Supply and Sanitation; 2012。

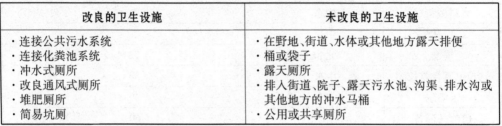

图8-4 全球各地区获得改良卫生设施的人口比例,2008

来源:数据来自 *Program on sanitation and drinking water: 2012 update.* Geneva: UNICEF/WHO Joint Monitoring Programme for Water Supply and Sanitation; 2012。

　　发展中国家近半数人口无法获得最简易的改良式卫生设施(如坑式厕所),他们只能露天排便(图8-5)。农村居民可以去远离生活区的场所排便,没有厕所的城市居民则只能在街上排便或是排便在袋子里,并扔在路边(这种排泄物处理方式有时被称为"移动厕所")。为了保护隐私,很多人,尤其是女性不得不等到晚上才去排便,尽管对她们来说夜间出外是很危险的事情。

　　无法获得改良卫生设施的人更容易感染通过接触粪便传播的传染病。导致腹泻的危险因素可以用"6F"来概括:粪便、土地、液体、手指、食物和苍蝇[16]。粪便处理不当会污染田野(土壤)和水体,然后粪便残渣就会沾到手上,尤其是经常触碰地面的儿童的

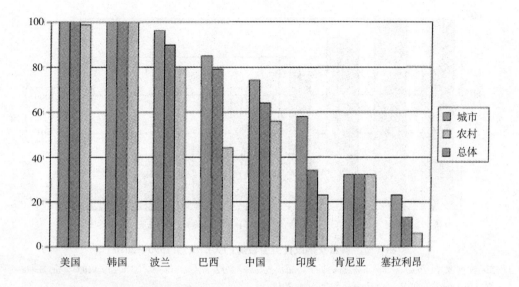

图 8-5 各国城乡村获得改良卫生设施的人口比例，2010

来源：数据来自 *Program on sanitation and drinking water：2012 update*. Geneva：UNICEF/WHO Joint Monitoring Programme for Water Supply and Sanitation；2012。

手上，如果在加工食物或是吃东西之前没有洗手，就会把粪便沾到食物上。苍蝇还能把粪便传播到食物和水里，粪便堆积的地方苍蝇会大量繁殖，如果缺少足够的水经常洗手，腹泻的风险就会增加。

暴露在住宅附近的粪便显著增加了细菌性、病毒性和原虫性痢疾和蠕虫感染的风险。肠道蠕虫感染可以通过定期向学龄儿童和其他高危人群分发除虫药物来治疗，但改善卫生设施是预防新发感染和再发感染的必要条件。减少腹泻和寄生虫病的最佳措施是将冲水式卫生设施的推广和健康教育结合起来，促进勤洗手和坚持使用厕所，杜绝随地大小便。改良式卫生设施在世界范围内逐步普及（图 8-6）[12]，可以为人们提供隐私、安全、舒适和清洁的如厕环境[16]。

8.5 燃料和室内空气质量

至少有三个重要的人类活动需要能源：烹饪以安全饮食、在室外温度过低时提供热源取暖、在夜间提供光源。世界上超过 20% 的人口家里没有电力供应（图 8-7）[18,19]，没有电的家庭通常依靠燃烧固体燃料（如木材、木炭、煤炭、粪便和农作物废料）来满足大部分能源需求。此外，还可使用蜡烛和煤油照明。

燃烧燃料都会释放空气污染物，包括供电所燃烧的燃料（煤炭是全世界最常用的发电燃料[18]）。家庭使用的固体燃料非常不健康，因为它们直接在火堆或简陋的火炉中

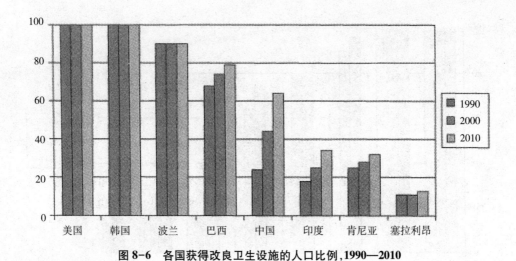

图 8-6　各国获得改良卫生设施的人口比例，1990—2010

来源：数据来自 *Program on sanitation and drinking water：2012 update.* Geneva：UNICEF／WHO Joint Monitoring Programme for Water Supply and Sanitation；2012。

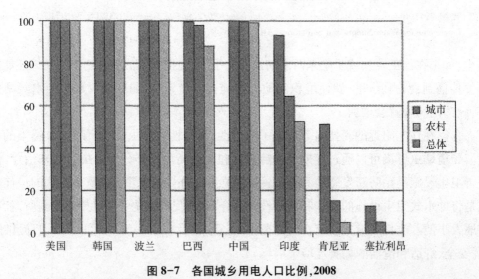

图 8-7　各国城乡用电人口比例，2008

来源：数据来自 *World energy outlook 2010.* New York：International Energy Agency（IEA）；2010；and Legros G，Havet I，Bruce N，Bonjour S. *The energy access situation in developing countries：a review focusing on the least developed countries and sub-Saharan Africa.* New York：UNDP and WHO；2009。

燃烧，而燃烧产生的大部分烟雾释放到室内。燃烧固体燃料产生的烟雾污染物包括一氧化碳、硫氧化物、氮氧化物、醛类和多环芳烃化合物[20]。这些化学物质会引发炎症，破坏呼吸道细胞，损坏免疫机制，从而导致肺部疾病，烟雾中还含有可以深入肺部的颗粒物。室内空气污染每年导致全球约 150 万人死亡[21,22]，因为它增加了儿童患肺炎和其他呼吸道疾病的风险，也增加了成人患慢性阻塞性肺病（COPD）和肺癌的风险[23]，与室内空气污染相关的疾病风险对长时间在厨房做饭的妇女和儿童来说格外高。

使用固体燃料还会对健康产生其他负面影响。儿童有跌入火堆烧伤,或因打翻沸水壶而被烫伤的危险。妇女儿童每周往往花费数小时收集柴火作为燃料,在崎岖地带搬运重物,很容易受伤。当住宅附近的生物能源耗尽时,他们要走更远的路才能寻找到燃料。此外还有对环境的影响:燃烧固体燃料造成室外空气污染,对木材和木炭的需求导致森林砍伐。

有以下几种方法可以让无法使用电的人减少室内空气污染[24]:一是使用改进的烹饪设备,比如有管道将烟雾排出的设备,以及使用可替代能源(如太阳能电池板)的设备。二是增加通风,或是把厨房移到室外(如果室外烹饪区域没有良好的通风系统,那也并不能减少暴露)。三是改变行为,比如让孩子远离烟雾,使用锅盖保温。

对能够用电的人来说,除了更清洁的室内空气,还有其他健康福利。例如,电冰箱可以保证食品安全储存,广播和电视机可以让人们及时接收到健康和安全信息,如免疫接种、勤洗手等疾病预防信息,还有自然灾害(如飓风)预警信息。理想情况下,电力可由可再生能源生产,从而最大限度地减少空气污染和其他类型的环境破坏。

8.6 工作环境

职业卫生是最早的公共卫生专业领域之一[25]。1713 年,Bernardino Ramazzini 出版了 *Diseases of Workers* 一书,该书详细描述了 52 种职业面临的环境危害,及其对健康的诸多威胁,包括中毒、呼吸系统疾病、与长时间保持某种姿势和事重复性工作相关的问题及心理压力。1753 年,James Lind 发表的实验结果证实了他的假设,即柑橘类水果可以帮助水手在长期航行中预防坏血病[26]。1775 年,Percivall Pott 证实了烟囱里的烟尘是烟囱清洁工阴囊癌患病率升高的元凶[27]。烟囱里的煤焦油是一种致癌物,又因为清扫工人很少洗澡、换裤子,因此他们经常接触到致癌物质。当前仍然不断有新的职业危险因素得到确认。

工作中每个人都可能面临特定的生物、化学、物理、机械和社会心理方面的挑战。某些职业伴随着特定风险,操作重型机械的工作者有被移动部件损伤的风险;暴露在大噪声环境下工作有永久性听力受损的风险;医务工作者有接触针头和体液感染传染病的风险;某些长期接触工业化学品的工人患某些癌症的风险更高;在办公室工作有重复性劳损的风险,如腕管综合征。另外,所有工作都伴有压力,可能有损精神健康。

国际劳工组织估计,每年有近 3 亿工人因工伤至少缺勤 4 天,约有 200 万人死于职业相关疾病,其中 35 万多人死于工伤[28]。据估计,全球有 37% 的背痛、16% 的听力丧失、13% 的慢性阻塞性肺病、11% 的哮喘、9% 的肺癌、8% 的意外伤害和 2% 的白血病由工作场所的危险因素造成[29]。如果工作场所的管理者和政府官员严格推行遵守安全规定,许多意外伤害和死亡是可以避免的。

8.7 毒理学

毒理学研究化学物质和其他环境危险因素(如辐射)对生物的有害影响,毒理学家研究暴露频率、持续时间(一定时期内暴露的时间)和剂量(接触的有害物质的数量)的变化如何影响健康,评估与危险暴露相关的各种暴露途径(如吸入、摄入和皮肤吸收)和媒介(如通过空气、水、食物、土壤或其他介质)。认定的致癌物(可导致基因突变诱发癌症)、致畸物(可导致出生缺陷)或其他有害物质,会被监管或禁用。危险接触包括辐射、化学污染物和有毒物质(如多氯联苯、二恶英、石棉、铅、汞、镉、有机溶剂和杀虫剂),其中许多物质是通过工业活动释放到环境中的。表 8-5 列出了一些最常见的有毒物质[30]。

表 8-5 美国主要有害物质,2007

	物质	用途
1	砷	用于制造加压处理的木材、棉花杀虫剂、铜和铅的冶炼
2	铅	用于生产电池、弹药、金属制品(焊料和管道)及屏蔽 X 射线的装置;化石燃料燃烧及采矿和工业制造过程中释出;用于制造汽油、油漆、填料和陶瓷产品
3	汞	用于制造温度计、牙科填充物、电池、防腐膏药
4	氯乙烯	用于制造聚氯乙烯(PVC)、塑料制品(如管道、电线电缆涂料)及包装材料
5	多氯联苯(PCBs)	用作变压器、电容器等电器设备的冷却剂和润滑剂
6	苯	用于制造塑料、树脂、尼龙、合成纤维、橡胶、润滑剂、染料、洗涤剂、药品和杀虫剂
7	镉	在生产锌、铅、铜等金属时提取,用于制造电池、颜料、金属涂料和塑料
8	多环芳烃(PAHs)	是由煤炭、石油、天然气、垃圾、烟草、炭化肉等有机物形成的 100 多种不同化学物质;也存在于煤焦油、原油、杂酚油、焦油、某些药物、染料、塑料和农药中

来源:信息来自 2007 CERCLA(*Comprehensive Environmental Response, Compensation, and Liability Act*) priority list of hazardous substances. Atlanta, GA: U.S. Agency for Toxic Substances and Disease Registry; 2007。

据估计,有害物质每年造成 40 多万人死亡,其中职业接触石棉死亡 10 万人,农药中毒死亡 7 万人[31]。尽管发达国家和发展中国家都在工业活动中使用和生产这些有害物质,但发展中国家的工人面临更大的危险。许多在美国和其他工业化国家被禁止使用的剧毒化学品仍然在低收入国家使用。职业规范在低收入国家很少得到贯彻执行,工人基本得不到防护装置和安全培训。在工作机会稀缺的低收入国家,工人可能不得不在重复接触高剂量危险化学品和失业之间作出选择。

生态毒理学研究接触有毒物质对人、社会和生态系统的影响。当工业事故发生时,不仅仅会影响到事故现场的工作人员,由于事故释放到空气或水中的污染物、毒素和其他物质都会对当地产生影响,并可能扩散到更大的地区。1986 年 4 月,乌克兰切尔诺贝利(当时是苏联的一部分)核反应堆熔毁释放的放射性物质,在欧洲大部分地区形成了放射性云团。核反应堆熔毁的一个与健康相关的后果是,污染最严重地区的儿童甲状腺癌发病率上升[32]。1984 年 12 月,印度博帕尔的一家化工厂发生事故,释放出大量液态和气态异氰酸甲酯,数千人因暴露在烟雾中而死亡,一些人在睡梦中被夺去生命,另一些在离家躲避毒气的过程中惨死在街道上,事故还造成了数十万人的肺部损伤[33]。

另一个可由人类活动产生并产生广泛的环境危害的例子是空气污染,其可由交通运输(汽车和卡车排放的废气)、发电厂、工业生产、森林火灾和固体废物的处理产生。这些活动释放到空气中的物质包括一氧化碳、硫氧化物、碳氢化合物、二氧化氮,以及固体或液体微粒,它们长时间悬浮在空气中,并且很容易随风流动。糟糕的空气质量会导致能见度降低和难闻的气味,影响植物生长和农作物质量,刺激人的眼睛和呼吸道,危害健康,增加哮喘的发病风险,加剧心血管疾病、慢性阻塞性肺病和贫血等慢性病症[34]。

许多不同收入水平的国家都通过了职业和环境卫生安全法律,以及旨在减少污染的法律。由于在某个地方产生的污染物和有害物质最终可能影响到数千英里以外的人,国际社会提出了一些旨在保护环境和人类健康的国际法规和准则。例如,根据《气候变化框架公约》达成的《京都议定书》,要求各国承诺自觉减少二氧化碳、甲烷、一氧化二氮和其他温室气体的排放。

8.8 社区及环境卫生

农村和城市的家庭、商业和社区不可分割地联系在一起,每个在社区生活或工作的人都共享相同的空气、水和其他环境暴露。每个人共同努力保护社区,促进健康,对各方都是有利。促进社区环境卫生行动的简单例子包括执行保护行人和非机动车骑行者的交通政策,维护娱乐空间以促进锻炼身体的志愿组织。社区卫生问题的解决需要更加显著和影响深远的解决方案,例如,孟加拉国的管井砷中毒问题和关于使用 DDT 控制疟疾的争议,都体现了不同的社区卫生行动途径。

在孟加拉,地表水经常被人类、大的牲畜和水牛的粪便污染,所以联合国儿童基金会在 20 世纪 70 年代发起了一项倡议,促进了地下水管井的安装。直到全国上百万的手抽管井被挖成以后,地质学家才发现水井中抽出来的是流经砷酸盐沉积区的水,这些井水中的砷浓度是标准浓度($10\mu g/1$,WHO 建议)上限的数十倍[35]。数以百万的孟加拉人面临砷中毒的风险,长期饮用受污染的水会导致慢性砷中毒[36],最明显的症状是肤色的改变(色素沉着)和皮肤硬质斑块的形成(角化病),砷中毒还会引起皮肤癌、肺癌、肾癌、膀胱癌、肝损伤、坏疽以及周围性血管疾病。

为了去除饮用水中的砷并隔离出来,最初的解决方案是推广使用低成本的过滤系统,但即使是非常低成本的过滤器,大多数孟加拉家庭也无法负担。另外,由于过滤器会产生有毒废物,这样也只能作为临时的解决方案,还需要寻找其他的解决措施。每口井的砷含量差异很大,工作人员在测定水井中的砷含量后,在安全水井的手柄上涂上绿色,受污染水井的手柄涂上红色[37]。另一种解决方案是在雨季收集雨水,或再往深处挖掘取水,绕过含有砷的地质构造。但是,没有一种方案可以适用于所有社区。因此,当地社区必须参与决策,以确定最适合其地质、社会和经济状况的方法。

疟疾是一种由蚊子传播的寄生虫病,在20世纪中叶,DDT(二氯二苯三氯乙烷)被大量喷洒在美国和其他国家的城市和农作物上,以控制传播疟疾的蚊子。但DDT不易降解,它是一种持久性有机污染物(POP),因此它会在食物链中蓄积,杀死鸟类和鱼类。1972年,美国禁用了DDT(很大程度上是由于Rachel Carson 1962年出版的《寂静的春天》一书引起的轩然大波)。许多发达国家和发展中国家也相继颁布了禁用DDT的法案,但DDT禁令导致许多国家疟疾发病率的急剧上升。

近年来,疟疾流行地区的许多社区又开始在家中使用DDT。环保组织认为,DDT的环境持久性使得它在户外喷洒时会对环境造成危害,但DDT可以作为室内杀虫剂使用,DDT会黏附在墙上,一年只需要使用一两次。在房屋墙壁上喷洒少量DDT可以杀死附在墙上的蚊虫,但似乎对人类和其他动物无害。DDT比其他大多数杀虫剂更便宜,更有效。

2001年,由联合国环境规划署(UNEP)和许多私营环保组织发起的一项全球条约禁止了11种持久性有机污染物,但对室内公共卫生使用DDT实行了特殊豁免[38]。如今DDT的使用虽然受到限制,但并非完全禁止。DDT不是万能的,它只能保护人类在室内免受蚊虫叮咬,并且一些蚊虫已经对DDT产生了耐药性。尽管如此,WHO已经批准在疟疾流行地区使用室内残留喷洒(IRS),DDT如果得到正确使用,可有助于预防数百万疟疾死亡[39]。尽管仍有争议,重新实施将少量DDT用于家庭的做法可以说明,对环境干预的利弊持有不同看法的人如何能够找到一个大多数利益相关者都能接受的折中方案。

8.9 问题讨论

1. 您家里有哪些安全隐患?如何将这些风险降到最低?

2. 您的水、食物和空气中可能存在哪些环境危害?您能做些什么来减少您的暴露?在人口层面需要解决什么问题?

3. 如果当地杂货店的饮水机是离您最近的清洁水源,您将如何改变您的时间和习惯来适应它?您每天会花费多少时间去排队、运送水或如何另外满足您的用水需求?

4. 如果没有现代化的卫生设施系统,您的日常活动将会发生怎样的变化?

5. 如果您必须选择在家（或至少在家附近）安装自来水或供电，您会优先考虑哪一个？为什么？

6. 您所选择的职业有哪些风险？

7. 您所在社区的企业是可能如何危害环境的？本地企业如何协助推广更健康的环境？

8. 关注环境或卫生的地方和国家组织有哪些？这些组织建议个人和家庭采取哪些行动？这些组织为志愿者提供了哪些机会？

参考文献

1. Schettler T.*Toward an ecological view of health：an imperative for the twenty-first century*.Concord CA：The Center for Health Design；2006.

2. Shryock RH.The early American public health movement.*Am J Public Health*.1937；27：965-971.

3. Susser M，Susser E.Choosing a future for epidemiology：I.Eras and paradigms.*Am J Public Health*.1996；86：668-673.

4. Bingham P，Verlander NQ，Cheal MI.John Snow，William Farr and the 1849 outbreak of cholera that affected London：a reworking of the data highlights the importance of the water supply.*Public Health*.2004；118：387-394.

5. Pearce N.Traditional epidemiology，modern epidemiology，and public health.*Am J Public Health*.1996；86：678-683.

6. Doll R，Hill AB.Lung cancer and other causes of death in relation to smolting.*Br Med J*.1956；2：1071-1081.

7. Hackshaw AK，Law MR，Wald NJ.The accumulated evidence on lung cancer and environmental tobacco smoke.*BMJ*.1997；315：980-988.

8. Danaei G，Vander Hoorn S，Lopez AD，Murray CJ，Ezzati M；Comparative Risk Assessment collaborating group（cancers）.Causes of cancer in the world：comparative risk assessment of nine behavioural and environmental risk factors.*Lancet*.2005；366：1784-1793.

9. *Guidelines for drinking water quality*，4th edition.Geneva：WHO；2011.

10. *Progress on sanitation and drinking water：2010 update*.Geneva：UNICEFIWHO Joint Monitoring Programme for Water Supply and Sanitation；2010.

11. *Water for life：community water security*.New York：Hesperian Foundation and UNDP；2005.

12. *Progress on sanitation and drinking water：2012 update*.Geneva：UNICEFIWHO Joint

Monitoring Programme for Water Supply and Sanitation; 2012.

13. *Estimated use of water in the United States in* 2005 (circular 1344).Reston VA:U.S. Geologcial Survey; 2009.

14. Howard G, Bartram J. Domestic water quantity, service level and health. Geneva: WHO; 2003.

15. *Little green data book 2011*.Washington DC:World Bank; 2011.

16. Conant J, Fadem P. *Community guide to environmental health*. Berkeley CA: Hesperian Foundation; 2008.

17. Mara D, Lane J, Scott B, Trouba D. Sanitation and health. *PLoS Med.* 2010; 7:el000363.

18. *World energy outlook 2010*.New York:International Energy Agency(IEA); 2010.

19. Legros G, Havet I, Bruce N, Bonjour S. *The energy access situation in developing countries:a review focusing on the least developed countries and sub-Saharan Africa*.New York: UNDP and WHO; 2009.

20. Zhang J,Smith KR.Indoor air pollution:a global health concern.*Br Med Bull.* 2003; 68:209-225.

21. Smith KR, Mehta S.The burden of disease from indoor air pollution in developing countries:comparison of estimates.*Int J Environ Health.* 2003;206:279-289.

22. Bonjour S, Pruss-Ustun A, Rehfuess E. *Indoor air pollution: national burden of disease estimates*.Geneva:WHO; 2007.

23. Fullerton DG,Bruce N,Gordon SB.Indoor air pollution from biomass fuel smoke is a major health concern in the developing world. *Trans R Soc Trop Med Hyg.* 2008; 102: 843-851.

24. Bruce N,Rehfuess E,Mehta S,Hutton G,Smith K.Indoor air pollution.In:Jamison DT,Breman JG,Measham AR,et al.,editors.*Disease control priorities in developing countries*, 2nd edition.Washington DC:Oxford University Press; 2006.

25. Abrams HK.A short history of occupational health.*J Public Health Policy.* 2001;22: 34-80.

26. Hughes RE. James Lind and the cure of scurvy: an experimental approach. *Med Hist.* 1975;19:342-351.

27. Waldron HA.A brief history of scrotal cancer.*Br J Ind Med.* 1983;40:390-401.

28. Al-Tuwaijri D,Fedotov I,Feitshans I,et al.*Beyond deaths and injuries:the ILO's role in promoting safe and healthy jobs*.Geneva:ILO; 2008.

29. Fingerhut M,Nelson DI,Driscoll T,et al.The contribution of occupational risks to

the global burden of disease:summary and next steps.*Med Lav.* 2006;97:313-321.

30. 2007 *CERCLA(Comprehensive Environmental Response, Compensation, and Liability Act)priority list of hazardous substances.* Atlanta GA:U.S. Agency for Toxic Substances and Disease Registry; 2007.

31. *World Day for Safety and Health at Work 2005: a background paper.* Geneva:ILO; 2005.

32. Shibata Y, Yamashita S, Masyakin VB, Panasyuk GD, Nagataki S. 15 years after Chernobyl:new evidence of thyroid cancer.*Lancet.* 2001;358:1965-1966.

33. Mehta PS,Mehta AS,Mehta SJ,Makhijani AB.Bhopal tragedy's health effects:a review of methyl isocyanate toxicity.*JAMA.* 1990;265:2781-2787.

34. Brunekreef B,Holgate ST.Air pollution and health.*Lancet.* 2002;360:1233-1242.

35. Smith AH, Lingas EO, Rahman M. Contamination of drinking-water by arsenic in Bangladesh:a public health emergency.*Bull World Health Organ.* 2000;78:1093-1103.

36. Chakraborti D, Rahman MM, Das B, et al. Status of groundwater arsenic contamination in Bangladesh:a 14-year study report.*Water Res.* 2010;44:5789-5802.

37. Ahmed M,Jakariya M,Quaiyurn M,Mahmud SN.*An implementation guide for the Arsenic Mitigation Program.*Dhaka:BRAC; 2002.

38. Sadasivaiah S, Tozan Y, Breman JG. Dichlorodiphenyltrichloroethane (DDT) for indoor residual spraying in Africa:how can it be used for malaria control? *Am J Trop Med Hyg.* 2007;77(6 suppl):249-263.

39. *World malaria report 2010.*Geneva:WHO; 2010.

第九章　传染性疾病的控制

细菌、病毒和寄生虫可引起各类严重传染性疾病,相应的预防和控制措施必须根据其感染类型、常见传播方式、现有可用技术及其他资源进行定制。

9.1　全球传染性疾病

大多数北美和欧洲人认为癌症、心脏病或糖尿病是他们最关心的健康问题。很少有人把传染病列为头等大事,除非重大传染病暴发引起了媒体的广泛关注。当某种特别严重的流感病毒株出现,或者与食品或连锁餐厅有关的疫情暴发时,人们会产生新的担忧,这种情况偶尔会发生,但担忧通常会很快消失。但是,在世界许多地区,儿童、穷人和其他弱势群体的很大一部分死亡仍然由传染病造成(图9-1)[1]。仅凭这一事实,我们有充分的理由深切关注和开发预防和治疗传染病的新方法并增加其可及性。每个人都需要关注传染病,因为传染病可以迅速传播和适应,并且每个人都有被感染的可能。传染病通过社交网络传播,随着现代化交通工具允许人们和产品在一天之内到达世界上几乎任何地方,人际社交网络变得越来越复杂。全球健康专业人士必须弄清楚传染病如何传播,以及如何对其加以控制。

9.2　感染因子

许多不同类型的病原体可引起感染,包括细菌、病毒、寄生虫和真菌。不同的感染因子具有不同的风险,需要不同的预防和治疗措施。

9.2.A　细菌

细菌是微观的单细胞微生物,从北极苔原到海洋深处的温泉,它们在地球上几乎无处不在。细菌既可根据它们的形状进行分类,如杆菌、球菌及螺旋菌(弧菌和螺旋状菌属),也可根据细菌大小(尽管都非常小)和细胞壁中肽聚糖的含量进行分类。当使用特殊染剂染色时,革兰氏阳性菌表面的肽聚糖会与染色剂结合,革兰氏阴性菌在肽聚糖层上有一层外膜,因此不会与染色剂结合。

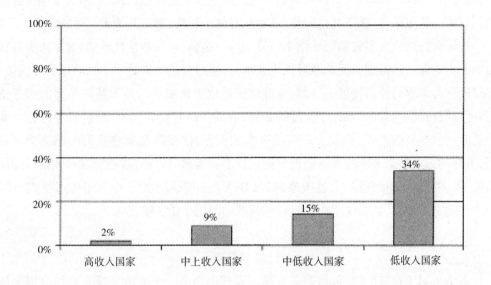

图9-1 传染病和寄生虫病死亡率（按收入水平划分），2008

来源：数据来自 *The global burden of disease*；*2004 update.*Geneva：WHO；2008。

细菌在分解和化学循环，植物固氮，酒精、奶酪及酸奶等食品的生产过程中发挥着重要作用。数以百万的有益细菌排列在人体的消化道和其他表面，并将有害细菌挤出体外。然而，许多细菌也可导致疾病，例如大肠杆菌可引起腹泻，葡萄球菌可导致皮肤病。

细菌引起疾病的方式多种多样。例如，细菌感染引起的疾病可能是由细菌死亡或分解时释放的细菌内毒素所致，许多胃肠道疾病就是由革兰氏阴性菌释放的内毒素引起。有些细菌会产生外来毒素，例如导致食物中毒的毒素，会使食用受毒素污染的罐头食品的人患上严重疾病甚至死亡。破伤风梭菌孢子产生的破伤风毒素可引起痉挛和死亡。当人被扎伤（如不小心"踩在生锈的钉子上"），或在不卫生的条件下分娩，这种毒素就会进入人体，但可通过免疫接种来预防疾病。其他一些细菌性疾病也可通过疫苗预防，包括百日咳、肺炎球菌性肺炎和细菌脑膜炎。大多数细菌感染可通过抗生素治愈，尽管越来越多的致病菌对常用抗生素产生了耐药性。

9.2.B 病毒

病毒极其微小，因为它们属于非细胞生物，所以并不被认为是生命体。病毒只能通过侵入活宿主的细胞并控制细胞核来复制。当病毒进入人体时，病毒外壳上的刺突（衣壳）会附着在人体细胞表面。病毒外壳脱落后，病毒内部的遗传物质穿透细胞进入细胞核，病毒在细胞核中控制并引导被感染的细胞复制更多新的病毒副本，这些新形成的病毒副本来到细胞边缘,并进入新的衣壳。从细胞里被释放出来,新的病毒粒子会传播到身体的其他部位,感染其他细胞,或者从身体中脱落,感染其他人。

身体会自行从大多数病毒感染中恢复,但有些病毒会导致慢性感染,如艾滋病毒和丙型肝炎病毒。病毒感染无法通过抗生素治愈,通过开抗生素处方不当治疗病毒感染,会促进抗菌素耐药性的发展,从而对全球健康造成严重威胁。对于某些类型的病毒感染,可以服用减少体内病毒粒子数量的药物,有助于减轻症状。例如,抗病毒药物可减缓艾滋病毒感染的进展,抑制疱疹病毒引起的损害,以及降低流感病毒的感染力。然而,更好的选择是采取措施预防病毒感染。许多病毒感染可通过疫苗预防,包括脊髓灰质炎、乙型肝炎、轮状病毒、人乳头瘤病毒(HPV)、麻疹和水痘。个人卫生习惯也可限制许多病毒的传播,如勤洗手以及打喷嚏或咳嗽时用手捂住嘴巴等。

9.2.C 寄生虫

寄生虫属于真核生物,依靠寄主生存。真核生物由一个或多个具有膜结合细胞核的复杂细胞组成。细菌和病毒不属于真核生物,但是真菌、植物和动物均属于真核生物。有些寄生虫对寄主的影响很小,有些寄生虫可导致严重的疾病或残疾。影响人类健康的真核寄生虫主要有两种:原生动物和蠕虫。

原生动物是一种单细胞生物,具有类似动物的特征,通常生活在水中。草履虫和阿米巴虫是常见的原生动物,在生物课上经常被用作显微镜观察的标本。原生动物是根据其运动方式及生命周期特征进行分类的。例如,鞭毛虫有一个协助运动的"尾巴";纤毛虫有成排的毛发状突起,帮助机体运动;顶复门(包括引起疟疾、隐孢子虫病和弓形虫病的寄生虫)可能通过猫砂接触感染人体,并穿过胎盘屏障引起胎儿先天性感染,它们生活史复杂,具有有性繁殖和无性繁殖的世代交替过程。

蠕虫是寄生在宿主体内的内寄生虫(原生动物也是内寄生虫)。相比之下,虱子和引起疥疮的螨虫是生活在身体外部表面的寄生虫。蠕虫可按其形状及生命周期进行分类。线虫是圆形蠕虫,绦虫是条形蠕虫,吸虫是扁形蠕虫。赤脚行走在受污染的土壤或水里,食用受污染的食物或水,甚至被感染蠕虫的昆虫叮咬,都有可能感染蠕虫。有些蠕虫在显微镜下才可以观察到,但有些蠕虫在人体内成熟后可以长到几英寸,甚至几英尺长。

抗寄生虫药物可杀死多种寄生虫,但并不是对寄生虫的所有生命阶段均有杀灭效果,耐药性正成为许多寄生虫感染的一个担忧。

9.2.D 真菌

真菌有很多形式,包括霉菌和酵母。真菌是制作面包、葡萄酒和奶酪的重要分解物,但有些真菌具有致病性。真菌病通常发生在正常生活在体表或体内的细菌受到抗生素使用或免疫抑制的干扰之后。例如,白色念珠菌通常在人类皮肤上发现,尤其集中于口腔、腹股沟和腋下等潮湿区域,有时念珠菌属过度生长,称为"念珠菌病",表现为鹅口疮(舌头上覆盖着的白色疱疹)、阴道酵母菌感染或尿疹。其他真菌感染包括通过动物粪便传播的组织胞浆菌病、卡氏肺囊虫肺炎(PCP)、癣和足癣等皮肤真菌疾病。真菌存活于潮湿、阴暗的环境,尤其常见于热带地区。

9.2.E 朊病毒

朊病毒,或称为"蛋白感染性粒子",似乎可导致一些非常罕见的退行性神经系统疾病,如传染性海绵状脑病(TSEs)。蛋白质是细胞、组织和器官的组成部分。正常的蛋白质由一系列折叠成复杂形状的氨基酸组成。变异的朊病毒蛋白质通过展开和拉直失去了它们本身的形状。单一的朊病毒突变体似乎可以使其周围的正常蛋白质分解。在"疯牛病"(牛海绵状脑病,BSE)中,随着大脑蛋白质的分解,牛的大脑变成海绵状。类似的人类疾病是克雅氏病(CJD),感染通常被认为是通过摄入受感染动物的大脑和神经组织而获得。虽然在足够高的温度下烹饪食物可杀死大部分的细菌和寄生虫,但高温无法杀死朊病毒,因为蛋白质的性质已经改变。目前没有治疗方法,因此预防十分必要。保证牲畜健康可保护人类免受从动物性食品中感染朊病毒的风险。确保动物饲料中不含动物蛋白质(神经组织可能被污染),可以保护牲畜。

9.3 暴露、感染和疾病

传染病的自然史描述了从接触特定感染因子到感染再到康复或死亡的整个时间轴(图9-2)。

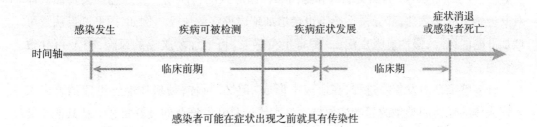

图9-2 疾病的自然史

并非所有感染源暴露都能引起感染。当免疫系统抵御感染的能力因年龄、营养不良、癌症治疗、免疫抑制药物或既有其他病原体感染而减弱时,有些人可能更容易受到感染。其他个体可能通过以前的感染(产生免疫)、免疫接种或遗传保护免受新感染。而且,一些潜在因子没有遗传特性,无法轻易感染或使人生病。传染性是一种感染因子在易感人群（对感染没有免疫力的人）中引起感染的能力。麻疹具有很高的感染率，因为暴露于麻疹的易感染人群感染的可能性高。相比之下，麻风病传染率较低，不易传播给予感染者没有长期接触的易感染人群[2]。传染性有时是通过计算二次发病率来衡量的，即一个传染者平均传染的其他人的数量。

当感染因子开始在人体内繁殖时，感染就产生了。这通常会引起机体对特定感染因子的免疫反应，该反应可通过实验室检测到。许多感染有一个潜伏期，在感染后当即发生。在此阶段，感染因子在宿主体内繁殖，但是被感染的个体并不会感到生病，即使该个体已经具备传染性，并能够传染给他人。探测早期感染的实验室检测对于疫情期间阻止感染的传播以及赶在患者发展成严重疾病之前进行治疗至关重要。

当感染者出现症状或感觉不适，疾病就产生了。并非所有感染均可导致疾病。例如，大多数感染甲型肝炎病毒的儿童不会表现出疾病症状，尽管他们在感染后发展出了对疾病的终身免疫[3]。接近1/3的人口感染了结核病，但只有约10%的感染者会在一生中表现出结核病症状[4]。致病性是传染病感染因子在被感染者身上引起疾病的能力，可通过实验室确诊感染人群患病的比例来计算。

在那些确实出现症状性疾病的患者中，结局主要有三种：死亡、恢复并获得免疫力以及恢复但未获得免疫力（图9-3）。几乎所有的感染，康复率都非常高。即使不治疗，人体的免疫系统也能抵御大多数感染。一旦出现症状，大多数患有严重疾病的人就会寻求治疗。如果有效的治疗方法可用，他们就会接受治疗。然而，在某些情况下，无论是否开展医疗干预，感染都是致命的。毒性是感染因子在宿主中引起严重疾病或死亡的能力，可通过测量所有患病人群中重症或致死病例的比例来得出。强毒性感染的病死率很高。例如，狂犬病是一种毒性极强的感染，任何被狂犬病动物咬伤的人，如果被咬后没有得到疫苗治疗（称为暴露后预防，PEP），就无法活下来。

一些感染会引起急性（短期）疾病，例如禽流感和鼻病毒引起的感冒。其他感染会引起慢性（长期）疾病，例如艾滋病和幽门螺杆菌导致的胃溃疡。慢性感染会增加机体对其他感染的易感性，部分慢性感染也会增加罹患癌症的风险。例如，丙型肝炎病毒可增加肝癌的风险，慢性血吸虫病（一种寄生虫感染）可增加膀胱癌的风险，HPV可导致宫颈癌。

许多感染会激发免疫过程，在血液中形成"记忆"抗体，使机体能够迅速消灭未来入侵人体的任何同类型的新的病原体。这类感染是开发疫苗的良好备选。从其他类型的感染中恢复可能无法使身体提供对未来感染的保护性免疫，这类感染不大可能通过免疫加以控制，因此预防工作必须集中于避免接触。

9.4 传染病的传播

感染因子可通过多种不同的传播方式传播给易感人群。

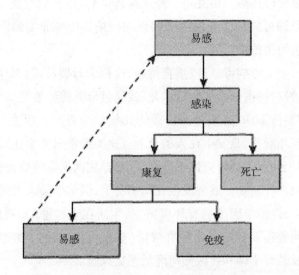

图 9-3 被感染个体的结局

　　直接传播,也称为人与人之间的传播,发生在易感人群接触到感染者的血液或其他体液,或接触到感染者的嘴、眼睛、鼻子时。(有时,当一位易感者近距离接触感染者,吸入感染者咳嗽、打喷嚏或呼吸时排出的飞沫,或飞沫落在他们的皮肤或眼睛上时,也会发生直接传播。)直接传播还可通过性接触发生。勤洗手和使用手套、安全套等个人防护用品可以预防直接传播。

　　当感染因子悬浮在空气中,人们吸入受污染的空气时,就会发生空气传播。流感、感冒和结核病都是空气传播传染病的典型例子。为防止传染病人通过空气传染给易感人群,可能有必要对病人进行隔离治疗,限制患者与他人的接触,并使其他人不受患者呼出的空气的影响。口罩也可以帮助人们避免感染空气传播的疾病。

　　虫媒传播疾病通过蚊子或蜱虫等昆虫媒介传播。疟疾、莱姆病和登革热都是通过昆虫叮咬传播。通过使用杀虫剂或其他可降低昆虫数量的措施,可以在一定程度上控制虫媒传播疾病。预防昆虫叮咬可降低易感人群被感染的风险,同时也可降低感染者将传染源传播给易感人群的可能性。

　　动物也可以在感染传播过程中发挥作用。啮齿动物是鼠疫和斑疹伤寒等传染病的常见携带者,这些疾病都是由生活在这些啮齿动物身上的蜱虫传播的。牲畜也可能是传染性感染因子的携带者,例如导致非洲昏睡病(舌蝇叮咬传播)。在某些情况下,动物可直接将传染病传播给人类。例如,狂犬病通过受感染的哺乳动物的唾液传播,一些引起腹泻的传染源可通过牲畜和宠物传染给人,而大多数影响人类的流感毒株来源于鸟类或哺乳动物。

　　许多腹泻感染是因为摄入受污染的食物或水所致。当食用被动物或人类粪便污染的食物时,就会发生粪口传播。霍乱是一种水媒传染病,许多引起腹泻的传染源(如沙门氏菌和志贺氏菌)通过食用受粪便污染的食物传播。接触非生命体(称为污染物),如门把手,也可发生间接传播。

一些感染因子,如艾滋病毒,可以垂直传播,也称为母婴传播(MTCT),因为该感染因子可在孕期或分娩过程由母亲传播给胎儿,或通过母乳传给婴儿。

要在人群中控制传染病,必须考虑传播的其他几个方面。宿主是传染病的温床。有些传染病,如天花和麻疹,只发生在人类身上。这类通常只发生在人类身上的传染性疾病被称为人类传染病。一些传染性感染因子,如导致西尼罗河脑炎、狂犬病和流感的感染因子,可以影响多种动物。通常发生在动物身上,偶尔感染人类的传染病被称为人畜共患病。其他传染性感染因子拥有环境宿主,生活在土壤里(如钩虫)或水里(如霍乱)。控制传染病可能需要控制动物种群数量(如果可能的话),改变环境从而减少人类接触病源体,以及教育个体和社区如何降低感染风险。

感染循环描述了一个感染因子如何在不同物种间循环。麻疹和淋病仅在人与人之间进行循环。像疟疾这样的虫媒传播疾病的循环为"人—昆虫—人"。一些感染因子在人和环境之间循环,如霍乱和钩虫。人畜共患病可能是一个"脊椎动物—脊椎动物—脊椎动物"的循环,有时会变为"脊椎动物—脊椎动物—人"的循环,就像狂犬病一样。或者人畜共患病的循环可能是"动物—昆虫—动物",偶尔会影响人类。一些感染因子具有更为复杂的循环,在几种不同的动物宿主体内或环境中经历生命阶段。例如,血吸虫在钉螺(血吸虫的中间宿主)、水以及人体(血吸虫的终宿主)之间循环,血吸虫卵通过人体粪便排出,重新进入水里或钉螺中,开始新的循环。在感染控制计划中必须考虑感染周期中的每个宿主。

9.5 腹泻和食源性疾病

传染性疾病,即由传染性感染因子引起的疾病,通常根据其引起的主要症状(如腹泻或呼吸道疾病)、传播方式(如虫媒传播或性传播)或所致疾病的其他重要特征进行分类。

大多数腹泻性感染和其他形式的传染性胃肠炎是通过粪口传播的(表9-1)。例如,大肠杆菌通过受粪便污染的食物和水传播(包括没有妥善维护的游泳池),以及人与人之间的接触传播。虽然很多菌株都是无害的,但也有一些致命,例如大肠杆菌O157:H7,它可以引起血性腹泻和肾衰竭(溶血性尿毒症综合征)。霍乱是另一种细菌感染,同样也可通过受污染的水传播。由于这种细菌可以生存在恶劣的环境中,如海水和污水,而且存活较长时间,因此近年来霍乱在世界许多地区暴发。霍乱感染会引起严重的水样腹泻,如果不能通过补液维持体液和电解质平衡,就可能导致死亡。伤寒、副伤寒、志贺菌性痢疾、沙门氏细菌性痢疾和弯曲杆菌病也属于细菌感染性腹泻,同样因摄入受粪便污染的食物和水所致,或经粪口传播。

表 9-1　痢疾性和食源传播性疾病举例

疾病	感染因子名称	感染因子类型
阿米巴病	溶组织内阿米巴	原生动物(变形虫)
小袋纤毛虫病	小袋纤毛虫	原生动物(纤毛动物)
蜡样芽孢杆菌食物中毒	蜡样芽孢杆菌	细菌肠毒素
肉毒杆菌中毒	肉毒杆菌	细菌毒素
布鲁氏杆菌病	流产布鲁氏菌、羊种布鲁氏菌	细菌
弯曲菌肠炎	空肠弯曲菌	细菌
霍乱	霍乱弧菌	细菌
产气荚膜梭菌食物中毒	产气荚膜梭菌	细菌肠毒素
隐孢子虫病	隐孢子虫	原生动物(孢子虫)
环孢子虫感染	环孢子虫	原生动物(孢子虫)
大肠杆菌	大肠杆菌	细菌
贾第鞭毛虫病	贾第鞭毛虫	原生动物(鞭毛虫)
幽门螺杆菌	幽门螺杆菌	细菌
甲型肝炎	甲型肝炎病毒	病毒(小核糖核酸病毒)
李氏杆菌病	单核细胞增生李斯特氏菌	细菌
诺如病毒	诺如病毒	病毒(萼状病毒)
副伤寒	副伤寒沙门(氏)菌	细菌
轮状病毒	轮状病毒	病毒(呼吸道肠道病毒)
沙门氏菌病	沙门氏菌	细菌
志贺氏细菌性痢疾	志贺氏杆菌	细菌
金黄色葡萄球菌食物中毒	金黄色葡萄球菌	细菌肠毒素
伤寒	伤寒沙门氏菌	细菌

来源:信息来自 Heymann DL. *Control of communicable diseases manual*, 19th edition. Washington DC: American Public Health Association; 2008。

原生动物感染同样可通过被动物粪便污染的食物和水源传播。1993 年,美国威斯康星州暴发隐孢子虫病,起因是水处理系统失灵。这次疫情在密尔沃基市造成 100 多人死亡,40 多万人患病[5]。阿米巴和贾第虫感染每年导致全球数十万人患病。

病毒是导致腹泻的更普遍的原因。对儿童来说,轮状病毒是导致严重腹泻的最常见原因[6]。轮状病毒如今可通过疫苗预防,但是这种疫苗并不是在世界各地都能买到。对于成年人来说,包括诺如病毒在内的多种病毒,均可引起胃肠炎暴发。

虽然大部分腹泻感染属于急性感染,但也有部分感染可以发展为慢性疾病。例如,布鲁氏菌病(也称为波状热)可通过未经巴氏消毒的乳制品传播给人类,如果未得到及时治疗,该感染可能引起慢性、周期性的发热。未得到治疗的幽门螺杆菌感染会引起胃溃疡。

预防腹泻的有效措施包括食品安全处理、勤洗手、可持续获得清洁水源及社区卫生。这些做法也可帮助预防其他食源性疾病(如李斯特菌病),其可通过加工肉类和其他食品传播,孕期妇女感染,可导致流产、死产和早产。

9.6 呼吸道疾病

感冒等上呼吸道感染和肺炎等下呼吸道感染通常由病毒引起(表9-2)。流感病毒导致的肺炎和其他流感样疾病(ILIs)构成重要的全球性问题。其他病毒性肺炎,如因汉坦病毒引起的肺炎,也可能引发疫情。

表 9-2　传染性呼吸道疾病举例

疾病	感染因子名称	感染因子类型
曲霉病	曲霉菌	真菌
芽生菌病	皮炎芽生菌	真菌
球孢子菌病(溪谷热)	粗球孢子菌	真菌
隐球菌病	新型隐球菌	真菌
白喉	白喉棒状杆菌	细菌
A 组链球菌	化脓性链球菌	细菌
汉坦病毒	汉坦病毒	病毒(布尼亚病毒)
亨德拉病毒	亨德拉病毒	病毒(副粘病毒)
Hib	B 型流感嗜血杆菌	细菌
组织胞浆菌病	荚膜组织胞浆菌	真菌
禽流感	禽流感病毒	病毒(正粘病毒)
肺炎克雷伯菌	肺炎克雷伯菌	细菌
军团病(庞蒂亚克热)	军团菌	细菌
支原体肺炎	支原体肺炎菌	细菌
尼帕病毒	尼帕病毒	病毒(副粘病毒)
百日咳	百日咳杆菌	细菌
肺炎球菌	肺炎链球菌	细菌
鹦鹉热	鹦鹉衣原体	细菌
鼻炎(常见感冒)	鼻炎病毒	病毒
Q 热	贝纳特氏立克次体	细菌
肺结核	结核分枝杆菌	细菌

来源：信息来自 Heymann DL. *Control of communicable diseases manual*, 19th edition. Washington DC：American Public Health Association；2008。

细菌性呼吸道疾病也十分常见。肺炎球菌和乙型流感嗜血杆菌（Hib）都是疫苗可预防的感染，但每年仍造成全球许多儿童死亡。一些呼吸道感染可造成长期损害。链球菌性咽喉炎是一种由甲型链球菌引起的疾病，是一种常见的儿童感染，如果不加以治疗，可能导致并发症，如猩红热或风湿热，这种情况可能对心脏瓣膜造成永久性损害。结核杆菌感染可引起慢性疾病，需要数月甚至数年的抗生素治疗。

与细菌性和病毒性呼吸道感染相比，真菌和寄生虫引起的肺炎相对少见，但有时也会发生。

大多数呼吸道感染是经空气传播的。百日咳通过吸入悬浮在空气中的飞沫传播，属于疫苗可预防的细菌感染，其特征是患者在剧烈咳嗽和吸气时会发出呜呜声。军团菌病，也称为军团病（病情严重）或庞蒂亚克热（病情较轻），是通过吸入空调和热水（温泉）中潮湿的水汽而感染。鹦鹉病，又称鹦鹉热，是由养鸟人吸入受感染宠物的干粪而引起。

预防呼吸道感染的方法包括隔离被感染患者、减少接触烟雾霾（可损害呼吸道，增加呼吸道疾病的易感性）、为易感人群接种疫苗、勤洗手以及在咳嗽和打喷嚏时捂住口鼻。

9.7　虫媒传播疾病

各种各样的昆虫媒介可将感染因子传播给人群，包括各类蚊子、苍蝇、跳蚤、虱子和蜱（表9-3）。

表 9-3　虫媒传播性疾病举例

疾病	感染因子名称	感染因子类型	传播媒介
非洲昏睡病（非洲锥虫病）	布氏锥虫	原生动物（鞭毛虫）	采采蝇（舌蝇）
巴贝西虫病	巴贝虫	原生动物（孢子虫）	扁虱
巴尔通体病	巴尔通体属	细菌	白蛉子（罗蛉属）
美洲锥虫病	克氏锥虫	原生动物（鞭毛虫）	吸血的有毒昆虫（猎蝽科）
基孔肯雅热	基孔肯雅病毒	病毒（外衣病毒）	蚊子
克里米亚-刚果出血热	刚果出血热病毒	病毒（布尼亚病毒）	扁虱
登革热	登革热病毒	病毒（黄病毒）	蚊子
埃立克体病	埃立克体	细菌	扁虱

续表

疾病	感染因子名称	感染因子类型	传播媒介
流行性乙型脑炎	日本脑炎病毒	病毒（黄病毒）	蚊子（库蚊属）
利什曼病（黑热病）	利什曼原虫	原生动物（鞭毛虫）	白蛉子
罗阿丝虫病（非洲眼线虫）	罗阿丝虫	蠕虫（丝虫）	斑虻（斑虻属）
莱姆病	伯氏疏螺旋体	细菌	扁虱（硬蜱属）
淋巴丝虫病	班氏丝虫、马来丝虫、帝汶丝虫	蠕虫（丝虫）	蚊子
疟疾	疟原虫	原生动物（孢子虫）	蚊子（按蚊）
瘟疫	鼠疫耶尔辛杆菌	细菌	跳蚤
裂谷热	裂谷热病毒	病毒（布尼亚病毒）	蚊子
河盲（盘尾丝虫病）	盘尾丝虫	蠕虫（丝虫）	蚋（蚋属）
落基山斑疹热	立克次氏体	细菌（立克次体）	扁虱
兔热病	土拉弗朗西斯菌	细菌	扁虱和其他类
斑疹伤寒	普氏立克次体	细菌（立克次体）	跳蚤、虱子和螨
病毒性脑炎	东部马脑炎、西方马脑炎、委内瑞拉马脑炎以及其它类	病毒（外衣病毒）	蚊子
西尼罗病毒	西尼罗病毒	病毒（黄病毒）	蚊子（库蚊属）
黄热病	黄热病毒	病毒（黄病毒）	蚊子（伊蚊属）

来源：信息来自 Heymann DL. *Control of communicable diseases manual*, 19th edition. Washington DC: American Public Health Association; 2008。

多种细菌感染和立克氏体感染均通过受感染的蜱虫和跳蚤叮咬传播，如莱姆病、落基山斑疹热、巴尔托菌病和斑疹伤寒（立克次体是一种特殊细菌）。中世纪欧洲的"黑死病"是一种瘟疫（该细菌感染至今仍然存在），导致了受影响城市四分之一到一半的人口死亡。黑死病的常见症状是严重的淋巴结肿大和疼痛，有些病例可发展为更严重的肺鼠疫。鼠疫是由啮齿动物身上的跳蚤传染给人类的。

由节肢动物传播的病毒，如昆虫和蛛形纲动物（蜘蛛、扁虱、螨虫），被称为虫媒病毒（节肢动物传播病毒）。登革热经由在城市地区大量繁殖的受感染的伊蚊叮咬传播。西尼罗河病毒由库蚊传播，通常影响动物，但也可能导致人类发病。黄热病、日本脑炎、裂谷热和委内瑞拉马脑炎属于其他虫媒病毒疾病。

虫媒传播的原生动物感染（如引起疟疾的寄生虫疟原虫，由受感染的按蚊叮咬传播）是典型的全球健康关注重点。以下三个原生动物感染的例子突出了这些传染病及其传播媒介的多样性。

非洲昏睡症（锥虫病）经由受感染的舌蝇叮咬传播，可引起慢性发热和头疼，最后可导致瘫痪和死亡。该感染主要影响牲畜,但也可能在人群中暴发。若未能及时治疗,感染非洲锥虫病可能致死[7]。

恰加斯病,也被称为美洲昏睡症(也由锥虫引起),经由生活在南美洲和中美洲劣质房子裂缝里的"接吻虫"传播。该昆虫在夜间出现,从熟睡的人身上吸血。昆虫的粪便含有寄生虫,可以通过吸血后留下的伤口进入血液。几天内,通常可能会在眼睛附近的咬伤部位出现疼痛。近三分之一的感染者会发展为慢性感染,对心脏和消化道产生严重损害[8]。

利什曼病经由雌性吸血沙蝇传播,它们需要从人类或其他哺乳动物身上获取血液来产卵。利什曼病存在多种类型。其中一种以皮肤病变为主的恶性利什曼病会诱导皮肤病变并导致永久性毁容。另一种以黏膜病变为主的利什曼病可对鼻腔、口腔及喉咙的黏膜造成损害。而以内脏病变为主的利什曼病(也称为黑热病),可引起慢性发热、体重减轻、贫血以及肝脾肿大,如果感染者未及时治疗,几年内就会死亡[9]。

蠕虫也可经昆虫叮咬传播,盘尾丝虫病和淋巴丝虫病就属于虫媒传播的蠕虫感染[10]。盘尾丝虫病,也称河盲症,由非洲和美洲部分地区受感染的黑蝇叮咬传播引起。成虫在皮肤下形成节结,并向周围组织释放新的未成熟蠕虫(微丝蚴)。如果在眼睛周围形成节结并且感染未得到及时治疗,可直接导致失明。淋巴丝虫病(LF),由丝虫感染引起,由几种不同的蚊子传播。当丝虫阻碍了淋巴(组织液)流出身体组织时,身体感染部位(通常是手臂、腿或阴囊)会发生极度肿胀。淋巴丝虫病可导致象皮病,即四肢肿大,并产生与大象腿相似的粗糙纹理。全球有1亿多人感染了可导致淋巴丝虫病的丝虫[11]。

预防虫媒传播疾病的措施包括使用防护物(如蚊帐和防护性衣物)和化学性驱虫剂减少昆虫叮咬,使用杀虫剂降低昆虫数量,以及通过改造环境改造限制昆虫繁殖的环境(如排干沼泽或者移走旧轮胎以及其他可储存静态水的物品)。控制动物数量和废物管理,使啮齿动物和其他哺乳动物远离人群,有助于控制寄居在哺乳动物体表的昆虫所致感染的传播。

9.8 性传播疾病(STIS)

性传播疾病(STIS)是通过亲密接触传播的疾病(表9-4)。

表9-4 性传播疾病举例

疾病	感染因子名称	感染因子类型
衣原体病	沙眼衣原体	细菌
淋病	淋病奈瑟菌	细菌

续表

疾病	感染因子名称	感染因子类型
乙型肝炎	乙型肝炎病毒	病毒(嗜肝 DNA 病毒)
疱疹	单纯疱疹病毒	病毒(疱疹病毒)
HIV	人类免疫缺陷病毒	病毒(逆转录病毒)
阴虱病	阴虱	阴虱
梅毒	梅毒螺旋体	细菌
阴道毛滴虫病	阴道毛滴虫	原生动物(鞭毛虫)
疣	人乳头瘤病毒(HPV)	病毒(乳头瘤病毒)

来源:信息来自 Heymann DL. *Control of communicable diseases manual*, 19th edition. Washington DC: American Public Health Association; 2008。

如果被感染者知晓自己已感染性传播疾病,可进行抗生素治疗,但是许多感染病例仍处于未诊断和未治疗状态,从而导致慢性健康问题。淋病和衣原体病通常无症状,但是如果未及时接受治疗,可引起盆腔炎(PID),导致疼痛和女性不育。梅毒可以在患者早期有硬下疳或皮疹时进行治疗,但若不及时治疗,可能会导致动脉壁和神经系统受损。

一些性传播疾病由病毒引起,包括艾滋病毒、疱疹病毒、乙型肝炎病毒(HBV)和人乳头瘤病毒(HPV)等。HPV 会导致湿疣,增加宫颈癌的风险。HBV(也可垂直传播和血液接触传播)和 HPV 疫苗目前在一些国家已经可用,但 HIV 疫苗和梅毒疫苗尚未成功研发出来。目前仍未发现治愈这些传染性疾病的有效方法,所以个体一旦被感染,他/她将会一直维持感染状态。一些药物,如干扰素,可以帮助抑制一些病毒感染,但是尚无法治愈病毒感染。

一些寄生虫,如毛滴虫和耻骨虱,也经性接触传播。

预防性传播疾病可采取禁欲、使用可限制直接与体液接触的安全套等保护措施(尽管在使用安全套的情况下仍有可能发生感染),以及治疗感染者,使他们不会将感染传染给性伴侣。

9.9 被忽视的热带病(NTDS)

被忽视的热带病(NTDS)指主要困扰世界最贫穷地区(主要集中在热带地区)的传染病,这些疾病往往并不是资助机构、药企或全球决策者的优先关注重点[12]。前文提到的一些疾病都可认为是被忽视的热带病,如非洲锥虫病、恰加斯病、利什曼病、淋巴丝虫病和盘尾丝虫病(河盲症)。目前受到研究者和公共卫生伙伴关系重点关注的被忽视的热带病包括麦地那龙线虫病和血吸虫病,以及一些常见的肠道蠕虫感染(包括蛔虫病、钩虫病和滴虫病)[13]。

麦地那龙线虫病是一种令人极其痛苦的疾病。人们因饮用带水蚤(感染了麦地那龙线虫幼虫)的水而感染。成熟的麦地那龙线虫可在人体内长到三英尺长,一旦成熟,它可沿着被感染者腿部内侧爬行,并从脚部附近生成的疼痛水泡中释出,也可从手腕或身体其他部位释出。成虫从人体内释出需要经历数周的时间,感染者在感染期间通常因为疼痛而无法工作。成虫不易从人体内完全释出,一旦成虫断裂,部分虫体遗留体内,可导致严重感染。因此,通常要使用一根棍子,当它以每天一英寸左右的速度慢慢地离开人体时,用这根棍子来缠绕。大多数新感染者需要将脚放在凉水中才能减轻疼痛,但是这会导致成虫在水中产卵,并污染饮用水供应。目前尚无有效治疗麦地那龙线虫病的药物,但是随着滤水器的使用越来越普遍,麦地那龙线虫病的患病率正在下降,现在主要分布于非洲西部和中部,人类的最终目标是要根除麦地那龙线虫病[13]。

血吸虫病是一种由扁形虫引起的疾病。血吸虫可以通过皮肤进入人体,然后转移至膀胱或者肠道,在这里血吸虫可以引起机体损伤。在非洲、中东、拉丁美洲、亚洲以及太平洋地区分布着几种不同类型的血吸虫。每一种类型的血吸虫均可感染钉螺和人,并在这两类宿主中循环寄生。被感染者尿液和粪便中排出的血吸虫卵释放到水中,可感染水中的钉螺。血吸虫幼虫在钉螺体内经历几个发展阶段后,成熟的幼虫再次被释放入水中,并寻找机会进入人体皮肤。一种名为吡喹酮的药物可有效治疗血吸虫病,但是治疗过后的人一旦再次接触受污染的水,又会受到新的感染。灭螺药有时被用来消灭受感染水域的钉螺,但钉螺最终仍会重新返回至这些水域。当堤坝和灌溉系统建成后,新的钉螺栖息地就会出现。当埃及尼罗河的阿斯旺水坝、西非塞内加尔和沃尔特河的大坝修建完工时,当地血吸虫病的患病率大大增加[14]。血吸虫复杂的生命周期使得控制血吸虫病成为一项巨大挑战[15]。

蛔虫病、钩虫病和鞭虫病是三种最常见的经土壤传播的寄生虫感染(STH),全球近10亿人体内至少存在其中一种寄生虫(图9-4)[16,17]。所有的土壤传播寄生虫感染都是经接触含虫卵粪便的土壤造成的。蛔虫病是世界上最常见的寄生虫感染,当人体摄入了蛔虫的卵时即可发病。蛔虫幼虫在小肠内孵化后,穿透肠壁,经血液到达肺部,在肺部,它们可能被咳出或被吞咽,然后在肠道发育为成熟且可产卵的成虫。肠道内的成年蠕虫可长达一英尺。粪便中的虫卵可能导致其他人感染,如果露天排便,钩虫最易感染赤脚走过受污染土壤的人,因为幼虫可以穿透人类皮肤。成虫经过血液、心脏和肺部,会转移至肠道并附着在肠壁上,导致出血,增加贫血风险,尤其是儿童。当引发鞭虫病的虫卵被吞食时,虫卵可在结肠中发育成熟。鞭虫病可引起消化系统症状。所有这三种感染均可使用脱毒药物(如阿苯达唑和甲苯咪唑)驱虫,但是如果这些寄生虫的虫卵仍然存在于当地环境中,可迅速导致人群再次感染。开展大规模药物管理是目前预防和控制土壤传播寄生虫感染的主要方法,即整个社区每年例行接受一至两次驱蠕虫药物干预[18]。

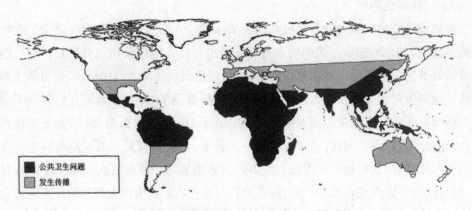

图9-4 土壤传播的寄生虫感染的地区分布

来源：数据来自 *Geographical distribution and useful facts and stas.* Geneva：WHO Partners for Parasite Control。

　　人类可成为其他类型的线虫、蛲虫、扁形虫(包括血、肺、肝和肠道吸虫)、绦虫(可在牛肉、猪肉和鱼肉中发现)和其他类型蠕虫的宿主(表9-5)。蠕虫感染常源受污染的土壤、水源、食物或者粪便,最终可寄居在人体肠道、肝脏、肺部、血液或身体其他部位,有时候甚至包括大脑。肠道蠕虫会增加营养不良的风险,因为食物中的营养成分会被蠕虫吸收,而不是人类宿主体内。

表9-5 寄生虫病举例

疾病	感染因子名称	寄生虫类型	传播方式
血管圆线虫病	类圆线虫	线虫	摄入未煮熟的贝类
蛔虫病	蛔虫	线虫：蛔虫	摄入粪便感染的土壤或食物
华支睾吸虫病	华支睾吸虫	吸虫：肝吸虫	摄入未煮熟的淡水鱼类
裂头绦虫病	裂头绦虫	吸虫：绦虫	摄入未煮熟的淡水鱼类
包虫病	细粒棘球绦虫	吸虫：绦虫	与狗接触
蛲虫病	蛲虫	线虫：蛲虫	摄入粪便感染的食物
片形吸虫病	肝片吸虫	吸虫：肝吸虫	摄入未煮熟的水生植物
姜片虫病	布氏姜片吸虫	吸虫：肝吸虫	摄入未煮熟的水生植物
麦地那龙线虫病	麦地那龙线虫	线虫：麦地那龙线虫	摄入感染的水蚤
钩虫病	钩虫、美洲钩虫	线虫：钩虫	皮肤接触受污染的土壤
膜壳绦虫病	微小膜壳绦虫	吸虫：绦虫	摄入粪便感染的食物
并殖吸虫病	并殖吸虫	吸虫：肺吸虫	摄入未煮熟的淡水螃蟹
血吸虫病	血吸虫	吸虫：血吸虫	接触感染螺类的居住水源地
粪类圆线虫病	粪类圆线虫	线虫：蛲虫	皮肤接触受污染的土壤
猪带绦虫病(猪囊尾蚴病)	猪带绦虫、牛带绦虫	吸虫：绦虫	摄入未煮熟的猪肉、牛肉或其他肉类
弓蛔虫病	弓蛔虫	线虫：蛔虫	摄入粪便感染的土壤或食物

续表

疾病	感染因子名称	寄生虫类型	传播方式
旋毛虫病	旋毛虫	线虫:蛔虫	摄入未煮熟的猪肉或其他肉类
鞭虫病	鞭虫	线虫:鞭虫	摄入粪便感染的土壤

来源:信息来自 Heymann DL. *Control of communicable diseases manual*, 19th edition. Washington DC: American Public Health Association; 2008。

另外三种细菌性被忽视的热带病也正受到新的关注:麻风病、沙眼和布鲁里溃疡(溃疡分枝杆菌感染)。麻风病,更正式的名称是汉森氏病,曾经是一种比较常见的毁容性疾病,感染者经常受到他们所在社区的排斥,但是现在可通过抗生素治疗进行控制[19]。由面部卫生不良引起的沙眼失明仍是全球致盲的主要传染性因素,但是随着水源的改善,每年的新发病例数正持续下降[20]。溃疡分枝杆菌感染会引起深度溃疡,但人们对其传播途径仍知之甚少[21]。

9.10　其他传染性疾病

在前面表格中未被列出的大量其他传染性疾病也同样引起了广泛的全球关注(表9-6),其中包括了可引起脑炎和脑膜炎、出血热、皮肤损伤和其他疾病的各种病因。

表 9-6　其他传染病和寄生虫病举例

疾病	感染因子名称	感染因子类型	重要特征
棘阿米巴病	棘阿米巴	原生动物	可导致脑炎
炭疽病	炭疽芽孢杆菌	细菌	通过孢子传播
布鲁里溃疡	溃疡分枝杆菌	细菌	导致严重的皮肤损害
念珠菌病	白色念珠菌	真菌	引起鹅口疮、阴道酵母菌感染和皮肤感染
水痘/带状疱疹	水痘-带状疱疹病毒(VZV)	病毒(疱疹病毒)	引起皮肤损害
巨细胞病毒	巨细胞病毒(CMV)	病毒(疱疹病毒)	母婴传播
皮肤癣菌病(癣、皮肤真菌病)	数种	真菌	导致癣和脚癣
埃博拉马尔堡出血热	埃博拉病毒、马尔堡病毒	病毒(丝状病毒)	引起出血热
汉森病(麻风)	麻风分枝杆菌	细菌	导致皮肤损害和神经病变
丙型肝炎	丙型肝炎病毒	病毒(丝状病毒)	引起肝脏损害
拉沙热	拉沙病毒	病毒(沙粒病毒)	引起出血热

续表

疾病	感染因子名称	感染因子类型	重要特征
钩端螺旋体病	钩端螺旋体	细菌	引起器官病变和出血
麻疹	麻疹病毒	病毒(副粘病毒)	皮疹和严重并发症的风险
脑膜炎球菌感染	脑膜炎奈瑟菌	细菌	引起脑膜炎
单核细胞增多症	爱泼斯坦-巴尔病毒	病毒(疱疹病毒)	引起慢性疲劳症
流行性腮腺炎	流行性腮腺炎病毒	病毒(副粘病毒)	引起唾液腺肿大
纳归虫虫病	福氏耐格里阿米巴	原生动物	导致脑炎
虱病	虱	虱子	头部和身体虱子
小儿麻痹症(脊髓灰质炎)	脊髓灰质炎病毒	病毒(小核糖核酸病毒)	导致麻痹
狂犬病	狂犬病病毒	病毒(弹状病毒)	导致致命性脑炎
风疹(德国麻疹)	风疹病毒	病毒(外衣病毒)	母婴传播
疥疮	疥虫	螨	引起皮肤损害
金黄色葡萄球菌感染	金黄色葡萄球菌	细菌	通常引起皮肤损害,但是也可导致严重疾病
破伤风	破伤风杆菌	细菌	通过孢子传播;导致肌肉收缩疼痛
弓形虫病	弓形虫	原生动物(隐孢子虫)	母婴传播
沙眼	沙眼衣原体	细菌	导致失明
传染性海绵状脑病(克罗伊茨费尔特-雅各布病,库鲁病)	—	朊病毒蛋白	导致退化性脑部病变
病毒性脑膜炎	几种病毒	病毒	导致脑部炎症

来源:信息来自 Heymann DL. *Control of communicable diseases manual*, 19th edition. Washington DC: American Public Health Association; 2008。

9.11 预防与控制传染性疾病

个体、群体、公共卫生组织和政府机构都可以在控制和预防传染病方面发挥作用。个体通过经常洗手、生病时不上班或不上学(待在家里)等健康行为,有助于减轻传染性疾病的负担。社区在环境卫生方面发挥着关键作用,包括确保清洁的水源供应、控制蚊虫数量。在国家和国际层面,科学家、决策者和其他人员共同努力,创造和传播新疫苗等技术,并追踪和处理新发传染性疾病。

9.11.A 行为改变

健康信念模式指出,个体健康行为取决于个体自身对特定疾病的易感性、疾病的严重程度、有效预防疾病的行为能力、实现行为改变的阻力以及采取行动的成本效益的认知。健康教育可以帮助个体更好地评估其感染和患病风险,以及改变相关行为的益处[22]。健康行为学家和教育家通常提倡知识、态度(或信念)和实践(或行为)三合一,简称 KAP。一旦人们明白为什么一种行为是健康的,并坚信值得作出改变,他们就更容易选择健康的行为方式。

有许许多多相对简单的健康行为可以减少个体感染传染病的风险,包括勤洗手、遵循食品安全加工和储存指南、每年接种流感疫苗、穿越林区时穿戴防护性衣物(预防昆虫叮咬)、发生性行为时使用安全套、避免使用不洁净注射针头以及户外行走时穿鞋子。个体可以采取的避免将感染传给他人的措施也有很多,包括避免露天排便、咳嗽和打喷嚏时捂住口鼻、使用蚊帐,以及完成全疗程的抗生素治疗,等等。

然而,实施这些健康行为不仅仅依靠知识和态度,获得必要的工具和资源也是必不可少的。如果无法获得避孕套,想要进行安全性行为的青少年将无法这样做。患有流感的员工想要待在家里,这样就减少了让同事生病的风险,但如果没有病假政策来保护他们在请假一天时不会失去工作,他们可能就不会请假在家。因此,社区组织和政府应帮助人们增加获得卫生资源的机会,并制定促进健康行为的政策,对于行为改变运动的成功也起着至关重要的作用。

9.11.B 环境控制

本地环境控制活动有助于降低各类传染性疾病的发病率。例如,社区登革热预防工作的重点是消除传播四种血清型病毒的伊蚊繁殖的积水[23]。(目前还没有成功的疫苗,因为很难研制出对所有四种血清型都有效的疫苗。)任何一小片积水,如旧罐子和旧轮胎里的水,均可变为滋生地。一个家庭如果不清理院子,就会给整个社区带来风险,因此社区内的所有家庭都必须参与登革热预防项目。

社区还可以通过提升饮用水的质量和人均可获得的水量,确保卫生设施可及性,促进废物的适当管理,执行减少空气污染的政策,通过污水处理和杀虫剂减少蚊虫数量,以及控制啮齿类动物和钉螺数量等措施来减少传染性疾病的传播。此外,地方和国家政府可推行食品安全法规,执行分区法律,限制住宅单元的居民数量、要求宠物接种疫苗,以及其他措施,将自然环境和建筑环境的传染病风险降到最低。

9.11.C 疫苗

免疫规划可以成为预防和控制疾病(疫苗预防有效)流行的关键工具。免疫接种通常由科学家、临床医生、公共卫生专业人员以及代表营利性制药公司、非营利性卫生组织和政府的其他人员合作开发。这些团体共同选择目标疾病，开发和测试新疫苗，确定和教育那些可从疫苗中获益的人群，并生产和提供这些疫苗给目标人群。

疫苗通常是利用弱毒（减毒）版的感染因子、灭活病毒或死亡细菌研制而成的。疫苗能促使人体免疫系统产生一种特殊的"记忆细胞"，这种细胞与疫苗中所含的表面蛋白相对应。当接种疫苗的人以后再次暴露于同种活跃状态的感染因子时，身体的免疫系统可以迅速识别该因子，并在其大量繁殖前使其失活。接种疫苗类似于"真正的"感染，因为机体对感染有持久的记忆，所以会产生永久的免疫力。（被动免疫经母乳喂养或注射免疫球蛋白获得，仅能维持几个月。）

当个体接受疫苗接种不仅是在保护自身免受疾病，同时也保护了他们身边的人。减少易感染人群的比例可以保护整个人群（包括那些未能接种疫苗的人，他们可能对疫苗的某个成分过敏或受限于其他医疗条件）。假设在某次疫情暴发过程中，每个感染者可使大约10人暴露在感染中。在全部都是易感染人群的群体中，10人都可能被感染，并且这10人中的每个人都可能继续将感染传播给其他人。但是，如果80%的人口中接种了疫苗，最初的10人中仅有2人可能被感染，并且这2名新感染的人将无法将感染传播给其他人。群体免疫有助于抑制传染病的流行。

9.11.D 药物治疗

治疗感染的抗菌和抗寄生虫药物是许多传染病控制项目的核心。（抗病毒药物可以抑制病毒感染，虽不能治愈它们，但有助于疾病控制。）除了提升自身健康水平，接受药物治疗的个体还降低了向他人传播感染的风险。在人群层面，大规模药物管理（MDA），即将抗生素或抗寄生虫药物分发给可治疗传染病的高发人群，如儿童除虫，被作为肠道蠕虫和血吸虫治疗和控制项目的一部分。MDA也是盘尾丝虫病（河盲症）控制项目的一部分。针对这些原生动物控制项目的MDA，其主要局限是，儿童和其他药物接受者很容易再次感染。为了使得MDA有效实施，还必须配套相应的健康教育和环境卫生项目。

药物治疗的第二个更普遍的问题是耐药性，目前多种感染因子均产生了耐药性，包括常导致皮肤感染的耐甲氧西林金黄色葡萄球菌（MRSA）、耐多药结核菌（MDR-TB）和耐药性淋球菌等。细菌（和一些其他类型的感染因子）通常对某些类型的抗生素敏感，当其暴露于合适剂量及类别的药物中时，将会被杀死。但是，越来越多的细菌已经对一些至少曾经对它们有效的抗生素产生了耐药性[24]。耐药性是由于感染因子基因变化而产生的，耐药性发展的主要原因之一似乎是抗生素滥用。如果患者有轻症的细菌感染，如支气管炎或轻症的耳道感染，仅需服用几天抗生素，而无需完成整个处方。如果患者略过部分剂量，就只能杀死敏感、较弱的细菌，顽强的细菌将会继续存活，这是生物学家称之为自然选择的过程。存活下来的细菌可能会对不合理使用的药物产生耐药性,这意味着该患者将难以使用普通抗生素来治疗其感染。更糟糕的是,该患者还可能把这种更顽强的细菌传染给其他人,而对他们来说,常见一线抗生素根本不起任何作用。另一种抗生素滥用行为是使用抗生素治疗病毒性感染,如普通感冒。这些病毒感染者实际无法通过服用抗生素受益,反而因使用抗生素杀死了体内有益的细菌,使体内已经存在的潜在有害细菌得以繁殖。这些更顽强的细菌可能会产生耐药性,迫使感染患者必须服用其他抗生素。

9.11.E　监测

监测系统追踪医院和其他信息源的传染性疾病报告,以确定疾病的发展模式、可能发生的暴发或疾病集群。当某特定地区(空间集群)或某特定时间(时间集群)出现疾病高发时,监测系统就会追踪这些信息。监测系统通常由政府管理,利用人群的持续监测,以便能够迅速监测到疫情,并采取相应的控制措施。

没有必要对全人群展开监测,通常选取几个具有代表性的诊所或社区参与哨点监测。从几个选定的"哨点"连续监测中获得的信息可用于向公共卫生官员通报社区卫生状况可能发生的变化。如果怀疑有可能发生疫情,可增加哨点数量开展更为严格的监测。被动监测指收集来自医学实验室上报的传染病诊断报告;主动监测指公共卫生官员联系卫生保健提供者询问他们是否看到特定类型疾病。它们是收集监测数据的另外两种方法。

作为监测的一部分而收集的卫生统计数据使得可以从社区、州、省以及国家层面了解人群中常见的疾病,也可识别异常健康状况的出现。如果没有关于发病率和患病率的基线数据,就很难判断被诊断出的病例数量是否异常。地方病通常出现在特定的人群中。流行(或暴发)是指某一疾病发病数超过正常数目,以及超出某一疾病散发病例数。大流行是世界范围的流行,例如某些流感病毒的流行。

9.11.F　消除和根除

诸如行为改变、环境和虫媒控制、接种疫苗和大规模药物管理等感染控制措施可用于限制某一局部地区的传染病发病率。当控制措施消除了区域内所有新发感染的风险时,就已经实现了该地区传染病的消除。

当以消除为目标时,可能有必要在疫情期间追踪和隔离(限制)患者及其所有主要接触者和次要接触者(主要接触者接触的人),以便控制疫情。2003 年 SARS 暴发期间,中国就采取了这一措施,帮助遏制了病毒的传播[25]。

对于某些传染病,至少在理论上,完全根除感染因子是可能的。即使在没有免疫或任何其他控制措施的情况下,在世界任何地方都没有被感染或患病的危险时,才能实现根除。要选择根除的对象,感染因子必须满足几项标准。第一,必须存在例如疫苗这样的可以有效阻断传播链的干预措施。第二,如果将疫苗作为根除策略的组成部分,疫苗接种者应该具备对感染的终身或长期免疫力。第三,目标传染病必须具有高致病性,感染者会产生明显的症状,很容易追踪。第四,当感染仅发生在人群中时,更有可能根除。如果人类和动物都是该感染的宿主,将不太可能监测和控制所有人类和动物病例[26]。

并非所有的感染都是合适的根除对象。根除运动需要大量工作人员和结构上的支持,以便进行密集的几周或几个月的大规模免疫接种和多年的后续监测。由于实现根除需要大量的时间、金钱和复杂的组织,因此只有那些严重的、极有可能根除成功的疾病才会被列为根除对象。除非有广泛的政治承诺和确保完成的支持系统,否则全球根除运动就无法开始。

迄今为止,唯一被根除的传染病是天花。大规模的全球免疫运动,包括对发生天花新发病例的地区重新接种疫苗,促进了 1979 年天花的成功根除。(由于几个实验室保存了天花病毒的样本,所以该疾病并未完全灭绝。当在自然界中不再发现感染因子时,根除就完成了。当感染因子在自然界或实验室中不再存在时,灭绝就完成了。)

如果全球免疫计划继续实施,直到没有脊髓灰质炎病例存在,脊髓灰质炎将很快被根除[27]。麦地那龙线虫病同样接近被根除,虽然没有麦地那龙线虫病疫苗,强调通过饮用水过滤去除携带麦地那龙线虫蚴的水蚤,以及教会被感染者远离水源,这样的健康教育项目使得每年报告的病例数量快速下降。在全球根除项目开展之前,每年有 100 多万麦地那龙线虫新发病例,但是到 2005 年,每年只有约 1 万病例,到 2010 年,全球病例不足 2000 例(图 9-5)[28-31]。其他传染性疾病正被考虑纳入未来根除的目标范围。

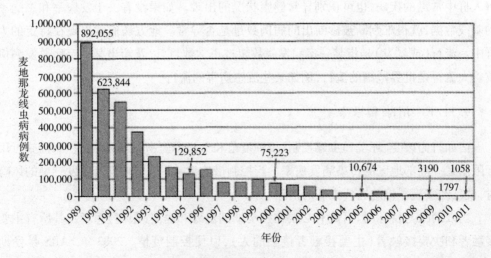

图 9-5 麦地那龙线虫病发病率

来源:数据来自 Monthly report on dracunculiasis cases, January-December 2010. *Wkly Epidemiol Rec.* 2011;86:91-92; Dracunculiasis eradication: global surveillance summary, 2006. *Wkly Epidemiol Rec.* 2007;82:133-140; Dracunculiasis eradication: global surveillance summary, 2005. *Wkly Epidemiol Rec.* 2006;81:173-182; *Guinea worm disease: countdown to eradication.* Geneva: WHO; 2012.

9.12　问题讨论

1. 高收入国家最常见的感染通常是由细菌和病毒引起的,您对世界上有许多疾病是由寄生虫引起的感到惊讶吗?

2. 流行病学使用"因子—宿主—环境(AHE)"三部分(有时候会添加虫媒作为第四类)来探索社区中导致传染性疾病的因素,请描述与腹泻、呼吸道疾病、虫媒传播疾病和性传播疾病相关的"AHE"因素。您选取的四种疾病的因素有何不同?"AHE"因素对于疾病控制和预防策略有什么意义?

3. 本章的表格将细菌、病毒和其他感染因子按"引起腹泻"和"疫苗可预防"等类别分类,这些表格中列举的感染因子还可按哪些方式进行分类?

4. 本章提到的所有传染性疾病中,您最希望根除哪一种? 为什么?

5. 您可以做出哪些具体的行为改变,采取哪些行动来降低感染的风险?

6. 您居住的社区存在哪些地方性传染病? 最近发生了哪些传染病?

7. 哪些传染性疾病符合根除需要满足的条件,可以作为全球根除运动的候选?

参考文献

1. *The global burden of disease:2004 update.Geneva:* WHO;2008.

2. Heymann DL,editor.*Control of communicable diseases manual*, 19th edition.Washington DC:American Public Health Association;2008.

3. Jacobsen KH,Koopman JS.Declining hepatitis A seroprevalence:a global review and analysis.*Epidemiol Infect.* 2004;133:1005-1022.

4. Young DB,Perkins MD,Duncan K,Barry CE III.Confronting the scientific obstacles to global control of tuberculosis.*J Clin Invest.* 2008;118:1255-1265.

5. Mac Kenzie WR,Hoxie NJ,Proctor ME,et al.A massive outbreak in Milwaukee of *Cryptosporidium* infection transmitted through the public water supply.*N Engl J Med.*1994;331:161-167.

6. Parashar UD,Burton A,Lanata C,et al.Global mortality associated with rotavirus disease among children in 2004.*J Infect Dis.* 2009;200(suppl 1):S9-S15.

7. Brun B,Blum J,Chappuis F,Burri C.Human African trypanosomiasis.*Lancet.* 2010;375:148-159.

8. Rassi A Jr,Rassi A,Marin-Neto JA.Chagas disease.*Lancet.* 2010;375:1388-1402.

9. Bern C,Maguire JH,Alvar J.Complexities of assessing the disease burden attributable

to leishmaniasis.*PLoS Negl Trop Dis.* 2008;2:e313.

10. Taylor MJ, Hoerauf A, Bockarie M. Lymphatic filariasis and onchocerciasis.*Lancet.* 2010;376:1175-1185.

11. Bockarie MJ, Pederson EM, White GB, Michael E. Role of vector control in the global program to eliminate lymphatic filariasis.*Annu Rev Entomol.* 2009;54:469-487.

12. Feasey N, Wansbrough-Jones M, Mabey DCW, Solomon AW. Neglected tropical diseases.*Br Med Bull.* 2010;93:179-200. 13.

13. Caimcross S, Muller R, Zagaria N. Dracunculiasis (Guinea worm disease) and the eradication initiative.*Clin Microbiol Rev.* 2001;15:223-246.

14. Steinmann P, Keiser J, Bos R, Tanner M, Utzinger J. Schistosomiasis and water resources development:systematic review, meta-analysis, and estimates of people at risk.*Lancet.* 2006;6:411-425.

15. King CH. Toward the elimination of schistosomiasis. *N Engl J Med.* 2009;360:106-109.

16. Bethony J, Brooker S, Albonico M, et al. Soil-transmitted helminth infections:ascariasis, trichuriasis, and hookworm.*Lancet.* 2006;367:1521-1532.

17. *Geographical distribution and useful facts and stats.* Geneva:WHO Partners for Parasite Control.

18. Hotez PJ, Fenwick A, Savioli L, Molyneux DH. Rescuing the bottom billion through control of neglected tropical diseases.*Lancet.* 2009;373:1570-1575.

19. Suzuki K, Akama T, Kawashima A, Yoshihara A, Yotsu RR, Ishii N. Current status of leprosy: epidemiology, basic science and clinical perspectives. *J Dermatol.* 2012;39:121-129.

20. Mariotti SP, Pascolini D, Rose-Nussbaumer J. Trachoma:global magnitude of a preventable cause of blindness.*Br J Ophthalmol.* 2009;93:563-568.

21. Merritt RW, Walker ED, Small PL, et al. Ecology and transmission of Buruli ulcer disease:a systematic review.*PLoS Negl Trop Dis.* 2010;14:e911.

22. Redding CA, Rossi JS, Rossi SR, Velicer WF, Prochaska JO. Health behavior models. *Int ElectronJ Health Educ.* 2000;3(S1):180-193.

23. Gubler DJ. The changing epidemiology of yellow fever and dengue,1900 to 2003:full circle? *Comp Immunol Microbiol Infect Dis.* 2004;27:319-330.

24. Goldbert DE, Siliciano RF, Jacobs WR. Outwitting evolution:fighting drug-resistant TB, malaria, and HIV.*Cell.* 2012;148:1271-1283.

25. Ou J, Li Q, Zeng G, Dun Z, Qin A. Efficiency of quarantine during an epidemic of se-

vere acute respiratory syndrome-Beijing, China, 2003. *Morb Mortal Wkly Rep.* 2003；52：1037-1040. 26.

26. Knobler S, Lederberg J, Pray LA, editors.*Considerations for viral disease eradication：lessons learned and future strategies.* Workshop Summary：Forum on Emerging Infections, Board on Global Health, Institute of Medicine, National Academy of Sciences. Washington DC：National Academy Press；2002.

27. Larson HJ, Ghinai I.Lessons from polio eradication.*Nature.*2011;473：446-447.

28. Monthly report on dracunculiasis cases, January-December 2010. *Wkly Epidemiol Rec.* 2011;86；91-92.

29. Dracunculiasis eradication：global surveillance summary, 2006.*Wkly Epidemiol Rec.* 2007;82：133-140.

30. Dracunculiasis eradication：global surveillance summary, 2005.*Wkly Epidemiol Rec.* 2006;81：173-182.

31. *Guinea-worm disease：countdown to eradication.* Geneva：WHO；2012.

第十章　全球传染病行动

艾滋病、结核病和疟疾是每年造成全球死亡最多的三种传染病。这些传染病的预防、诊断和治疗是全球健康特别行动的目标。

10.1　艾滋病、结核病和疟疾三种疾病的比较

HIV/AIDS、结核病(TB)和疟疾是大多数中低收入国家最关注的三大传染病。表10-1比较了这三大全球传染病控制行动所面临的一些挑战,它们有不同的感染因子和不同的传播途径,每种传染病每年都会导致数万人的死亡[1]。有一些主要的全球健康行动试图解决这三种传染病,其他行动则针对流感和其他传染病。本章重点介绍这些关键的传染病以及为减轻这些疾病造成的全球负担所做的努力。

表 10-1　艾滋病、结核病和疟疾的比较

疾病	艾滋病	结核病	疟疾
感染因子类型	病毒	细菌	原生动物
传染源	人类免疫缺陷病毒(HIV)	结核分歧杆菌	疟原虫
最初的传播方式	性交和毒品注射	液滴传播	蚊虫叮咬
是否可以治愈	否	是	是
2008 年全球成人及儿童死亡数	1800000	1300000	800000
2008 年全球死亡比例	3.1%	2.4%	1.5%
2008 年 5 岁以下儿童死亡数	190000	60000	710000
2008 年 5 岁以下儿童死亡比例	2.3%	0.7%	8.5%

来源:数据来自 *The global burden of disease:2004 update(May 2011 update)*.Geneva:WHO;2011。

10.2　艾滋病

人类免疫缺陷病毒(HIV)是一种类通过性交时的体液(包括血液、精液、阴道液或母乳)接触、共用注射针头或在分娩或哺乳期间通过母婴传播(MTCT)的病毒感染。

HIV 不会通过偶然接触如握手、共用餐具或共用厕所等传播。捐赠的血液和血液制品都需要检测 HIV,所以目前 HIV 很少通过输血传播。HIV 会破坏人体特定的白细胞,如 CD4⁺类白细胞,此类白细胞是免疫系统对抗感染所必需的。(几乎所有的 HIV 研究都集中研究 HIV1 类病毒(HIV-1),还有一种 HIV2 类病毒(HIV-2),只占世界 HIV 感染的一小部分,主要发生在西非。与 HIV-1 相比,HIV-2 进展更慢,症状也更温和[2]。)

获得性免疫缺陷综合征,简称 AIDS,是一种因 HIV 病毒感染破坏免疫系统细胞而产生的综合征。AIDS 是一类综合征而非传染源,所以人不会从他人处感染 AIDS,但人可能会感染 HIV,从而发展成为 AIDS。在艾滋病患者身上会出现一系列疾病,如间质性浆细胞肺炎(PCP)、卡波济氏肉瘤等,此类疾病均为"机会性感染",因为它们发生在机体免疫力被削弱到足以让感染因子有机会侵入的时候。低收入国家最常见的"机会性感染"包括结核病、细菌性肺炎、慢性腹泻和隐球菌等真菌感染[3]。

新 HIV 感染者也许会经历数天或数周类似流感的症状,但通常没有症状(图 10-1)。在这个阶段,新感染者的 CD4 细胞数量仍处于正常水平,但血液中的病毒载量很高(每立方毫米血液中病毒颗粒数量超标),而且此阶段很容易传播病毒[4]。

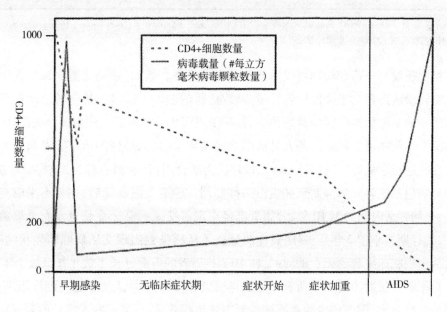

图 10-1　HIV 感染后 CD4⁺细胞数量和病毒载量

世界卫生组织(WHO)界定了艾滋病毒感染和继发感染的四个临床阶段(表 10-2)[3]。第一阶段和第二阶段可能持续几周至 20 多年,感染者无临床症状,或仅有轻微症状,如皮肤感染和复发性呼吸道感染。第三阶段的症状更为严重,如复发性呼吸道感染、持续性发热、肺结核、口腔溃疡,以及由于慢性腹泻导致的 10% 以上的体重下降。CD4 细胞数量开始下降,血液中的病毒载量开始上升。在第四阶段,严重的机会性感染标志着艾滋病的开始,CD4 细胞数量会降至极低(每立方毫米低于 200 个[3]),并可能下降到无法检测的水平。

表 10-2　世界卫生组织对于艾滋病阶段以及基于临床症状的疾病分类

	早期感染	第一阶段	第二阶段	第三阶段	第四阶段
艾滋病相关症状	无症状	无症状	轻微	加重	严重
体重	正常	正常	体重减轻少于 10%	体重减轻超过 10%	HIV 消瘦综合征
运动能力等级	无症状	无症状,可进行日常活动	有症状,可进行正常活动	过去 1 个月卧床时间少于 50%	过去 1 个月卧床时间超 50%
常见临床症状	急性逆转录病毒综合征:最初感染后约 2—4 周出现类似流感症状,几周内可消退	持续性身体多部位淋巴结肿大	轻微皮肤问题(如真菌感染和口腔溃疡);上呼吸道感染	慢性腹泻、持续性发热、鹅口疮、肺结核、严重的细菌感染,如肺炎和脑膜炎	慢性腹泻、持续性发热、复杂感染和艾 HIV 相关癌症

来源:信息来自 Interim WHO *clinical staging of HIV/AIDS case definitions for surveillance*:*African Region*(WHO/HIV/2005.02).Geneva:WHO;2005.

目前还没有疫苗和药物可以治愈艾滋病毒感染。然而,感染艾滋病毒的人可以服用抗逆转录病毒药物来降低病毒数量,减缓症状的进展。(同样,抗逆转录病毒药物可作为已知的艾滋病毒暴露的紧急预防,如护士或医生被艾滋病人注射的针头误伤,在此种情况下该药物可以降低医务人员被感染的概率[5]。)目前最好的治疗艾滋病的方法是高活性抗逆转录病毒疗法(HAART),该疗法为联合用药(有时也称为"鸡尾酒疗法"),治疗药物包括逆转录酶抑制剂和蛋白酶抑制剂。感染艾滋病毒后,如果不采取鸡尾酒疗法,平均存活时间约为 10 年;若患者已经出现了艾滋病临床症状且没有采取鸡尾酒疗法,生存期将小于 2 年[2]。鸡尾酒疗法延长了从感染到出现艾滋病临床症状的时间,以及从出现临床症状到死亡的时间,使 HIV 感染者的寿命延长了数年甚至数十年[6]。

鸡尾酒疗法并不适用于所有艾滋病毒感染者,因为有些人无法忍受副作用,有些人不坚持治疗方案,漏服或少服都不能达到有效治疗效果,还有一些人感染的是耐药性艾滋病毒[7,8]。即使这些药物确实降低了病毒载量,它们也不能完全治愈艾滋病或缓解所有症状。一旦停止治疗,血液内的艾滋病毒水平可能会迅速上升[9]。尽管如此,仍有数百万的艾滋病毒感染者因为无力承担鸡尾酒疗法的高额费用而无法接受治疗。全球只有大约 47% 的艾滋病毒感染者正在服用抗逆转录病毒药物[10]。覆盖率从北非和中东的 10% 到东亚的 32%、南亚的 37%、撒哈拉以南非洲的 49% 和拉丁美洲的 64% 不等[10]。

流行速度之快是艾滋病的一个显著特点。1981 年,美国确诊了世界上第一例同性恋艾滋病病人(20世纪80年代前世界上其他地区也有可能已经出现了艾滋病患者,但无记载)[11],到20世纪90年代早期,全球有1000万人携带艾滋病毒。到20世纪90年代中期,有2000万人感染了艾滋病毒。到21世纪初,全球已有超过3000万人感染了艾滋病毒[12]。

艾滋病发生在全球各个地区,一些地区承受着特别沉重的疾病负担,尤其是撒哈拉以南的非洲(表10-3,图10-2)[10,13]。然而,全球各地区的感染率也不一致。例如,非洲东部和南部育龄成年人中HIV感染率约为7.1%,而非洲西部和中部的感染率为2.8%[10]。

表10-3 2010年艾滋病统计数据

地区	成年人(15—49岁)艾滋病毒感染率	感染艾滋病毒的成年人与儿童总数	该地区艾滋病病例占全球的比例	携带艾滋病毒的成年人中女性的比例	2010年新感染艾滋病毒的成年人与儿童总数	2010年死于艾滋病的成年人与儿童总数	该地区死于艾滋病的病例占全球的比例
非洲	4.7%	22900000	67%	59%	1900000	1200000	67%
美洲	0.5%	3000000	2%	31%	170000	96000	2%
欧洲	0.4%	2300000	4%	32%	190000	99000	4%
南亚、东南亚	0.3%	3500000	10%	37%	210000	230000	13%
北非、中东	0.2%	560000	9%	40%	82000	38000	5%
东亚、大洋洲	0.1%	130000	7%	28%	130000	80000	6%
全球	0.8%	34000000	100%	50%	2700000	1800000	100%

来源:数据来自 Global HIV/AIDS response:progress report 2011.Geneva:WHO/UNAIDS/UNICEF;2011。

撒哈拉以南非洲的人口只占全球人口的10%多一点,但艾滋病毒感染者中约有三分之二生活在该地区。15—49岁的非洲成年人中有近5%感染了艾滋病毒。在一些非洲南部国家,超过25%的育龄成年人(15—49岁)感染了艾滋病毒[13]。在20世纪90年代和21世纪初,艾滋病导致许多国家的期望寿命大幅下降,并改变了非洲部分地区的社会结构[14]。几乎所有的感染和死亡都发生在青壮年和中年人身上,老年人被迫照顾他们患病的成年子女和年幼的孙辈。如果祖父母已经去世或无法照顾孩子,"艾滋孤儿"(父母双亡,至少有一人死于艾滋病)往往无家可归,流落街头。与高峰时期相比,大多数撒哈拉以南非洲国家的艾滋病发病率有所下降,获得抗逆转录病毒药物的机会显著增加,这有助于减少每年因艾滋病患死亡的人数。尽管如此,有近2300万撒哈拉

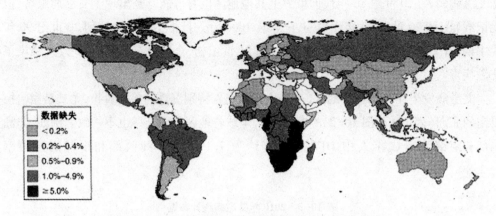

图 10-2　15—49 岁成年人感染艾滋病毒的比例,2010 年

来源:数据来自 *Report on the global AIDS epidemic 2010*.Geneva:UNAIDS;2011。

以南非洲人感染艾滋病毒,且有数百万人无法获得抗逆转录病毒药物[10]。

任何接触含有 HIV 病毒的血液或体液的人都可能感染艾滋病毒。(这也是相关工作者需要使用防护措施的原因,例如在看护病人、清理溢出物或脏衣服时戴手套)。某些人群,如性工作者、男男性接触者(MSM)、注射吸毒者(IDU)和囚犯,风险较高,因为他们可能发生高风险行为,增加了他们与血液和其他体液接触的可能性。由于受到歧视,他们获得医疗服务的机会也是有限的。很多人处于危险中,因为他们没有接受过有关艾滋病预防的教育,或者因为不认为自己处于危险之中而没有采取预防措施。全球的健康工作者必须继续开展艾滋病健康教育工作,因为当人们不再担心患病风险时,发病率往往会增加。

女性感染艾滋病毒的生物学和社会风险高于男性[15]。从解剖学上讲,女性阴道壁很薄,在性交过程中可能会撕裂,从而促进艾滋病毒进入血液。女性通过异性性行为感染艾滋病毒的可能性是男性的 2 倍。从社会学角度来看,女性的结婚年龄比男性更小,可能无权要求使用安全套,从而更有可能成为性暴力的受害者。在 15—24 岁的撒哈拉以南的非洲人中,女性感染 HIV 病毒的人数几乎是男性的 3 倍[10]。在一些国家,大多数感染艾滋病毒的女性已经结婚,其中很多女性是通过丈夫感染。女性往往不愿要求丈夫或伴侣使用安全套,因此,教育和鼓励人们正确使用安全套来保护自己的健康,对预防 HIV 有重要的贡献。

2010 年,全球约有 340 万儿童(0—14 岁)感染艾滋病毒,约 39 万儿童患有艾滋病,25 万儿童死于艾滋病[10]。这些儿童中绝大多数是通过母婴传播感染的。婴儿可能在怀孕、分娩或哺乳期间被母亲感染。在没有任何药物干预的情况下,感染艾滋病毒的母亲所生的婴儿在分娩期间感染艾滋病毒的风险约为 15%—30%[16]。如果母亲在怀孕期间服用抗逆转录病毒药物,传播的可能性会低得多,因为病毒载量低的母亲在分娩期间将病毒传染给婴儿的风险较低[17]。采用鸡尾酒疗法时,母婴传播艾滋病的风险约为2%或更低[18]。即使是母亲在怀孕期间没有服用抗逆转录病毒药物,如果她们在分娩时注射单剂量奈韦拉平,且在婴儿出生后给婴儿也注射单剂量奈韦拉平,则母婴传播艾滋病的风险也会降至5%以下[19]。(齐多夫定也常用来预防艾滋病毒的母婴传播。)

艾滋病毒通过母乳排出,母乳喂养几个月的婴儿感染艾滋病毒的风险可高达25%—45%[16],母亲未服用抗逆转录病毒药物的婴儿风险最高。鼓励感染艾滋病毒的母亲使用配方奶粉替代母乳,然而,许多携带艾滋病毒的母亲除了母乳喂养别无选择。一些人买不起奶粉,另一些人没有可靠的清洁水源,混合配方奶粉使用的不安全水导致的腹泻死亡风险高于母乳感染艾滋病毒的风险,母亲们则经常会被迫在这两种危险中进行选择。

控制艾滋病流行的最重要的途径就是加强预防(表10-4)[10,20]。一项运动使用"ABC"来提醒人们要禁欲(Abstinent)、性需求旺盛时需专一、在每次性行为中坚持正确使用安全套(Condom)。20世纪90年代,该方法在乌干达帮助减少了超过一半的艾滋病患病率[21]。ABC方法的作用是防止未感染艾滋病毒的人感染艾滋病毒,并帮助艾滋病毒感染者保持健康。由于艾滋病毒具有变异性,被感染的人需要保护自己免受其他亚型艾滋病毒的感染。(男性包皮环切术最近也被证明可以显著降低HIV感染的风险[22],但这并不意味着不需要使用安全套来预防HIV和其他性传播疾病。)

表10-4　艾滋病的预防和治疗措施

预防措施(初级预防)	治疗措施(二次预防)
·安全性行为,包括使用安全套 ·使用全新的针头进行药物注射 ·男性包皮环切 ·治疗其他性传播疾病 ·安全、经过筛选的血液供应 ·使用抗逆转录病毒药物,妊娠期预防母婴传播,职业暴露后预防感染 ·关于禁欲、使用安全套、治疗性病、使用抗逆转录病毒药物预防母婴传播的健康教育,为携带艾滋病毒的母亲提供母乳替代品 ·艾滋病毒义务咨询和检测(VCT),使艾滋病毒感染者能够采取步骤防止病毒传播给他人 ·在处理血液和其他体液时使用通用的安全预防措施	·治疗机会性感染 ·复方新诺明 ·高效抗逆转录病毒治疗(HAART) ·姑息疗法(疼痛管理)

来源:数据来自 Global HIV/AIDS response:progress report 2011.Geneva WHO/UNAIDS/UNICEF;2011; and Wagstaff A,Claeson M.Hecht Rm.Gottret P,Fang Q.Millennium Development Goals for health;what will it take to accelerate progress? In:Jamison DT,Breman JG,Measham AR,et al.editors.*Disease control priorities in developing countries*,*2nd edition*.Washington DC:Oxford University Press and IBRD/World Bank;2006。

少数主要的全球健康倡议正在寻求减少HIV感染的发生率以及延长艾滋病患者

寿命的方法。其中包括美国总统防治艾滋病紧急救援计划（President's Emergency Plan For Aids Relief, PEPFAR）、国际艾滋病疫苗行动组织（IAVI International AIDS Vaccine Initiative）、全球基金和其他机构。PEPFAR 于 2004 年启动, 2010 年向全球 300 多万人提供了抗病毒逆转录药物, 目前正在扩大覆盖面[23]。IAVI 正在研发和测试多种候选的艾滋病疫苗。全球基金向接受赠款的国家提供资金, 用于这些国家应对艾滋病、结核病和疟疾三大疾病[25], 资金来源于多个捐助国、基金会、私人组织和其他机构。

10.3 结核病（TB）

结核病（TB）是由结核分枝杆菌引起的疾病。结核病可以影响身体的任何部位, 但其通常发生在肺部, 称为肺结核。结核病被称为"消耗性疾病", 因为患者会被疾病所消耗, 并发展为咯血、持续发烧、身形消瘦及面色苍白。

结核感染（潜伏性结核）和结核病（活动性结核）是有区别的。全球有超过三分之一的人感染了结核杆菌, 但只有大约 5%—10% 的感染者在其一生中才会发展成结核病[26]。结核分枝杆菌通过空气传播, 但只有患活动性结核病的人才具有传染性。未经治疗的活动性结核病人每年可能会传染一些人, 尤其是如果他们有长期、频繁的往来[27]。

任何人都有可能感染结核, 低收入人群、具有营养不良、有基础疾病的人、吸烟者, 以及在拥挤、通风不良、空气污染较严重的室内居住或工作的人感染率更高[28]。

结核病发生在世界各个角落, 非洲和亚洲的结核感染率最高（图 10-3, 表 10-5）[29]。全球每年约有 1000 万新发结核病例, 约 1200 万结核病患者, 100 多万人死于结核（不包括那些因合并感染结核而死亡的 HIV 感染者）[29]。最近几十年, 全球大多数区域, 尤其是高收入地区的结核发病率有所下降, 但撒哈拉以南非洲的发病率仍在上升（图 10-4）[30]。

表 10-5　全球结核病统计, 2010

地区	2010 年每 10 万人中新增结核发病率	2010 年新增结核病例数	2010 年结核病例总数	每 10 万人中结核病死亡人数	2010 年死亡总人数（不包括死于艾滋病的人数）	成年结核病例中感染艾滋病毒的比例	新发结核病例中多重耐药结核的比例
非洲	276	2300000	2800000	30	250000	39%	2%
南亚、东南亚	193	3500000	5000000	27	500000	5%	2%
北非、中东	109	650000	1000000	16	95000	2%	3%

续表

地区	2010年每10万人中新增结核发病率	2010年新增结核病例数	2010年结核病例总数	每10万人中结核病死亡人数	2010年死亡总人数（不包括死于艾滋病的人数）	成年结核病例中感染艾滋病毒的比例	新发结核病例中多重耐药结核的比例
东亚、大洋洲	93	1700000	2500000	8	130000	2%	5%
欧洲	47	420000	560000	7	61000	5%	12%
美洲	29	270000	330000	2	20000	13%	2%
全球	128	8800000	12000000	15	1100000	13%	3%

来源：数据来自 *Global TB control report 2011*.Geneva：WHO；2011。

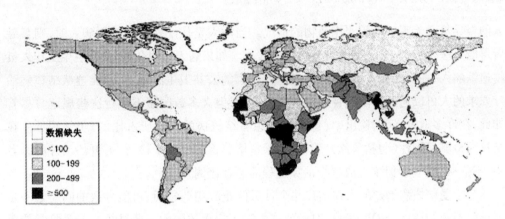

图10-3 每10万人中结核病例数,2010

来源：数据来自 *Global TB control report 2011*.Geneva：WHO；2011。

HIV 感染者比非感染者更易患活动性结核病,而结核病是艾滋病患者的主要死因之一。全球约13%的结核患者感染艾滋病毒,但在撒哈拉以南非洲地区,这一比例接近40%[29]。每年大约有四分之一的艾滋病患者死于结核感染[31]。早期诊断结核病对生存至关重要,尤其是在撒哈拉以南非洲,肺部感染患者因为担心在诊断出结核病的同时也会诊断出艾滋病[32],所以可能延缓就医。延误诊断造成了不必要的结核病高死亡率,HIV 感染者可以治好结核病,条件是患者的身体状况必须足够好,能够在数月的抗生素治疗后存活下来[33]。

结核病的标准治疗方案包括连续6个月或更长时间每天服用多达5种不同的药物。前两个月最为关键,但坚持完成整个治疗过程也同样重要,只有这样才能杀死所有的细菌,包括最顽强的细菌。世界卫生组织推荐的治疗方案称为"直接面视下短期化疗"(DOTS),其关键部分是"直接面视",接受短程化疗的结核患者需要有一名训练有

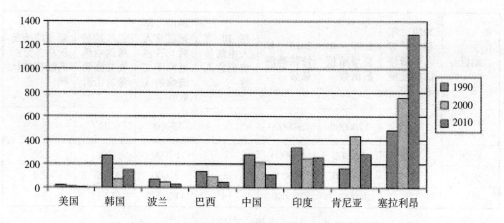

图 10-4　每 10 万人中结核病例数,1990—2010

来源:数据来自 *Global TB control report 2011*.Geneva WHO;2011。

素的督导员每天观察他们服用药物的情况。当病人是住院病人或诊所病人时,则督导者可能是医生或护士,也可能是其他社区人员。如果病人漏服药物,公共卫生工作人员将追踪病人,并确保病人遵守医嘱。(一些国家的公共卫生法规定,不能遵从结核病治疗要求的人可以通过住院监督或监禁进行治疗,但大多数国家不执行这些规定。)尽管如此,在许多地方,病例检出率(即被诊断患有结核病的人群所占比例)仍然很低。在结核病检测呈阳性(包括痰涂片镜检、实验室培养检测或分子检测)并开始治疗的患者中,不依从率(确诊但未完成整个治疗过程的患者比例)很高[29]。

当接受结核病治疗的人在治疗几个月后停止服用药物时,可能导致的问题之一是出现耐多药结核病(MDR-TB),对标准抗生素治疗无效的耐多药结核病成为日益严重的问题。据估计,全球 3% 的结核病例对至少一种结核药物具有耐药性,在某些国家,这个比例还要更高[29]。耐多药结核病可以通过 DOTS-PLUS 疗法进行治疗,但药物更昂贵,疗程更长,通常为 2 年,而不是 6 个月。广泛耐药结核病(XDR-TB)和完全耐药结核病(TDR-TB)引起了全球健康新的关注[34]。

卡介苗(BCG)已经在多个国家广泛使用,但它只能为大约一半的接种者提供保护[35]。结核病的标准检测方法是 PPD 检测(也称为结核菌素皮内检测),即在皮肤下注射少量结核菌蛋白来观测身体的反应。结核病患者会产生免疫反应,并在注射部位出现皮疹。如果一个人 PPD 检测呈阳性,那么他将接受 X 射线胸片检查,来查看体内是否有感染。还可进行痰液检测,分析深度咳嗽产生的痰液中是否存在结核杆菌。一些工作场所和学校需要员工和学生检测并证明他们没有患结核病。卡介苗的一个缺点是,接种过卡介苗的人通常在 PPD 检测中呈阳性,因此需要更多检查来证明他们实际上没有患结核病。多种新型结核病疫苗还处于开发和测试过程中,还没有准备好广泛使用。

一些干预措施有助于减轻结核病的个人和公共卫生负担(表 10-6)[20]。控制结核病的传播还需要有可以支持诊断和治疗的系统,包括持续的药物供应系统,以及可以使政府追踪结核病的预防、诊断及治疗进程的报告系统。

表 10-6　结核病的预防和治疗措施

预防干预(初级预防)	治疗干预(二级预防)
·结核患者接受直接面视治疗(DOTS),以预防耐药菌株的传播和出现 ·接触物的检测和处理 ·卡介苗免疫	·确诊后接受直接面视治疗(DOTS)直至治愈 ·早期发现活动性结核病例

来源:信息来自 Wagstaff A,Claeson M,Hecht RM,Gottret P Fang Q Millennium Development Goals for health;what will it take to accelerate progress? In:Jamison DT,Breman JG,Measham AR,et al.editors.*Disease control priorities in developing countries*,2nd edition.Washington DC:Oxford University Press and IBRD/World Bank;2006。

临床医生、公共卫生工作者和结核病高发社区的成员通过诊断、治疗和支持结核患者,在地方及国家结核病控制中发挥着关键作用。在全球层面,结核病控制工作正在由"控制结核病伙伴关系"主导,汇集了来自世界卫生组织和其他国际组织、国家和地方政府组织、基金会、非政府组织(包括患者支持网络)、实体私营部门(包括制药和诊断公司)以及大学和科研机构等参与方的代表。"遏制结核病"全球合作伙伴组织(Stop TB Partnership)的目标包括扩大 DOTS 疗法的可及性、改善结核—艾滋病毒联合感染的治疗、处理耐多药结核病、增加先进实验室检测的应用,以及开发新的结核疫苗、诊疗手段和药物[36]。

10.4　疟疾

疟疾是由原生动物疟原虫引起的寄生虫感染。已知引起人类感染的疟原虫有 5 种:镰状疟原虫、间日疟原虫、三日疟原虫、卵形疟原虫和诺氏疟原虫。感染任何一种都可能导致周期性发热、头痛和关节痛,在某些情况下还可能导致器官衰竭和脑部炎症,尤其是儿童。镰状疟原虫感染是最严重的,全球约 90%的疟疾病例由它所引起[37]。

引发疟疾的寄生虫通过雌性按蚊从一个人传给另一个人,而雌性按蚊需要吸血才能产卵。蚊子通常在日落和日出之间寻找可吸取的血液。一旦吸血,蚊子就会在水中产卵。任何积水的地方(池塘、湖泊、水坑,甚至积存雨水的水桶和旧轮胎)都可以作为蚊子的栖息地。与修路建设、采矿、伐木、农业和灌溉有关的环境变化也可能造成蚊子的繁殖,进一步增加蚊子的数量[38]。疟疾的发病率随季节而变化,一般在蚊子数量增多的雨季增加。

疟原虫有非常复杂的生命周期(图 10-5)。蚊子通过叮咬受感染的人而感染疟原虫。疟原虫在蚊子的肠道内经历了多个发育阶段后,进入蚊子的唾液腺,并在蚊子吸血时被注射到人体内。一旦进入人体,疟原虫就会转移到肝脏并快速繁殖。几天后,成熟的疟原虫进入血液并侵入携带氧气的红细胞。疟原虫在红细胞内生长和分裂,每隔2-3天(取决于疟原虫的种类),红细胞就会破裂,将疟原虫和毒素释放到血液中,导致发烧、寒战以及贫血。如果不治疗,这种循环可以持续10到14天甚至更长时间。

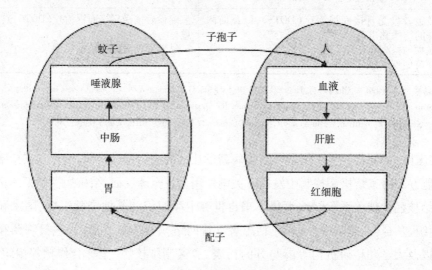

图 10-5 疟原虫的生命周期

尽管任何人都可能感染疟疾,儿童和孕妇最容易出现严重并发症和死亡。患有疟疾的儿童有罹患严重贫血和脑疟疾的危险,其特征是昏迷和抽搐。如果儿童在脑疟疾中存活下来,他们可能会有永久性的脑损伤和学习障碍[39]。在疟疾流行地区长大的成年人通常对严重的疟疾有一定程度的抵抗力[40]。然而,女性怀孕期间对疟疾的易感性增加,并发症也很常见,因为孕妇经常贫血,在疟原虫破坏额外的红细胞之前,红细胞太少,无法携带氧气。因此,患有疟疾的母亲所生的婴儿发生低出生体重和其他分娩并发症的风险也会增加[41]。

每次疟疾发作都会导致数天或数周的生产力损失,包括缺勤或缺课,以及丧失劳动能力[42]。最常见的感染季节是农民种植和收获庄稼的季节,疟疾(或照顾疟疾患者)使家庭成员在这一关键时刻无法下地劳作,从而可能导致所有家庭成员长期营养不良。一名儿童每年可能会出现数次疟疾临床发作,由于缺课和贫血导致的持续虚弱,使儿童长期存在学习成绩下降的风险。疟疾造成的生产力损失也波及到整个国家,疟疾负担分布的世界地图(图 10-6)看起来与贫困分布的世界地图非常相似[42]。疟疾流行国家的经济增长率也低于没有疟疾的国家[43]。

全球每年发生数亿例疟疾急性临床病例,导致 50 多万人死亡,其中大多数是儿

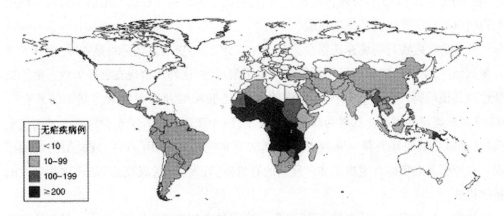

图 10-6　每 1000 人中疟疾病例数, 2009

来源:数据来自 Cibulskis RE, Aregawi M, Williams R, Otten M, Dye C.Worldwide incidence of malaria in 2009:estimates, time trends, and a critique of methods.*PLoS Med.* 2011;8:e1001142。

童[37]。疟疾负担最重的国家在撒哈拉以南非洲,90% 以上的疟疾死亡发生在那里,亚洲部分地区也深受疟疾影响(表 10-7)[37]。大多数疟疾病例发生在热带地区,那里蚊子常年存活,通过喷洒杀虫剂控制环境,以及开展土地和水资源管理都十分有限。

表 10-7　2010 年地区疟疾负担

地区	估计病例数	该地区疟疾临床病例占全球的比例	恶性疟原虫致病比例	估计疟疾死亡人数	该地区疟疾死亡率负担占全球的比例
非洲	174,000,000	81%	98%	600,000	91%
南亚、东南亚	28,000,000	13%	54%	40,000	6%
北非、中东	10,000,000	55	82%	15,000	2%
中东、大洋洲	2,000,000	1%	77%	5,000	1%
美洲	1,000,000	<1%	34%	1,000	<1%
欧洲	200	0%	0%	0	0%
合计	216,000,000	100%	91%	655,000	100%

来源:数据来自 *World malaria report 2011*.Geneva:WHO; 2011。

全球近一半的人口生活在疟疾发生地区,这一比例可能还会上升[44]。直到 20 世纪中期,疟疾一直是美国和地中海地区的地方病,远在北方的加拿大和西伯利亚也有病例报告。WHO 在 20 世纪 50 年代和 60 年代发起的大规模杀虫剂喷洒计划,消除了数十个国家的疟疾,但疟疾有可能再次流行,特别是由于人们越来越担心喷洒杀虫剂对环境的影响以及蚊子产生抗药性的风险[45]。

有效的抗疟疾药物现在还很少。几十年来,治疗疟疾的首选药物是氯喹,但在世界大多数地区,常见的疟原虫已经对氯喹产生了耐药性,这种药物现在已经失效。疟原虫株也对其他药物产生了耐药性[46],如磺胺多酮/乙胺嘧啶和以青蒿素为基础的药物[47]。WHO 强烈建议使用以青蒿素为基础的联合治疗(ACT),它结合了至少两种不同的抗疟药物(如蒿甲醚加鲁美芬三嗪或青蒿琥酯加甲非喹),联合用药可以减缓耐药性的出现。由于引起疟疾的寄生虫是非常复杂的有机体,开发新药(或疫苗)是一项相当大的科学挑战。

随着疟疾治疗变得越来越困难,其预防变得越来越重要(表 10-8)[20]。尽管从非疟疾流行地区到疟疾流行地区的旅行者通常服用预防性抗疟药物,但这些药物在预防疾病方面并不完全有效。更重要的是,鼓励生活在高度流行地区的人们预防用药既不现实也不健康,既增加了成本,还可能存在长期副作用。在各种疟原虫不再对现有抗疟药物敏感的情况下,广泛使用抗疟药物将有助于发展耐药疟原虫。

预防疟疾的唯一可靠方法是避免所有蚊虫叮咬,因此鼓励人们使用经杀虫剂处理的蚊帐(ITNS),在人与蚊子之间设置网状屏障,并能杀死靠近蚊帐的蚊子。实地研究表明,持续使用 ITNS 蚊帐可显著降低儿童死亡率[48]。同样重要的是,疟疾患者要待在蚊帐里面,这样蚊子就叮咬不到他们从而不会成为疟疾的携带者。许多在疟疾流行地区长大的成年人即使没有症状但在其血液中也可能持续存在疟原虫,所以所有生活在危险地区的人,包括儿童和成人,都应该坚持使用经杀虫剂处理的蚊帐。蚊帐通常必须每年在拟除虫菊酯杀虫剂中重新浸泡一至两次,以保持其作为杀虫剂的效力[49];有的长效防虫蚊帐(LLINS)可以有效使用好几年。

其他的屏障方法包括,在一天中蚊子最容易叮咬的时候,穿可以遮盖胳膊和腿的衣服,在可能的情况下,用屏风或窗帘遮住门窗。驱蚊剂,如"驱虫喷雾剂"、蚊香垫和蚊香圈也很有帮助,因为它们可以减少蚊子在房屋附近的积水产卵。此外,室内杀虫剂喷洒(IRS)也有助于杀死家中的蚊子。不幸的是,大多数疟疾患病风险最大的家庭用于预防疟疾的钱很少甚至没有[50]。

在全球层面,遏制疟疾伙伴关系组织(Roll Back Malaria,RBM)汇集了 WHO、UNICEF、其他多边组织以及来自疟疾流行国家的政府及其他捐助国、研究人员、基金会代表、非政府组织、学术界和私营部门等参与方,来加强和巩固有效的疟疾预防和治疗技术[51]。其他伙伴关系组织,如疟疾药物风险投资(Medicines for Malaria Venture,MMV)和疟疾疫苗行动(Malaria Vaccine Initiative,MVI),正在致力于研发新的预防、诊断和治疗工具,以减轻疟疾造成的疾病负担[52]。

10.5　流感

　　全球健康专业人员一直担心全球暴发流感的可能性。流感病毒可引起发烧和呼吸道疾病,也可使现有疾病恶化(特别是肺病和心脏病)。("肠胃流感"并非由流感病毒引起。)虽然流感致死通常发生在老年人和免疫功能低下的人群中,但任何感染流感的人都可能死于流感。20 世纪最严重的流感大流行发生在 1918 年和 1919 年的第一次世界大战期间,导致了大量的年轻的成年人死亡[53]。

　　流感病毒影响人类和许多动物,包括鸡、鸭、猪、马,甚至狗、鲸和蝙蝠等。两种主要类型的流感病毒导致疫情在人类之间的流行,甲型流感病毒和乙型流感病毒。甲型流感病毒可以进一步根据其表现的表面抗原类型进行分类。甲型流感的两种主要表面抗原是血凝素(H)和神经氨酸酶(N)。甲型流感病毒株的分类使用 H3N2 和 HINI 等缩略语,这些缩略语源自血凝素和神经氨酸酶类型。表面抗原是由人体免疫细胞"读取"的蛋白质。免疫细胞能识别出一些免疫系统之前击退的感染因子,并能迅速作出反应,阻止这些感染再次发生。这种主动免疫可能由以前的感染或免疫引起。

　　所有的感染因子,无论是新出现的还是在人群中长期存在的,都在不断地适应和变化,并或多或少具有传播性、传染性、致病性和毒性。流感病毒通过改变其表面抗原来欺骗宿主的身体,使宿主的免疫系统无法识别它们。改变表面抗原有两个过程。当细微的基因突变引起抗原的小幅度变异时,抗原漂移就发生了。抗原漂移解释了为什么感染一种 H3N2 流感可能不会对另一种形式的 H3N2 产生免疫。抗原漂移使得每年都需要开发新的流感疫苗。当两种截然不同的流感病毒攻击同一细胞时,就会发生抗原转移,这两种病毒的遗传物质就会重组,形成一种新型流感。抗原转移导致 1997 年东南亚出现 H5N1 禽流感毒株,该毒株在鸟类中迅速传播,影响家禽(如鸭、鸡)和野生候鸟。有时,人类也会感染这些新的"禽流感"毒株并严重患病。如果该毒株具有容易在人与人之间传播的能力,就可能导致大流行。2009 年暴发了一场大流行,当时一种名为 H1N1 的"猪流感"开始在人群中广泛传播[54]。

　　流感是说明全球旅行如何有助于传播新变异感染因子的很好例子。感染者可以在一两天内飞往世界任何地方,并引发新的感染。另一方面,全球旅行和通信也可能使医疗设备和知识能够迅速共享,并使公共卫生官员能够立即对可能的流感暴发发出警报,有助于控制大流行。在 2009 年 H1N1 大流行期间,修订的《国际卫生条例》指导了全球协调应对该疫情。各国向 WHO 报告 H1N1 病例,WHO 利用其大流行警报系统向会员国和公众通报疫情的传播情况。在大流行之前发起的协调疫苗能力建设使全球制药公司及其他参与方能够加快开发、测试和生产 H1N1 疫苗。在 H1N1 出现前实施多年的地方、国家和全球防备计划可以指导对大流行的反应,当下一次大规模流感大流行出现时,这些进一步完善的计划就可以得以实施。

10.6　其他全球传染病行动

一系列新的全球行动正在寻求控制或根除其他传染病,其中一些项目针对特定疾病。例如,由 WHO、UNICEF、美国疾病控制与预防中心和扶轮国际等机构牵头的全球脊髓灰质炎根除行动已将全球脊髓灰质炎感染发生率降低 99%,并希望在几年内实现根除[57]。有些行动侧重于技术,例如,全球疫苗免疫联盟(GAVI)在开发、测试和证明安全有效的新疫苗后会帮助低收入国家尽快获得新疫苗[58],GAVI 帮助各国获得的特定疫苗是根据每个伙伴国家的需要量身定制的。

越来越多的项目开始针对被忽视的热带病(NTDs)。卡特中心成立于 1982 年,致力于根除麦地那龙线虫,并在这些传染病流行的地区广泛控制河盲症、淋巴丝虫病、血吸虫病和沙眼[59]。2012 年,比尔和梅琳达·盖茨基金会(Bill & Melinda Gates Foundation)、多家大型制药公司和其他合作伙伴宣布了一项计划,争取到 2020 年控制 10 种主要的被忽视的热带病(包括麻风病、非洲昏睡病、南美锥虫病、内脏利什曼病和土壤传播的寄生虫病)[60]。

所有这些疾病控制项目,以及针对艾滋病、结核病、疟疾、流感等的控制项目,都需要大量金融、技术和业务支持,参与方包括国际和国家政府机构、各种非政府组织、企业、慈善机构、科学家和其他研究人员、卫生专业人员和当地志愿者。这些伙伴关系的成功取决于所有参与方对实现公共卫生目标所作的承诺。

10.7　问题讨论

1. 大多数艾滋病毒感染者将受益于抗逆转录病毒治疗,但许多人无法获得这些药物。获得这些药物的障碍有哪些? 哪些方法可以克服这些障碍?

2. 哪些因素导致了一些地区艾滋病发病率和患病率的增加或下降? 如何预防感染?

3. 哪些特殊人群有感染艾滋病毒的风险? 哪些公共卫生干预措施可以降低这些人群的感染率?

4. 为什么世界上每个国家都需要关注结核病?

5. 为什么即使有许多预防疟疾感染的工具,疟疾仍然每年夺去数百万儿童的生命? 可以采取哪些额外措施来预防疟疾死亡?

6. 对比分析艾滋病、疟疾和结核病的全球影响。

7. 您以前对 H1N1 型流感的出现有何反应? 您是否为此改变过您的日常? 您将如

何应对下一个出现的流感毒株?

8. 个人、家庭、社区、学校和国家应如何准备应对可能暴发的流感?

9. 访问寻求控制、消除或根除某种特定传染病的组织或伙伴关系组织的网站,他们在实现组织目标方面取得了哪些进展?

参考文献

1. *The global burden of disease*:*2004 update*(*May 2011 update*).Geneva:WHO; 2011.

2. Jaffar S,Grant AD,Whitworth J,Smith PG,Whittle H.The natural history of HIV-l and HIV-2 infections in adults in Africa:a literature review,*Bull World Health Organ.*2004; 82:462-469.

3. Interim WHO clinical staging of HIV/AIDS and HIV/AIDS case definitions for surveillance:African Region(WHO/HIV/2005. 02).Geneva:WHO; 2005.

4. Daar ES,Little S,Pitt J,et al.Diagnosis of primary HIV-l infection:Los Angeles County Primary HIV Infection Recruitment Network.*Ann Intern Med.*2001;134:25-29.

5. Panlilio AL,Cardo DM,Grohskopf LA,Heneine W,Ross CS; U.S,Public Health Service.Updated U.S.Public Health Service guidelines for the management of occupational exposures to HIV and recommendations for postexposure prophylaxis. *MMWR Recomm Rep.* 2005;54(RR-9):1-17.

6. Hammer SM,Eron JJ Jr,Reiss P,et al.Antiretroviral treatment of adult HIV infection: 2008 recommendations of the International AIDS Society-USA panel. *JAMA.* 2008; 300: 555-570.

7. Ammassari A,Murri R,Pezzotti MP,et al.Self-reported symptoms and medication side effects influence adherence to highly active antiretroviral therapy in persons with HIV infection.*J Acquir Immune Defic Syndr.* 2001;28:445-449.

8. Unge C,Sodergard E,Marrone G,et al.Long-term adherence to antiretroviral treatment and program drop-out in a high-risk urban setting in sub-Saharan Africa:a prospective cohort study.*PLoS One.* 2010;5:e13613.

9. Garcia F,Plana M,Vidal C,et al.Dynamics of viral load rebound and immunological changes after stopping effective antiretroviral therapy.*AIDS.* 1999;13:F79-F86.

10. *Global HIV/AIDS response*: *progress report 2011.* Geneva: WHO/UNAIDS/ UNICEF; 2011.

11. Pneumocystis pneumonia-Los Angeles,1981.*MMWR Morb Mortal Wkly Rep.* 1981; 30:250-252.

12. *AIDS epidemic update 2007.*Geneva:UNAIDS; 2007.

13. *Report on the global AIDS epidemic 2010.*Geneva:UNAIDS; 2011.

14. *Report on the global AIDS epidemic 2008.*Geneva:UNAIDS; 2008.

15. Higgins JA, Hoffman S, Dworkin SL. Rethinking gender, heterosexual men, and women's vulnerability to HIV/AIDS.*Am J Public Health.* 2010;100:435-445.

16. De Cock KM,Fowler MG,Mercier E,et al.Prevention of mother-to-child HIV transmission in resource-poor countries:translating research into policy and practice.*JAMA.* 2000; 283:1175-1182.

17. Yolrnink J, Siegfried NL, van der Merwe L, Brocklehurst P. Antiretrovirals for reducing the risk of mother-to-child transmission of HIV infection.*Cochrane Database Syst Rev.* 2007;(1):CD003510.

18. Marseille E,Kahn JG,Mmiro F,et al.Cost effectiveness of a single-dose nevirapine regimen for mothers and babies to decrease vertical HIY-1 transmission in sub-Saharan Africa.*Lancet.* 1999;354:803-809.

19. Mcintyre J.Strategies to prevent mother-to-child transmission of HIV.*Curr Opin Infect Dis.* 2006;19:33-38.

20. Jamison DT,Breman JG,Measham AR,et al.,editors.*Disease control priorities in developing countries*, 2nd edition. Washington DC: Oxford University Press and IBRD/World Bank; 2006.

21. Murphy EM, Greene ME, Mihailovic A, Olupot-Olupot P.Was the"ABC"approach (abstinence,being faithful,using condoms)responsible for Uganda's decline in HIY? *PLoS Med.* 2006;3:e379.

22. Sawires SR, Dworkin SL,Fiamma A,Peacock D,Szekeres G,Coates TJ.Male circumcision and HIY/AIDS:challenges and opportunities.*Lancet.* 2007;369:708-713.

23. *The U.S.President's Emergency Plan for AIDS Relief 7th annual report to Congress.* Washington DC:PEPFAR; 2011.

24. 2010 *annual progress report.*New York:IAYI; 2011.

25. *Making a difference: global fund results report 2011.* New York: The Global Fund; 2011.

26. Dye C, Williams BG. The population dynamics and control of tuberculosis. *Science.* 2010;328:856-861.

27. Sepkowitz KA.How contagious is tuberculosis.*Clin Infect Dis.* 1996;23:954-962.

28. Lonnroth K, Jaramillo E, Williams BG, Dye C, Raviglione M.Drivers of tuberculosis epidemics:the role of risk factors and social determinants.*Soc Sci Med.* 2009;68:2240-2246.

29. *Global TB control report 2011*.Geneva：WHO；2011.

30. Dye C,Lonnroth K,Jaramillo E,Williams BG,Raviglione M.Trends in tuberculosis incidence and their determinants in 134 countries. *Bull World Health Organ*. 2009；87：683-39l.

31. Getahun H, Gunneberg C, Granich R, Nunn P. HIV infection-associated tuberculosis：the epidemiology and the response. *Clin Infect Dis*. 2010；50（suppl 3）：S201-S207.

32. Storla DG, Yimer S, Bjune GA. A systematic review of delay in the diagnosis and treatment of tuberculosis.*BMC Public Health*. 2008；8：15.

33. Harries AD,Zachariah R,Corbett EL,et a1.The HIV-associated tuberculosis epidemic：when will we act? *Lancet*. 2010；375：1906-1919.

34. Velayati AA,Masjedi MR,Farnia P,et a1.Emergence of new forms of totally drug-resistant tuberculosis bacilli：super extensively drug-resistant tuberculosis or totally drug-resistant strains in Iran.*Chest*. 2009；136：420-425.

35. Colditz GA,Brewer TF,Berkey CS,et a1.Efficacy of BCG vaccine in the prevention of tuberculosis：meta-analysis of the published literature.*JAMA*. 1994；27：698-702.

36. *Stop TB Partnership annual report 2010*.Geneva：WHO；2010.

37. *World malaria report 2011*.Geneva：WHO；2011.

38. Yasuoka J, Levins R. Impact of deforestation and agricultural development on anopheline ecology and malaria epidemiology.*Am J Trop Med Hyg*. 2007；76：450-460.

39. Idro R,Jenkins NE,Newton CR.Pathogenesis,clinical features,and neurological outcomes of cerebral malaria.*Lancet Neuro*. 2005；4：827-840.

40.Doolan DL, Dobafio C, Baird JK. Acquired immunity to malaria. *Clin Microbiol Rev*. 2009；22：13-36.

41. Desai M,ter Kuile FO,Nosten F,et a1.Epidemiology and burden of malaria in pregnancy.*Lancet Infect Dis*. 2007；7：93-104.

42. Cibulskis RE,Aregawi M,Williams R,Otten M,Dye C.Worldwide incidence of malaria in 2009：estimates,time trends,and a critique of methods.*PLoS Med*. 2011；8：e1001142.

43. Sachs J,Malaney P.The economic and social burden of malaria.*Nature*. 2002；415：680-685.

44. Hay SI,Guerra CA,Tatam AJ,Noor AM,Snow RW.The global distribution and population at risk of malaria：past,present and future.*Lancet Infect Dis*. 2004；4：327-336.

45. Mendis K,Rietveld A,Warsame M,Bosman A,Greenwood B,Wernsdorfer WH.From malaria control to eradication：the WHO perspective.*Trop Med Int Health*. 2009；14：802-809.

46. Plowe CY.The evolution of drug-resistant malaria.*Trans R Soc Trap Med Hyg*. 2009; 103(Suppl 10):S11-S14.

47. *Guidelines for the treatment of malaria*,*2nd edition*.Geneva:WHO; 2010.

48. Lengeler C.Insecticide-treated bed nets and curtains for preventing malaria.*Cochrane Database Syst Rev*. 2004;(2):CD000363.

49. WHO Global Malaria Program.*Insecticide-treated mosquito nets*:*a WHO position statement*.Geneva:WHO; 2007.

50. Barat LM,Palmer N,Basu S,Worrall E,Hanson K,Mills A.Do malaria control interventions reach the poor? A view through the equity lens.*Am J Trap Med Hyg*. 2004;71(2 suppl):174-178.

51. *Roll Back Malaria global strategic plan 2005-2015*.Geneva:WHO; 2005.

52. Sachs JD.A new global effort to control malaria.*Science*. 2002;298:122-124.

53. Brundage JF,Shanks G.Deaths from bacterial pneumonia during the 1918-19 influenza pandemic.*Emerg Infect Dis*. 2008;14:1193-1199.

54. Novel Swine-Origin Influenza A(H1N1)Virus Investigation Team; Dawood FS,Jain S,et 301.Emergence of a novel swine-origin influenza A(H1N1)virus in humans.*N Engl J Med*. 2009;360:2605-2615.

55. Gostin LO.Influenza A(HINl)and pandemic preparedness under the rule of international law.*JAMA*. 2009;301:2376-2378.

56. Girard MP,Tam JS,Assossou OM,Kieny MP.The 2009 A(HINl)influenza virus pandemic:a review.*Vaccine*. 2010;28:4895-4902.

57. *Polio Global Eradication Initiative.Annual report* 2010.Geneva:WHO; 2011.

58. *GAVI Alliance progress report 2010*.Washington DC:GAVI Alliance; 2010.

59. *The Carter Center.Annual report 2009-10*.Atlanta GA:The Carter Center; 2010.

60. Molyneux DH.The'Neglected Tropical Diseases':now a brand identity:responsibilities,context and promise.*Parasit Vectors*. 2012;5:23.

第十一章 全球营养

营养膳食是健康的基本要素。在低收入国家,由于缺乏能量、维生素和矿物质导致的营养不良是发病和死亡的主要原因。在高收入和中等收入国家,肥胖是日益增长的重要公共卫生问题。

11.1 必需营养素

每个人都需要定期摄入食物为身体提供能量,制造和修复细胞和组织,抵御感染和保暖。人体需要大量的碳水化合物、蛋白质、脂肪和油脂,因为它们可提供能量;还需要少量的微量营养素,如维生素和矿物质。本章首先概述所有人群都需要的营养物质,然后讨论摄入过少或过多的热量和营养素所带来的问题。营养不良和肥胖相关的疾病均是主要的全球健康问题。

11.2 宏量营养素

碳水化合物存在于大米、玉米和小麦(世界上最常见的三种主食)等谷物、土豆和山药等淀粉根茎植物,以及水果和蔬菜中。碳水化合物(也称为糖类)是糖链化合物质。当身体需要快速的能量来源时,身体细胞通过细胞呼吸作用分解碳水化合物。单一碳水化合物由非常短的糖链组成,很容易被血液吸收。牛奶中的乳糖、水果及蜂蜜中的葡萄糖都是单糖。蔗糖是葡萄糖和果糖组成的双糖("两种糖类")。复合碳水化合物(通常被分类为淀粉)存在于全麦产品中,例如全麦面包和燕麦片,是由长链的糖(多糖)组成的,需要花较长时间来消化,这就是为什么食用复合碳水化合物比食用单一碳水化合物可使人更长时间感觉不到饥饿。纤维存在于未加工的植物性食物中,是另一种碳水化合物,对促进健康消化必不可少,因为它提供了大量促进食物在肠道运动的物质。营养学家建议,对于大多数人来说,每天摄入的45%—65%的能量应来源于碳水化合物[1]。

蛋白质是氨基酸链。食物中的氨基酸被分解并在细胞中重组形成新的蛋白质。构成头发和指甲的角蛋白,运送血液中氧气的血红蛋白,帮助身体免疫系统识别和对抗感染的抗体,收缩和放松肌肉的肌动蛋白和肌球蛋白,以及韧带、肌腱和皮肤中的胶原蛋白都是各种类型的蛋白质。组成人体的氨基酸有 20 多种,其中有 8 种为必需氨基酸,人体不能生成,必须从食物中获取。动物性食品中的蛋白质通常含有所有必需的氨基酸完全蛋白质。植物蛋白通常是不完全的蛋白质,但是摄入不同的互补性食物,如玉米、豆类、坚果和全麦面包,可以在一餐中提供所有的氨基酸。营养学家通常建议,对大多数人来说,每天 10%—35%的能量应该来自高质量的蛋白质[1]。在有些地区,典型饮食所含的蛋白质太少,这可能导致健康问题(图 11-1)[2]。

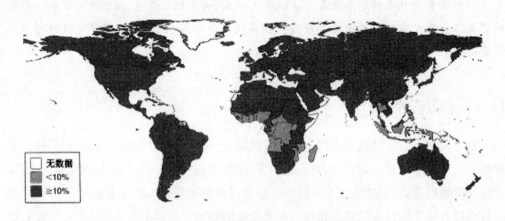

图 11-1　蛋白质能量百分比,2005—2007

来源:数据来自 Food and Agricultural Organization(FAO)of the United Nations.*FAO statistical yearbook 2012.* Rome:FAO;2012.Table 16:Dietary energy supplies and changes in dietary composition。

　　脂肪和油脂都属于脂类或脂肪酸,是碳氢链,链的末端有其他化学基团。动物脂肪,如黄油和猪油,在常温下呈固态。植物油脂,如玉米油和橄榄油,在常温下呈液态。每克脂类所含能量高于其他任何生物分子,并且可提供长期的能量储存、隔热、内脏器官保护层,并有助于营养物质的吸收。它们是维生素(A、D、E 和 K)的加工过程所必需的,并被身体用来合成其他化合物,如类固醇激素(化学信使)。营养学家建议每天 20%—35%的能量应来自健康的脂肪和油脂[1]。在有些地方,人均从脂肪和油脂中摄入的能量过少,而在其他地方,人均摄入量远超推荐量(图 11-2)[2]。

　　并不是所有的脂肪酸都是健康的。脂类的相对健康程度往往与它们所含氢的量有关。不饱和脂肪酸在碳链中至少含有一个双键。在橄榄油、鳄梨和坚果中发现的单不饱和脂肪与在冷水鱼中发现的多不饱和脂肪,如鲑鱼(含有 omega-3 脂肪酸),似乎都能预防心脏病[3]。饱和脂肪酸存在于肉类、黄油和其他动物制品中,可导致动脉阻塞。饱和脂肪酸指的是分子中含有氢的"饱和"状态,也就是说,由于碳原子之间只存在单键,所以不能再添加氢了。反式脂肪是一种液态油脂,通过加压向其中添加氢而转化为固态脂肪。反式脂肪存在于人造黄油和加工食品中,已被证明会提高"坏的"(或"糟糕

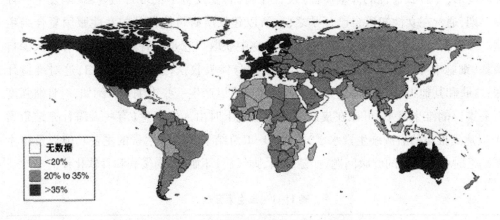

图 11-2　脂肪能量百分比,2005—2007

来源:数据来自 Food and Agricultural Organization(FAO)of the United Nations.*FAO statistical yearbook 2012*.Rome:FAO;2012.Table 16:Dietary energy supplies and changes in dietary composition。

的")低密度脂蛋白(LDL)胆固醇,并消耗"好的"(或"健康的")高密度脂蛋白(HDL)胆固醇。当 LDL/HDL 比值较高时,血液中多余的脂肪会以斑块的形式沉积在血管壁上[4]。当血管中有很多斑块时,由此导致的动脉粥样硬化会增加心脏病发作或脑卒中的风险。

水虽然不是营养物质,但是饮食中必不可少的部分。人体的每个细胞都需要某种方式来吸收氧气和营养物质,同时也需要某种方式来消除二氧化碳和废物。血液(大约 92%是水)。是在身体各处运输气体、营养物质和废物的媒介。如果没有足够的血容量,或体内没有足够的水,血压就会下降,身体的细胞就很难正常工作。一个人由于受伤而失血过多,或者由于过度呕吐、腹泻而失水过多,就会导致低血容量性休克,即血容量过小引起的休克。水还可以通过出汗帮助身体调节体温,通过排尿和排便帮助身体排出废物。一个成年人每天通过小便、出汗和呼气会流失 2 到 3 夸脱的水。身处炎热气候,开展剧烈体育活动,或者腹泻的时候,人会损失更多水分。这些损失的水分必须得到补充,以避免脱水。严重脱水会导致血液中酸碱失衡、肌肉张力丧失、器官衰竭(尤其是肾脏)甚至死亡。

11.3　微量元素

维生素起到的是调节作用,帮助身体使用能量。人体保持健康必需的维生素有十多种,其中大多数必须通过饮食获得。例如,叶酸必须每天摄入,因为该化学物质不能被身体储存。叶酸是身体发育和生成红细胞所必需的。育龄妇女需要确保摄入足够的叶酸,因为在怀孕的头几周缺乏叶酸会导致胎儿神经管缺陷。最常见的神经管缺陷是无脑畸形（一种致命性的大脑损害）及脊柱裂（脊髓发育不正常）。这些缺陷发生在怀孕早期，通常在女性知道自己怀孕之前，所以建议所有可能怀孕的女性服用复合维生素。维生素 C 是另一种维生素，也需从食物中获取。它是一种抗氧化剂，可以减少自由基（细胞中可能破坏细胞膜的离子），帮助身体吸收铁，生成胶原蛋白，这对维持牙龈、皮肤和其他组织的健康至关重要。身体也可以产生一些维生素。例如，对骨骼强度至关重要的维生素 D，可以在皮肤暴露在阳光下时由人体产生（有些人需补充维生素 D，以达到推荐的血液维生素水平）。表 11-1 总结了关键维生素的主要功能以及维生素缺乏时可能出现的健康问题，如糙皮病、脚气病、坏血病、佝偻病和骨软化症。

表 11-1　维生素营养

维生素	主要功能	缺乏引起的健康问题
生物素 （维生素 B_7）	新陈代谢	皮疹；精神变化
叶酸 （维生素 B_9）	细胞生成	贫血；妇女孕期缺乏导致胎儿神经管缺陷
烟酸 （维生素 B_3）	新陈代谢；皮肤健康；消化道和神经系统功能	糙皮病；皮肤暴露于日光下深色、脱皮性皮疹；腹泻；神经变化
泛酸 （维生素 B_5）	新陈代谢；红细胞生成	感觉异常（四肢麻木刺痛）
吡哆醇 （维生素 B_6）	细胞生成	贫血；癫痫发作
核黄素 （维生素 B_2）	新陈代谢；皮肤和眼健康	嘴唇干裂；嘴和喉咙灼痛；皮肤发痒
硫胺素 （维生素 B_1）	新陈代谢；神经功能	脚气；衰弱；心律失常；心脏损害
维生素 A （视黄醇+胡萝卜素）	眼睛、皮肤和骨健康；免疫系统功能	提高感染和死亡的敏感性；夜盲症；失明
维生素 B_{12}	细胞生成	贫血；神经变化
维生素 C （抗坏血酸）	胶原蛋白形成；新陈代谢；免疫系统功能；抗氧化剂	坏血病；骨痛；牙龈出血和牙齿松脱
维生素 D	骨发育和健康	佝偻病（儿童）：O 型腿或膝外翻、脊柱畸形、腕骨肿胀、肌无力；骨软化症（成人）：骨痛、骨折、肌无力
维生素 E	抗氧化剂	贫血
维生素 K	凝血作用	出血性疾病

　　矿物质帮助身体建立强壮的骨骼，传递神经信号，维持正常的心率，并发挥着其他重要的功能。钙、磷、镁、硫、氯、铜、硒和锰等矿物质必须通过饮食摄入。一些矿物质，

如锌,可以促进生长和伤口愈合。其他如钠和钾,是电解质,有助于维持血液化学成分、血压和规律心跳(钾)。氟化物对强健牙齿和骨骼的发育至关重要,因此有些社区会在饮用水中添加氟化物,以确保儿童有足够的摄入量。与任何营养物质一样,矿物质的缺乏或过量都是有害的。有些人由于过量服用维生素和矿物质补充剂而出现健康问题;有些人在他们的食物中添加过多的盐,而过多的钠会增加成年人患高血压的风险。虽然氟化物能极大改善口腔健康,但过量的氟化物(氟中毒)也会导致氟骨症及氟斑牙。表11-2 总结了关键矿物质的主要功能及与矿物质缺乏有关的健康问题。

表 11-2 矿物质营养

矿物质	主要功能	缺乏引起的健康问题
钙	骨生长和健康;血细胞生成;肌肉和心脏功能	肌肉痉挛;心律失常;骨质疏松症
氯化物	细胞功能;消化功能	电解质紊乱
铬	糖耐量	糖耐量受损
铜	血红细胞生成	贫血
氟化物	骨骼和牙齿形成和健康	弱牙釉质;龋齿;软骨症
碘	生成促进生长和新陈代谢的甲状腺激素	甲状腺肿(脖颈处甲状腺肿大);克汀病(身体和智力受损疾病);甲状腺功能减退症(低能量、颤抖、干燥皮肤、便秘);损害胚胎发育
铁	血红细胞生成	贫血和相关疲劳症
镁	骨健康;心脏、肌肉和神经功能;免疫系统功能	肌无力;心率失常;神经变化
锰	细胞功能	未知
钼	细胞功能	心律失常
磷	骨生长和健康	肌无力;神经变化
钾	细胞功能;肌肉和神经功能	疲劳症;虚弱;心律失常
硒	细胞功能	疲劳症;虚弱
钠	细胞功能;肌肉和神经功能	肌无力;恶心;神经变化
锌	儿童生长和发育;健康皮肤	生长迟缓;伤口愈合缓慢;腹泻

11.4 测量营养状况

人体测量学是对人体的测量,身高、体重、腰围、体脂百分比和其他测度均可以作为衡量一个人体重不足或超重的有用指标。它们还可以用来预测一些健康风险。例如,女性腰围大于 35 英寸或男性腰围大于 40 英寸会增加患糖尿病和心脏病的风险[5]。

身体质量指数(Body mass Index,BMI)常被用来估计成年人的身体组成。BMI 的计算方法是用体重(千克)除以身高(米)的平方。

$$体重指数 = \frac{体重(公斤)}{身高(米) \times 身高(米)} = 703 \times \frac{体重(磅)}{身高(英寸) \times 身高(英寸)}$$

国际分类方案一般建议 BMI 小于 18.5 属于体重偏轻,BMI 在 18.5 到 25 之间属于"正常"范围,BMI 大于 25 属于超重,BMI 大于 30 属于肥胖。作为健康状况的衡量标准,BMI 有几个局限性。一是 BMI 没有考虑身体脂肪的影响,所以那些身材苗条但肌肉发达的人可能被错误地归类为超重。BMI 也没有考虑身体健康水平,体重"正常"的人可能心血管耐力较差。

对儿童而言,衡量健康成长的更准确指标是体重与身高的比例、体重与年龄的比例及身高与年龄的比例。其他测量方法,如儿童上臂围(MUAC)和儿童头围,也可用于评估其生长情况。世界卫生组织为从出生到 60 月龄的儿童提供了全球生长标准。这些生长图表可以在全球范围内使用,因为科学证据表明,来自不同地理区域的婴儿和儿童在满足其健康和营养需求时经历的生长模式非常相似。然而,许多在家出生的儿童或孤儿没有出生日期记录,如果没有这些信息,就很难确定一个孩子的发育是否良好。

图 11-3 显示了女童的年龄体重样本曲线。x 轴代表年龄(以月为单位),y 轴代表体重(以磅为单位)。该图使父母或医疗工作者很容易确定某特定年龄的孩子是否体重偏轻(低于第 15 百分位数)或过轻(低于第 3 百分位数)。"儿童 1"的样本曲线显示该儿童体重正常。"儿童 2"的样本曲线该儿童体重偏轻。这两个儿童在 2 岁前都瘦了(可能由于腹泻)。对于"儿童 1"来说,这是一件小事,几乎没有影响到她的成长。对于"儿童 2"来说,这次腹泻使她陷入严重营养不良,甚至差点死亡。儿童应该经常称重(尤其在他们很小的时候),这样才能记录他们的增长趋势。像"儿童 2"这样体重减轻或没有增加的孩子需要额外的医疗照顾。

11.5 营养不良

营养不良是由于所摄入食物的数量或营养物质的种类不足,或所摄入的营养物质吸收不良而引起。例如,饮食中缺乏蛋白质意味着身体没有修复自身所需的氨基酸,而饮食中脂肪太少意味着脂溶性维生素(如维生素 A、D、E)不能被身体加工。为了保持健康,每个人饮食中都需要摄入一定量的碳水化合物、蛋白质、脂肪或油脂,以及各种维生素和矿物质。每个人所需的能量、蛋白质和其他营养物质的总量因年龄、性别、体型、活动水平、气候、怀孕和哺乳状况而不同。

许多婴儿出生时营养不良,往往由于他们的母亲在怀孕时营养不良或在孕期没有摄入足够的营养[10]。低出生体重(LBW)的婴儿在出生头几周更易出现呼吸问题及患其他潜在致命疾病的风险。这些儿童有些会发展为长期性的损伤,如学习障碍、大脑麻痹

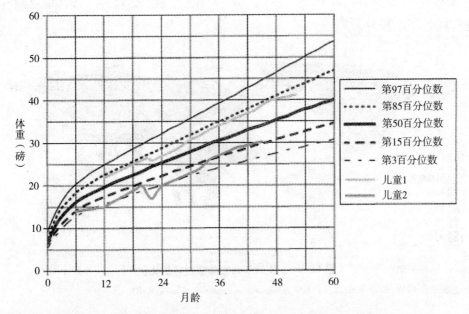

图 11-3　儿童成长图表样本,从出生到 5 岁的女童体重与年龄的关系

来源:Data for growth standards and percentile curves from WHO Child Growth Standards.*Length/height-for-age*,*weight-for-age*,*weight-for-age*,*weight-for-length*,*weight-for-height and body mass index-for-age*:*methods and development*. Geneva:WHO;2006.

症(脑性瘫痪)、智力迟钝,以及视觉和听觉损伤[11]。

　　营养不良的儿童可能身体矮小。有些营养不良儿童会患上夸希奥科病,表现为手臂、腿和脸部浮肿,肌肉无力,头发和皮肤苍白。患有夸希奥科病的儿童可能一直维持中等体重及鼓胀腹。但这并不是因为他们"胖"。相反,他们缺乏营养的身体会造成体液滞留(导致体重超标),腹壁脆弱,导致内脏下垂。夸希奥科病通常发生在早期断奶的儿童中(通常由于弟弟或妹妹的出生),他们的饮食中淀粉含量高但蛋白质含量低。患有严重蛋白质能量营养不良症(PEM)的儿童容易患上消瘦症,这种疾病与体重过轻、身体虚弱以及身体系统最终休克存在相关性。消瘦症患儿骨瘦如柴,皮肤松弛且布满皱纹,几乎没有力气活动或哭泣。消瘦症和夸希奥科病都增加了儿童对感染的易感性,使他们面临永久残疾和死亡的风险[12]。

　　即使是轻度和中度营养不良也会显著增加因腹泻、急性呼吸道感染、疟疾和麻疹而患病和死亡的风险[13]。5 岁以下儿童死亡中至少有 1/5 可归因于营养不良[14]。为了降低死亡风险,患有严重急性营养不良(SAM)的儿童通常需要接受住院或重症门诊照护,因为他们需要高能量、营养丰富的食品(有时称为"即食治疗食品",简称 RUTF)进行膳食疗养,并对合并症感染进行治疗[15]。

　　关于儿童饥饿的统计数字非常令人担忧。大约 42% 的南亚儿童、20% 的撒哈拉以南非洲儿童、11% 的中东和北非儿童以及 10% 的东亚和太平洋地区儿童存在体重中度或严重过轻[16]。全世界有 1 亿多 5 岁以下儿童体重过轻(图 11-4)[17],其中亚洲有近 8000 万,非洲有 3000 万[14]。

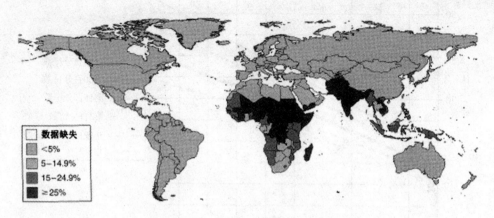

图 11-4　5 岁以下儿童体重过轻的比例

来源:数据来自 *WHO global database on child growth and malnutrition*.Geneva:WHO。

　　营养不良与贫穷密切相关。贫困儿童比富裕儿童更有可能体重不足,贫困会造成营养不良与传染病之间的循环很难打破。这可能会产生长期后果,儿童时期营养不良的成年人往往比儿童时期营养充足的成年人更矮小、受教育程度更低、经济效率更低,并且更有可能生下体重较轻的婴儿[18]。营养状况下降的成年人,特别是老年人,面临生产力和机能下降的危险,这可能对他们的子女和家庭产生进一步的消极影响[19]。

11.6　饥饿与食品保障

　　当一个家庭或一个较大的人群能够获得足够的食物,使其居民在任何时候都能保持健康和生产力时,食品保障就产生了。获得食物意味着个人和家庭能够在一年内生产、购买或以其他方式获得足够数量、质量和品种的食物[20]。换句话说,食品保障不仅关系到食品生产,而且关系到食品的分配和负担能力。低收入国家的居民在食品上的支出占其收入的比例往往高于高收入国家的居民(图 11-5)[21]。同样,一个国家的低收入家庭通常比富裕家庭在食品上花费的资源比例更高[22],但他们可能仍然无法获得足够安全、营养丰富的食品[23]。

　　一些食品保障不足问题由自然和人道灾难所致,但是食品保障不足大多是长期贫困的结果。家庭可能经历长期的食品保障不足,他们或在生长季,或在就业不足期或在患病期间面临季节性的保障不足。低收入和高收入国家都存在食品保障不足。例如,美国在 2010 年有 14.5% 的家庭存在某种程度的食品保障不足[24]。许多美国农村地区和低收入城市地区被称为"食品沙漠",居民能获取的健康食品非常有限[25]。食品保障

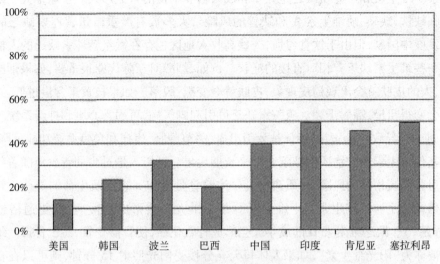

图 11-5 食品支出占家庭总支出的比例,2006—2008

来源:数据来自 *Food security statistics by country*.Rome;FAO;2010 October。

不足的家庭成员可能报告饥饿感却不敢吃;担心食物耗尽后没有足够的钱买更多的食物;吃各种各样的廉价食物;每顿减少食量或不吃;或一整天不吃饭[26]。

在大范围的饥饿或饥荒时期,一个国家有很大比例的人口在相当长一段时间内的食品保障水平很低,经常会导致大规模移民和死亡。饥荒的部分原因是人口(如人口增长)和环境因素(如干旱),但也可能由经济和政治局势所致。粮食短缺可能由粮食减产造成,但也可能是由粮食价格上涨或将粮食从生产者运送到消费者的粮食供应链中断所致。用前诺贝尔经济学奖得主,印度经济学家阿马蒂亚·森(Amartya Sen)的话来说,"饥饿是有些人没有足够的食物吃的问题,而不是大家都没有足够食物吃的问题。"[27]

随着世界人口的增加和可耕地面积的减少,必须增加农作物产量来满足需求。确保每个人都有食品保障的最好办法是在增加粮食产量的同时增加环境保护[28]。这意味着需要开发新的农业技术,或者选择使用经过时间检验的技术(如轮作),尽可能减少对环境造成的破坏,而且还要能提高产量。当尽可能少的食物被浪费、被动物吃掉,或者在运输和储存过程中变质,食物供应就可以进一步最大化。必须加强食品分配体系建设,使那些无法为其家庭生产足够食物的人能够获得他人生产的剩余食品。此外,制定对种植者具有吸引力的贸易政策使其生产作物供当地消费而不是出口,也可能有助于缓解饥荒[29]。

11.7 微量营养素缺乏

良好的营养不仅仅需要摄入足够的热量,还需要均衡的饮食,包括所有必需的微量营养素。维生素和矿物质缺乏是儿童和成人营养不良的常见形式。全球很大一部分人口面临缺铁、缺碘、缺维生素 A 和缺锌的风险。大多数有严重微量营养素缺乏的人生活在发展中国家，但由于饮食习惯，一些高收入地区也存在微量营养素缺乏的人群。

一些维生素缺乏有相对直接的症状。例如，烟酸对新陈代谢很重要，如果烟酸含量过低，人的皮肤就会出现糙皮现象，皮肤就会变黑、脱落。如果核黄素含量过低，人的皮肤就会变得粗糙、嘴唇干裂。硫胺素缺乏可引起脚气病，可损害心脏和神经系统。维生素 C 过少会导致坏血病，其特征是牙龈出血、关节肿胀、疼痛和免疫系统功能下降。

其他维生素和矿物质的缺乏会带来长期后果。钙摄入量过少的青少年随着年龄增长有患骨质疏松症的风险，骨质疏松会导致髋骨骨折和其它危及生命的损伤。骨骼强度也依赖于足够的维生素 D。维生素 D 缺乏的儿童会形成佝偻病（或更通俗地说是"膝外翻"）。缺乏维生素 D 的成年人会形成骨软化症，使骨骼变软，易于骨折。维生素 D 也被称为"阳光维生素"，如果人体每天充分接受阳光照射 15 分钟，则可以在自身皮肤形成。正因为如此，维生素 D 缺乏症更多地出现在那些规定女性在公共场合必须遮盖住自己的国家，以及常年在室内工作，不能接受阳光照射的人群，还有居住在离赤道较远且每年都会有几个月极夜的地区[30]。

11.7. A 维生素 A 缺乏（VAD）

维生素 A 缺乏（VAD）是儿童易患失明的最常见原因之一[31]。与维生素 A 缺乏相关的视力问题与严重干眼症有关，它可以从夜盲症和比托氏斑（白眼球出现干斑）发展到角膜溃疡和瘢痕（角膜软化），然后完全失明。全球范围内，约有 1.9 亿 5 岁以下儿童（其中 1/3 儿童生活在人均年 GDP 低于 1.5 万美元的国家）和 2000 万孕妇（约占这些国家孕妇的 15%）患有维生素 A 缺乏[32]。在低收入和中等收入国家，约有 500 万 5 岁以下儿童（约占学龄前儿童的 1%）（图 11-6）和 1000 万孕妇（约占这些国家孕妇的 8%）患有维生素 A 缺乏相关的夜盲症。维生素 A 还支持身体的免疫系统对抗感染，维生素 A 缺乏会增加死于麻疹、腹泻和其他原因的风险。[33,34]

黄色、橙色和深绿色蔬菜是维生素 A 的最佳饮食来源（一些动物来源，如肝脏除外）。由于维生素 A 是脂溶性的，只有在与脂肪或油脂一起食用时才会被人体吸收，因此从饮食上预防维生素 A 缺乏需要持续性地摄入蔬菜及油脂。在一些国家，牛奶、糖或其他商业产品都添加了维生素 A，但并不是所有需要维生素 A 的家庭都能买到这些强化食品。维生素 A 油类胶囊补充剂价格相对便宜，其已经用于预防数十万儿童免于死亡，许多儿童免于失明[35]，但如何扩大胶囊的使用量却是一个挑战，特别是胶囊的好处只能持续 4—6 个月。一些高端技术可用或正在开发过程中。例如，"黄金大米"是一种转基因生物（GMO），可以转化产生维生素 A 的前体—β 胡萝卜素[36]，但还没有被广泛投入使用，部分原因是一些国家担心允许种植转基因产品会带来的问题，但生产商会

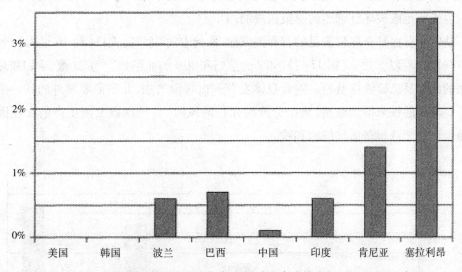

图 11-6　学龄前儿童因缺乏维生素 A 导致夜盲症的比例，1995—2002 年

来源：数据来自 *Global prevalence of vitamin A deficiency in populations at risk 1995-2005；WHO global database on vitamin A deficiency*.Geneva：WHO；2009。

向低收入种植者和人道主义组织发放免费种植许可证[37]。

11.7. B　碘缺乏症（IDD）

碘缺乏症（IDD）是全球认知功能受损最常见的原因之一[38]。位于颈部的甲状腺控制着身体的新陈代谢（人体消耗能量的速度），并协助生长。甲状腺激素（控制新陈代谢的化学信使）由矿物质碘构成。如果饮食中碘含量过低，血液中就没有足够的碘来使甲状腺正常工作。作为回应，甲状腺会扩大，因为它试图从血液中收集更多的碘，会产生甲状腺肿（甲状腺肿大导致的颈部肿胀）。一个人如果不能产生足够的甲状腺激素（甲状腺功能减退），他的新陈代谢就很低，会感到寒冷、疲倦和缺乏兴趣。患有甲状腺功能减退的母亲所生的婴儿可能是死胎，或者生来就患有一种叫做"克汀症"的脑损伤。缺碘的成年人和儿童往往精神功能受损。据估计，全球约 30% 的人口碘摄入量不足[39]。加碘盐是减少碘缺乏症的一种经济有效的方法，但全球只有约三分之二的人口得到覆盖，极端贫困的家庭可能无法负担商业盐的购买[40]。

11.7. C　缺铁性贫血（IDA）

血红细胞（RBCs）将氧气从肺部输送到身体的其他细胞。一种叫做血红蛋白的分子将氧气保存在红细胞内，血红蛋白由铁元素构成，铁含量过低的人无法产生足够的红细胞来有效地输送氧气。贫血的症状包括皮肤苍白、疲劳、虚弱、呼吸短促、头痛、心率加快以及工作或学习时集中注意力的能力有限。当铁摄入量不足导致红细胞数量不足时,称为缺铁性贫血。(其他形式的贫血可能是由于维生素 B12 或叶酸缺乏、失血、红细胞生成不足或破坏红细胞的感染造成的。)

缺铁性贫血是全球最常见的营养失调症,影响着约 25% 的人口(约 16 亿人),包括约 50% 的 5 岁以下儿童(图 11-7)、40% 的孕妇和 30% 的非孕妇[41,42]。儿童、孕妇和月经来潮的妇女易患缺铁性贫血。随着身体发育和血容量增加,儿童需要额外的铁。孕妇也需要额外的铁来增加血量,减少分娩时死亡的风险[43]。经期以及刚生产的女性因为失血也可能消耗很多血红细胞和铁。

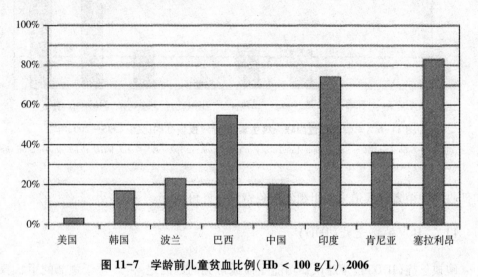

图 11-7　学龄前儿童贫血比例(Hb < 100 g/L),2006

来源:数据来自 de Benoist B,McLean Erin,Egli I,Cogswell,editors.*Worldwide prevalence of anaemia 1993–2005*.Geneva:WHO;2008。

缺铁性贫血可以通过增加铁摄入量来预防和治疗。植物和动物中都含有铁元素,血红素铁存在于动物、鸟类和鱼类的血液和肉中,约 15%—35% 可被人体吸收;非血红素铁存在于植物、鸡蛋和牛奶中,只有不到 5% 可被人体吸收[44]。铁也可以作为补充剂或添加到强化食品中,如意大利面食和面粉[45]。控制引起内出血感染(如钩虫、鞭虫和血吸虫)或破坏红细胞的疾病(如疟疾)对预防和治疗缺铁性贫血也很重要。

11.7.D　锌缺乏

锌对免疫功能、生长和儿童发育都很重要。任何程度的缺锌都会增加传染病的易感性,并增加死于腹泻、疟疾和肺炎的风险。通过减少非洲和亚洲的锌缺乏,每年可预防数十万 5 岁以下儿童免于因这些传染病而死亡[46]。锌主要存在于动物体内,因此,饮食习惯以植物为主的人往往需要服用锌补充剂或食用加锌的强化食品来予以补充。

11.7.E　预防微量营养素缺乏

补充微量营养素最好的方式是通过食物来摄入,当一个人的饮食没有提供足够的营养或身体没有吸收足够的营养时,通过非食物来源予以补充也是有益的(表 11-3)[47]。人群中微量营养素缺乏有时可以通过提供诸如复合维生素片之类的补充物质,或通过添加额外微量营养素的强化食品来预防。当一些在加工过程中丢失的维生素和矿物质被重新添加到食物中时,这些食物就变得营养丰富了。强化食品所含的营养成分并不是添加到产品中的天然成分。强化食品的常见例子包括维生素 A 强化糖、叶酸和铁强化面粉,以及碘化盐。然而,补充剂和丰富的强化食品可能不能以高生物利用度的形式提供维生素和矿物质。生物利用度是人体能够吸收和利用的维生素或矿物质的比例。将补充剂与食物一起摄入可以增加吸收,例如,脂溶性维生素必须与脂肪或油脂一起服用,而维生素 C 可以促进铁的吸收。

表 11-3　对母亲和儿童营养不良的预防和治疗措施

预防措施(一级预防)	治疗措施(二级预防)
· 改善孕妇和哺乳期妇女的饮食摄入量 · 纯母乳喂养 6 个月 · 为 6—24 个月大的儿童提供适当的补充喂养 · 补充铁和叶酸,预防儿童贫血 · 孕妇和儿童补充维生素 A · 学龄儿童抗寄生虫治疗,预防贫血 · 改善卫生条件,预防腹泻	· 严重营养不良儿童的治疗和监测 · 维生素 A 缺乏临床症状的高剂量治疗 · 患病儿童的适当喂养 · 口服补液疗法(ORT) · 及时治疗传染病和寄生虫病

来源:信息来自 Jamison DT,Breman JG,Measham AR,et al.,editors.*Disease control priorities in developing countries*,2nd edition.Washington DC;Oxford University Press and IBRD/World Bank;2006。

11.8　超重和肥胖

营养过剩是由于摄入过多的热量和营养而引起的一种营养失调。成年人平均每天需要 1800 千卡热量,体力活动(如果适用的话,妊娠和哺乳)需要消耗更多额外热量[48]。如果一个人摄入的热量始终大于身体消耗的热量,他的体重就会增加,变得超重,然后患上肥胖症(图 11-8、图 11-9)。肥胖会增加许多疾病的患病风险,包括 2 型糖尿病、高血压、心脏病、中风、胆结石和其他消化系统疾病、背痛、背部和臀部关节炎,以及多种癌症。

营养过剩已成为全球几乎每个地区都关注的问题,即使在营养不良问题仍然严重的地区,也存在肥胖问题,特别是在高收入的城区和妇女中[50]。2005 年,全球约 23%的成年人超重或肥胖(图 11-10、图 11-11)[51-53]。全球成人肥胖患病率从 1980 年的男性

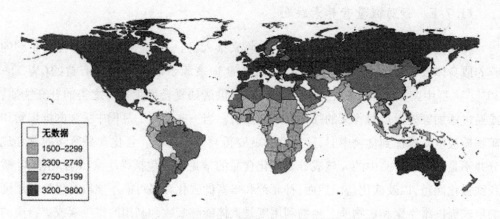

图 11-8　全球饮食热量供应(千卡/每人每天),2006

来源:数据来自 Food and Agriculture Organization(FAO)of the United Nations.*FAO statistical yearbook 2012*.Rome:FAO;
2012.Table 16:Dietary energy supplies and changes in dietary composition。

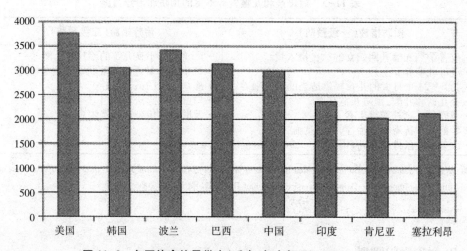

图 11-9　各国饮食热量供应(千卡/每人每天),2006—2008

来源:数据来自 *Food security statistics by country*.Rome:FAO; 2010 October。

5%、女性 8%上升到 2008 年的男性 10%、女性 14%[54]。然而肥胖并不只发生在成年人身上。2010 年,发达国家约 12%的 5 岁以下儿童和发展中国家约 6%的儿童超重或肥胖。全球 5 岁以下儿童的超重和肥胖患病率从 1990 年的 4%左右增加到 2010 年的 7%左右,预计到 2020 年将达到 9%[55]。全球几乎每个地区的学龄儿童中超重和肥胖的比例都在显著增加[56]。

　　基因影响代谢率、体形(身体承载多余体重)和身体储存额外热量的效率,但基因变化不能解释为什么肥胖在过去十年变得如此普遍。基因适应需要几代人的时间,但改变饮食和锻炼习惯只需很短的时间。因此,营养状态既是生物学表征,也是心理学和

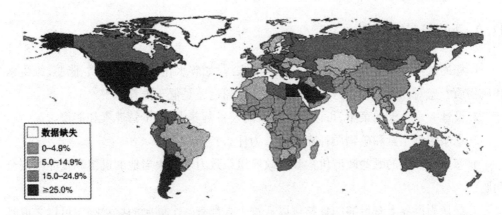

图 11-10 全球 15 岁及以上成人肥胖率（BMI ≥ 30），2005

来源：数据来自 *WHO Global InfoBase*.Geneva：WHO。

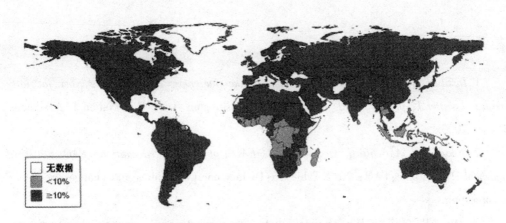

图 11-11 20 岁以上成年男性和女性的平均年龄标化体重指数（BMI），2008

来源：数据来自 Global Burden of Metabolic Risk Factors of Chronic Diseases Collaborating Group.*Country trends in metabolic risk factors*.London：Imperial College London；2011。

社会学表征。营养科学研究使用实验室测试来量化食物中卡路里的数量和营养成分的种类,仅能部分解释肥胖和其他形式营养失调的增加。这些研究还必须辅之以对食物准备和饮食习惯的审视,以及对饮食文化和社会方面的评价,因为这些因素是造成全球各地肥胖症发病率上升的重要因素。

寻求达到并保持目标体重的个人和家庭必须采取和保持健康的行为。在人口层面,促进健康饮食和身体活动的政策,如健康信息运动、限制向儿童出售不健康食品、增加对不健康食品的税收、补贴健康食品降低购买成本,以及改进食品包装上呈现营养信息的法规,都有助于预防和减少肥胖[57]。

11.9 问题讨论

1. 您的饮食中哪些成分是必需营养素的来源,如碳水化合物、蛋白质、脂肪、维生素和矿物质? 您对以上每一类营养素的摄入量是超过还是低于推荐水平?

2. 设计一个一天的菜单,可以提供健康的宏量营养素、微量营养素和能量。

3. 您服用维生素和矿物质补充剂吗? 为什么?

4. 您所在社区的哪些政府机构和非政府组织致力于解决当地的饥饿和食品不安全问题?

5. 您认为世界上有足够的食物可以让每个人都有一个健康的饮食吗? 可以采取什么措施来减轻饥饿造成的负担?

6. 比较营养不足和营养过剩对健康的影响。

参考文献

1. *Institute of Medicine. Dietary reference intakes for energy, carbohydrate, fiber, fat, fatty acids, cholesterol, protein, and amino acids.* Washington DC: The National Academies Press; 2005.

2. *Food and Agriculture Organization (FAO) of the United Nations. FAO statistical yearbook* 2012. Rome: FAO; 2012. Table 16: Dietary energy supplies and changes in dietary composition.

3. Hu FB, Willett We. Optimal diets for prevention of coronary heart disease. *JAMA.* 2002;288:2569-2578.

4. Mensink RP, Zock PL, Kester AD, Katan MB. Effects of dietary fatty acids and carbohydrates on the ratio of serum total to HDL cholesterol and on serum lipids and apolipoproteins: a meta-analysis of 60 controlled trials. *Am J Clin Nutr.* 2003;77:1146-1155.

5. Klein S, Allison DB, Heymsfield SB, et al. Waist circumference and cardiometabolic risk: a consensus statement from Shaping America's Health: Association for Weight Management and Obesity Prevention; NAASO, The Obesity Society; the American Society for Nutrition; and the American Diabetes Association. *Am J Clin Nutr.* 2007;85:1197-1202.

6. *Obesity: preventing and managing the global epidemic.* Geneva: WHO; 2000.

7. *WHO Child Growth Standards. Methods and development: head circumference-for-age, arm circumference-for-age, triceps skinfold-for-age and subscapular skinfold-for-age.* Geneva: WHO; 2007.

8. *WHO Child Growth Standards. Length/height-for-age, weight-for-age, weight-for-length, weight-for-height and body mass index-far-age*: methods and development. Geneva: WHO; 2006.

9. Onyango AW, de Onis M, Caroli M, et al. Field-testing the WHO Child Growth Standards in four countries. *J Nutr*. 2007;137:149-152.

10. Kramer MS. Determinants of low birth weight: methodological assessment and meta-analysis. *Bull World Health Organ*. 1987;65:663-737.

11. Saigal S, Doyle LW. An overview of mortality and sequelae of preterm birth from infancy to adulthood. *Lancet*. 2008;371:261-269.

12. Waterlow IC. Classification and definition of protein-calorie malnutrition. *Br Med J*. 1972;3:566-569.

13. Caulfield LE, de Onis M, Blossner M, Black RE. Undernutrition as an underlying cause of child deaths associated with diarrhea, pneumonia, malaria, and measles. *Am J Clin Nut*. 2004;80:193-198.

14. Black RE, Allen LH, Bhutta ZA, et al.; Maternal and Child Undernutrition Study Group. Maternal and child undernutrition: global and regional exposures and health consequences. *Lancet*. 2008;371:243-260.

15. Collins S, Dent N, Binns P, Bahwere P, Sadler K, Hallam A. Management of severe acute malnutrition in children. *Lancet*. 2006;368:1992-2000.

16. *State of the world's children 2012*. New York: UNICEF; 2012.

17. *WHO global database on child growth and malnutrition*. Geneva: WHO.

18. Victora CG, Adair L, Fall C, et al.; Maternal and Child Undernutrition Study Group. Maternal and child undernutrition: consequences for adult health and human capital. *Lancet*. 2008;371:340-357.

19. Chilima D. Assessing nutritional status and functional ability of older adults in developing countries. *Dev Pract*. 2000;10:108-113.

20. Barrett CB. Measuring food insecurity. *Science*. 2010;327:825-828.

21. *Food security statistics by country*. Rome: FAO; 2010.

22. Kaufman PR, MacDonald JM, Lutz SM, Smallwood DM. *Do the poor pay more for food?* Item selection and price differences affect low-income household food costs (Agricultural Economic Report No. 759). Washington DC: U. S. Department of Agriculture (USDA); 1997.

23. Melgar-Quinonez HR, Zubieta AC, MkNelly B, Nteziyaremye A, Gerardo MFD, Dunford C. Household food insecurity and food expenditure in Bolivia, Burkina Faso, and the Phil-

ippines.*J Nutr*. 2006;136:1431S-1437S.

24. Coleman-Jensen A,Nord M,Andrews M,Carlson S.*Household Food Security in the U-nited States in* 2010(ERR-125).Washington DC:USDA; 2011.

25. BeaulacI, Kristjansson E, Cummins S. A systematic review of food deserts, 1966-2007.*Prev Chronic Dis*. 2009;6:A105.

26. Bickel G,Nord M,Price C,Hamilton W,Cook J.*Guide to measuring household food security*.Alexandria VA:USDA; 2000.

27. Sen A.Ingredients of famine analysis:availability and entitlements.*Q J Econ*. 1981; 96:433-464.

28. Godfray HCJ,Beddington JR,Crute IR,et al.Food security:the challenge of feeding 9 billion people.*Science*. 2010;327:812-818.

29. Maxwell S,Slater R.Food policy old and new.*Dev Policy Rev*. 2003;21:531-553.

30. Holick ME Vitamin D deficiency.*New Engl J Med*. 2007;357:266-281.

31. Gilbert C,Muhit M.Twenty years of childhood blindness:what have we learnt? *Community Eye Health*. 2008;21:46-47.

32. *Global prevalence of vitamin A deficiency in populations at risk 1995-2005:WHO global database on vitamin A deficiency*.Geneva:WHO; 2009.

33. Fawzi WW,Chalmers TC,Herrera MG,Mosteller E Vitamin A supplementation and child mortality:a meta-analysis.*JAMA*. 1993;269:898-903.

34. Glasziou PP, Mackerras DE. Vitamin A supplementation in infectious diseases: a meta-analysis.*BMJ*. 1993;306:366-370.

35. Mayo-Wilson E,Imdad A,Herzer K,Yakoob MY,Bhutta ZA.Vitamin A supplements for preventing mortality, illness, and blindness in children aged under 5: systematic review and meta-analysis.*BMJ*. 2011;343:d5094.

36. Tang G,Qin J,Dolnikowski GG,Russell RM,Grusak MA.Golden rice is an effective source of vitamin A.*Am J Clin Nutr*. 2009;89:1176-1783.

37. Enserink M.Tough lessons from golden rice.*Science*. 2008;320:468-471.

38. Zimmermann MB, Jooste PL, Pandav CS. Iodine-deficiency disorders.*Lancet*. 2008; 372:1251-1262.

39. Andersson M,Karumbunathan V,Zimmermann MB.Global iodine status in 2012 and trends over the past decade.*J Nutr*. 2012;142:744-750.

40. Andersson M,de Benoist B,Rogers L.Epidemiology of iodine deficiency:salt iodisation and iodine status.*Best Pract Res Clin Endocrinol Metab*. 2010;24:1-11.

41. McLean E,Cogswell M,Egli I,Wojdyla D,de Benoist B.Worldwide prevalence of a-

naemia, WHO Vitamin and Mineral Nutrition Information System, 1993-2005. *Public Health Nutr*. 2009;12:444-454.

42. de Benoist B, McLean Erin, Egli I, Cogswell, editors. *Worldwide prevalence of anaemia 1993-2005*. Geneva: WHO; 2008.

43. Brabin BJ, Hakimi M, Belletier D. An analysis of anemia and pregnancy-related maternal mortality. *J Nutr*. 2001;131(2S-2):604S-614S.

44. Zimmermann MB, Hurrell RF. Nutritional iron deficiency. *Lancet*. 2007; 370: 511-520.

45. Hurrell RF. How to ensure adequate iron absorption from iron-fortified food. *Nutr Rev*. 2002;60:S7-15.

46. Fischer Walker CL, Ezzati M, Black RE. Global and regional child mortality and burden of disease attributable to zinc deficiency. *Eur J Clin Nutr*. 2009;63:591-597.

47. Jamison DT, Breman JG, Measham AR, et al., editors. *Disease control priorities in developing countries*, 2nd edition. Washington DC: Oxford University Press and IBRDI World Bank; 2006.

48. Pellett PL. Food energy requirements in humans. *Am J Clin Nutr*. 1991;51:711-722.

49. Field AE, Coakley EH, Must A, Spadano JL, Laird N, Dietz WH, Rimm E, Colditz GA. Impact of overweight on the risk of developing common chronic diseases during a 10-year period. *Arch Intern Med*. 2001;161:1581-1586.

50. Monteiro CA, Moura EC, Conde WL, Popkin BM. Socioeconomic status and obesity in adult populations of developing countries: a review. *Bull World Health Organ*. 2004; 82: 940-946.

51. Kelly T, Yang W, Chen CS, Reynolds K, He J. Global burden of obesity in 2005 and projections to 2030. *Int J Obesity*. 2008;32:1431-1437.

52. *WHO Global InfoBase*. Geneva: WHO.

53. Global Burden of Metabolic Risk Factors of Chronic Diseases Collaborating Group. *Country trends in metabolic risk factors*. London: Imperial College London; 2011.

54. Finucane MM, Stevens GA, Cowan MJ, et al.; Global Burden of Metabolic Risk Factors of Chronic Diseases Collaborating Group (Body Mass Index). National, regional, and global trends in body-mass index since 1980: systematic analysis of health examination surveys and epidemiological studies with 960 country-years and 9.1 million participants. *Lancet*. 2011;377:557-567.

55. de Onis M, BlOssner M, Borghi E. Global prevalence and trends of overweight and obesity among preschool children. *Am J Clin Nutr*. 2010;92:1257-1264.

56. Wang Y, Lobstein T. Worldwide trends in childhood overweight and obesity. *Int J Pediatr Obes*. 2006;1:11-25.

57. Cecchini M, Sassi F, Lauer JA, Lee YY, Guajardo-Barron V, Chisholm D. Tackling of unhealthy diets, physical inactivity, and obesity: health effects and cost-effectiveness. *Lancet*. 2010;376:1775-1784.

第十二章　全球健康的支付方和参与方

　　各类政府机构、跨国组织、私人基金会、公司、公私伙伴关系、慈善团体和个体为个人和公共卫生付费,并开展全球健康研究、临床服务、救济、发展、宣传和教育项目。许多途径可以通向全球健康事业。

12.1　卫生体系

　　卫生体系是指一个国家为促进健康和预防疾病所包括的人员、政策和项目。世界卫生组织(WHO)明确了卫生体系的六个核心组成部分:

　　1.提供有效的个人及人群卫生保健服务;

　　2.训练有素和富有成效的卫生人力队伍,能够向所有人口提供优质服务;

　　3.基本药物、疫苗和卫生技术的可及性;

　　4.强大的卫生信息系统,收集有关卫生体系绩效数据;

　　5.卫生筹资系统,使每个人都能获得可负担的所需服务,同时鼓励激励避免服务的过度使用;

　　6.对体系的有效监督,以确保安全、效率和问责[1]。

　　卫生体系的目标包括:改善所服务人群的健康;尊重病人及其家属对尊严、隐私、质量和选择的期望;确保使用者作出公平的财务贡献,而不会令贫困户负担过重;提高卫生体系的效率[2]。

　　有些国家的健康保健系统中,个体的健康保健通常由私人通过健康保险或个体及其家庭的个人资金提供。另一些国家通过税收,资助公立的健康保健系统。有些系统结合了公共和私人资源为个人健康付费(图12-1)[3]。

　　大多数高收入国家都有政府资助的健康保健系统,由一般税收或政府运营的社会保险系统(有时称为疾病基金)支付。例如,韩国国民健康保险公司(NHIC)和波兰国民健康基金(NFZ)为这些国家的几乎所有健康保健付费。单一支付方卫生体系国家的卫生服务可由公立或私立机构提供。在波兰,大多数健康保健服务由政府雇佣的临床医生在公共设施中提供[4],而在韩国,大多数服务由政府买单,但服务由私立医院、诊所和卫生中心提供[5]。

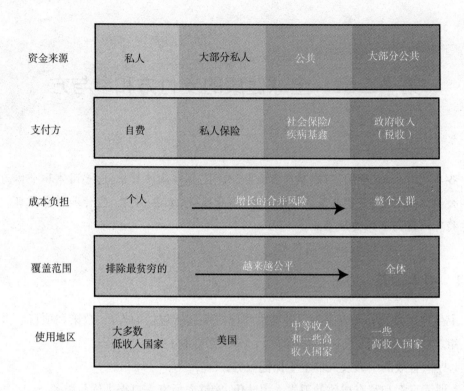

图 12-1　公立和私立健康保健资金覆盖方式

来源：*World health report 1999*.Geneva：WHO；1999.Figure 3. 5.

　　全民健康保健计划涵盖的服务范围和这些服务的价格因不同的系统而异。只有一些系统覆盖牙科保健和视力保健。有些系统要求使用者在服务时支付少量费用或处方费用，有些则不用。有些系统要求病人支付所有住院费用，而另一些则仅要求病人支付部分住院费用。有些服务允许用户选择他们想要的服务类型以及他们想为这些服务支付多少费用。例如，如果韩国患者选择了高级护理（如私人病房而不是多床病房），或者希望的医疗服务不包含在 NHIC 的福利范围，他们就需要额外付费[5]。可以通过购买补充私人保险来支付国民健康计划未涵盖的服务。在巴西，每个人都有权享受免费的初级和高级卫生保健，但大约四分之一的人购买了私人健康保险来补充政府健康计划，从而可以获得专门和选择性服务[6]。

　　对公共资助的健康保健的常见抱怨包括消费者过度使用卫生资源（因为他们不直接为服务付费），以及需要等待很长时间才能获得特殊专家服务和高级项目服务[7]。然而，全民健康保健系统通过减少穷人对健康服务的使用不足，增加了获得健康服务的公平性，并提高了卫生体系的效率。从长远来看，这将节省总体健康保健成本[8]。此外，单一支付系统还受益于简化的管理和收费流程[8]。

　　美国是少数几个没有全民公共健康保健系统的发达国家之一，主要依靠私立健康保险和私人健康保健提供者。然而,政府筹资为老年人和残疾人提供医疗保险(Medicare),为该国最贫困的公民提供医疗救助(Medicaid),通过退伍军人管理局(VA)的医院系统向受伤的退伍军人提供服务,并通过印经安人卫生服务署(IHS)向美国土著人提供服务。

健康保险系统,无论是私人的还是公共的,都基于风险共担的原则提供资金。风险共担的前提是,许多低风险的人和少数高风险的人多年来都一直向保险系统支付保费,这样当重大疾病发生时,就会有一大笔钱可用来支付。虽然只有少数人将遭受灾难性的伤害或发展成非常严重的慢性病,但是因为每个人都有患严重疾病的风险,所以大多数人愿意支付额外的税收或购买保险来保护他们免受医疗费用所致大量债务的可能性。(风险共担是美国 2010 年《患者保护与平价医疗法案》的核心思想,该法案强制有购买能力的人购买某种保险计划,并对促进那些没有资格获得政府资助类保险项目的低收入人群购买某种商业保险形成补充。[9])

正如政府不同计划所提供的服务一样,私人健康保险公司提供的服务也存在很大差异。一些低成本保险计划只涵盖患者严重到需要住院治疗的情况。高成本的保险计划除了支付住院和手术费用,还包括门诊、预防性护理和药物治疗等费用。在一些国家,私人保险公司向有既往病史的人、老年人和高危人群收取更高的保费,公司有权拒绝申请人的投保。这些做法会阻碍低收入个人和家庭获得健康保险。如果发生严重疾病或伤害,他们可能面临破产的风险。

在大多数低收入国家,城市地区存在公立、非营利性私立、营利性正规和非正规健康保健机构的一种或多种[10],但农村地区提供的服务可能很少。大多数健康保健服务都是按现收现付的方式自付。这意味着,许多想获得健康保健的人由于费用问题而无法获得服务。例如,在印度和肯尼亚,公立和私立机构评估的按服务收费对低收入家庭来说是比较贵的[11,12]。在塞拉利昂,政府办机构于 2011 年开始为孕妇、哺乳期母亲和 5 岁以下儿童提供免费服务[13]。然而,对年龄较大的儿童、男性和没有生育的妇女来说,获得健康保健的机会仍十分有限。大多数低收入国家的健康保健系统的目标之一是增加最脆弱人群获得负担得起的健康服务的机会。

12.2 个人医疗费用

各国采用的卫生筹资系统类型以及用于健康保健的支出数额均存在差异(表 12-1)。与低收入国家相比,高收入国家通常在人均健康保健方面的支出更多,健康保健占国内生产总值(GDP)的比例也更高。此外,高收入国家政府支付的健康保健费用比例往往高于低收入国家(图 12-2)[14,15]。然而,正如卫生体系的类型在某个地理区域或某个收入群体有所不同一样,在区域和收入等级不同的国家,实际支付健康保健费用的方式也有所不同。

表 12-1 卫生支出,2009

国家	美国	韩国	波兰	巴西	中国	印度	肯尼亚	塞拉利昂
人均卫生总支出(美元)	7960	1879	1391	921	347	124	75	110
人均政府卫生支出(美元)	3795	1093	1006	401	182	38	33	12
政府卫生支出占卫生总支出的比例(%)	47.7	58.2	72.3	43.6	52.5	30.3	43.3	10.5
健康保健总费用(美元),2010	2584	70	35	193	298	66	1.5	0.25
(公私)卫生总支出占 GDP 的比例(%)	17.6	6.9	7.4	8.8	5.1	4.2	4.8	13.9
政府卫生支出占政府总支出的比例(%)	19.6	12.2	11.9	5.9	12.1	3.7	7.3	6.4

来源:数据来自 *Health* system *financing profile by country*.Geneva:WHO Global Health Expenditure Database;2010;and World health statistics 2012.Geneva:WHO;2012。

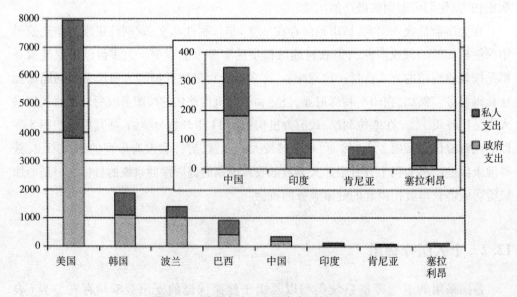

图 12-2 美国人均卫生总支出(美元),2009

来源:数据来自 *World health statistics 2012*.Geneva:WHO;2012。

无论是计算健康保健费用占比,还是计算家庭收入占比,卫生总支出最少的国家通常需要支付的个人卫生支出最多[16]。生活在低收入国家的人们在获得健康保健服务时通常需要自付大部分费用(图 12-3)[15]。由于低收入国家的许多居民收入很少,许多家庭购买健康保健服务的能力非常有限,一场疾病能很快使一个家庭破产。由于付不起钱,最贫穷的人可能根本无法获得任何健康保健服务。

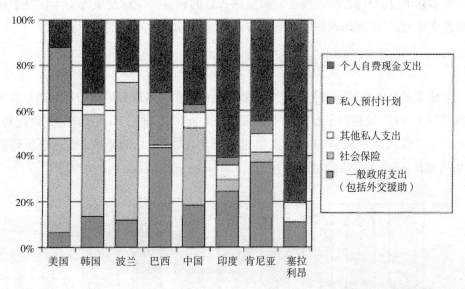

图 12-3 政府(包括外交援助)和私人资金来源(自费支出和私人保险)的卫生支出,2009
来源:数据来自 *World health statistics 2012.* Geneva:WHO;2012。

尽管对全球许多人来说,获得健康保健的机会十分有限,但健康保健是全球经济的重要组成部分。在全球范围内,每年有超过 4 万亿美元用于健康保健,这类费用还在上升[14]。

12.3 全球健康支付方

卫生支出可分为两类:用于个人健康的支出和用于公共卫生的支出。个人健康支出与个人或家庭的健康有关,例如购买氯喹治疗疟疾的费用、购买糖尿病患者血糖自我监测试纸的费用,或支付助产士帮助接生婴儿的费用等。公共卫生费用与共同的活动有关,用于保护社区、国家或全球人口,如大规模脊髓灰质炎疫苗接种、在感染了血吸虫的湖泊里使用灭螺剂杀死钉螺或者是开发和测试某种新的抗生素。用于地方和全球公共卫生行动的资金与用于个人卫生保健的资金来源有所不同。除了地方和国家政府支出,全球公共卫生的资金来源还包括各国赠款、政府间机构贷款以及私营部门基金会、企业和个人的捐赠。

捐助方的捐赠动机多种多样[17],高收入国家的政府可能将向低收入国家提供卫生资助视为一种外交政策策略,有助于建立贸易联盟;或视为一种有助于保护本国安全的安全措施[18,19]。贷款机构可能将全球健康视为一种金融投资。慈善组织可能将全球健康视为减少贫困的工具。针对特定疾病的慈善机构通过在全球范围内开展工作,而不是将其工作局限于一个国家或地区,从而可能提高应对的有效性。为全球健康提供资金的大多数理由涉及捐助者、接受者和全球人口的利益。全球健康筹资不仅是全球富人帮助全球穷人,还强调利用资源解决共同的健康问题并实现共同目标。

12.3.A 地方和国家政府资金

全球大多数地方和国家公共卫生计划都是由提供这些服务的政府征收的税收来支付的(图 12-4)[14],发达国家和发展中国家都是如此。20 世纪 90 年代至 21 世纪初,低收入和中等收入国家的国内卫生支出也显著增加[20,21]。总的来说,这一增长归因于GDP 的增长,带来了税收的增加。

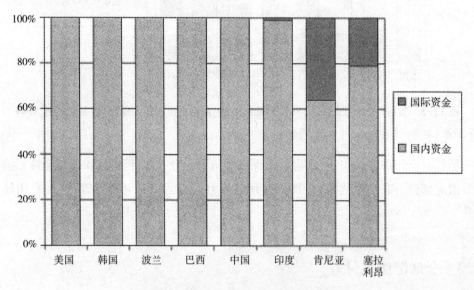

图 12-4 卫生体系资金来源,2010

来源:数据来自 *Health system financing profile by country*. Geneva:WHO Global Health Expenditure Database;2010.

12.3.B 双边援助

双边援助是指一个国家直接向另一个国家提供资金。例如,美国每年提供 100 多亿美元的双边援助,大约占美国对外援助拨款总额的 1/3(图 12-5)[22]。(对外援助大约占美国国家预算的 1%,大多数军事援助由单独的预算项目提供。)2010 年美国对外援助总额的 21%左右用于卫生活动,高于 20 世纪 90 年代末的 5%左右[22]。2010 年,接受美国双边援助最多的国家是阿富汗、以色列、巴基斯坦、埃及、海地和伊拉克(图 12-6)[22]。援助形式多样,如设备和商品(如食品和电脑)、培训(如美国和平部队志愿人员提供的教育)和专家咨询、现金转让或经济基础设施发展(如在冲突后地区建造学校和保健诊所)。

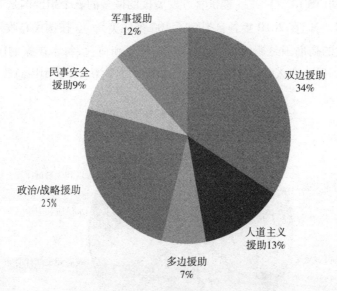

图 12-5　2010 美国财政年度对外援助类型

来源:数据来自 Tarnoff C,Lawson ML.*Foreign aid:an introduction to U.S.programs and policy.*Washington DC:Congressional Research Service;2011。

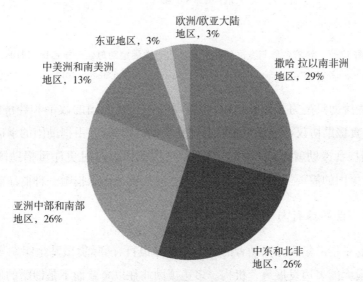

图 12-6　2010 美国财政年度对外援助受援国

来源:数据来自 Tarnoff C,Lawson ML.*Foreign aid:an introduction to U.S.programs and policy.*Washington DC:Congressional Research Service;2011。

大多数国际援助由经济合作与发展组织(OECD)、发展援助委员会(DAC)成员中的高收入国家捐赠给低收入国家。高收入国家每年通过双边援助、联合国(UN)相关机构、国际卫生伙伴关系向低收入和中等收入国家捐赠 200 多亿美元专项用于援助卫生及卫生相关活动(图 12-7)[23,24]。提供官方发展援助最多的五个捐助国是美国、英国、法国、德国和日本,它们在 2010 年各自捐赠了 100 多亿美元[25]。按国民总收入(GNI)的百分比计算,最大的捐助国是挪威、卢森堡、瑞典、丹麦和荷兰,每个国家的国民平均捐赠额都超过了其国民总收入的 0.8%[25]。(美国捐赠了大约 0.2% 的国民总收入。)

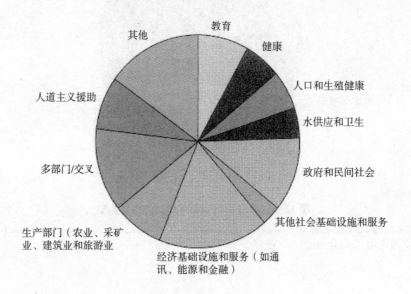

图 12-7 经济合作与发展组织成员国官方发展援助总额分配占比,2010

来源:数据来自 *DAC5 official bilateral commitments by sector*. Paris:OECD StatExtracts;2012。

虽然有些援助只是为了消除贫困,但援助往往与捐助国的政治和经济利益挂钩。例如,双边粮食援助协议可能要求粮食必须在捐助国购买,并由捐助国的承运人运送给受援国(美国粮食援助就是这样[22])。这类双边援助协议有时更注重捐助国的商业利益,而不是受援国的需要。不过,最终的结果是向欠发达国家捐赠一种商品或服务。

12.3.C 世界银行与国际货币基金组织

多边援助是指汇集多方捐助者的资金。世界银行、国际货币基金组织等联合国机构是世界上最大的多边发展筹资机构。多边援助往往以贷款而不是馈赠的形式提供。

世界银行和国际货币基金组织(IMF)是参与提供贷款(需要偿还的贷款,通常需要支付贷款利息)和赠款(不需要偿还的贷款)的两个多边机构。世界银行和国际货币基金组织都是 1944 年在新罕布什尔州布雷顿森林会议上成立的,总部设在华盛顿特区,有近 180 个成员国。但两者有着不同的功能和运作模式[26]。

　　世界银行是一家向发展中国家提供贷款的投资银行。它的理事会由每个成员国的代表组成，这些代表通常是成员国的财政部长，主席一直由美国公民担任。由于世界银行的贷款必须付息偿还，贷款国可以通过向较贫穷国家贷款来获利，前提是本金付息偿还。

　　世界银行的主要贷款机构是国际复兴开发银行（IBRD），它发行债券，以便能够向中等收入成员国提供贷款。这些贷款的利率略高于市场利率，通常需要在 15 年内偿还。大部分贷款用于特定的基础设施项目，也可以用于其他经济发展目的。国际开发协会（IDA）利用高收入国家捐赠的资金向低收入成员国提供贷款（并提供一些无息信贷和赠款）。国际开发协会的贷款通常应该在 40 年内偿还。世界银行集团也是国际金融公司（IFC）、多边投资担保机构（MIGA）和国际投资争端解决中心（ICSID）的总部所在地。

　　国际货币基金组织为国际货币政策和货币兑换提供了一个框架，它可以向任何收入水平的国家提供贷款，这些国家存在取得"国际收支平衡"的需要，否则就无法偿还其他国际贷款。国际货币基金组织贷款的目的是促使各国重建货币储备，稳定货币，继续支付进口，为经济增长和高就业率创造条件。IMF 基金的利率通常略低于市场利率，IMF 收到的资金通常应该在几年内偿还。国际货币基金组织由成员国支付的会费（称为"配额"）提供资金，其运作方式就像一个信用联盟。国际货币基金组织的总理事一直由欧洲人担任。

　　世界银行和国际货币基金组织都可能要求各国遵守结构调整计划（SAP），以此作为获得贷款的条件。（由于该计划获得的名声不好，贷款要求已被放宽，并重新制定为减贫战略文件（PRSPS），阐明了申请国实施经济改革的计划。）SAD 及其相关计划经常要求受援国提高税收，减少政府开支，使本国货币贬值，取消价格管制和补贴，增加出口产品。SAPS（和类似的项目）通常在设计上促进对政府所有的公用事业和工业开展私有化以及放松市场管制来鼓励资本主义。这可以增加居住在低收入和中等收入国家的富人企业家和政府官员，他们希望通过谈判获得国际贷款，用来支持他们的公司发展（腐败的领导人可以使用一些基金来增加他们的私人银行账户）。但 SAPS 因给贫困家庭带来更严峻的经济形势而受到批评。例如，SAPS 可能使低收入国家的农民和工人处于竞争劣势，因为富裕国家对农业补贴没有同样的限制。实施 SAPS 的短期后果通常包括收入下降、社会服务支出减少、食品价格上涨，以及随着失业率上升，妇女必须从正式的带薪劳动转向非正式的低收入工作，从而增加她们的负担[27]。此外，支持 SAPS 能有效促进经济增长的证据有限[28]。

　　对国际贷款体系的一个主要批评是，债务偿还将资金从低收入国家的教育、卫生、清洁水和其他基本的人类服务经费中转移出去了。由于利率可能随着时间推移而上升，即使偿还了一些贷款的本金和利息，每年必须支付的金额也不会显著减少。如果不偿还债务，偿还的数额就会增加，产生的债务水平会给一个国家带来负担，并在几十年内抑制经济增长。

为了减轻这一负担,贷款国已同意免除负担最重的穷国的一些债务。世界银行在"改善重债穷国(HIPC)倡议"中承诺免除发展和实施减贫战略文件的低收入国家数十亿美元的债务负担(以债务与出口之比超过 150%衡量)[29]。取消的债务只适用于来自国际货币基金组织、世界银行和非洲发展基金的贷款,不适用于其他双边和多边捐助或私人借贷。然而,组成八国集团的八个工业化大国(加拿大、法国、德国、意大利、日本、俄罗斯、英国和美国)在 2005 年都承诺免除债台高筑国家的双边债务,希望 HIPC 可以将更多的资源用于改善其卫生和教育系统,从而有助于结束贫困和健康不良的循环。

12.3.D 私人基金会

私人基金会对全球公共卫生支出的贡献越来越大。例如,比尔和梅林达·盖茨基金会(Bill & Melinda Gates Foundation)近年来每年提供超过 10 亿美元的资金,用于支持疫苗和药物的研发和传播等项目[30]。这些资金的主要受助方包括全球疫苗和免疫联盟、PATH 以及抗击艾滋病、结核病和疟疾全球基金[31]。维康信托基金会(总部设在英国)、洛克菲勒基金会、福特基金会、联合国基金会和阿加汗基金会等组织每年也会提供数百万美元的国际卫生赠款[32]。

12.3.E 商业

雅培(Abbott)、阿勒根(Allergan)、阿斯利康(AstraZeneca)、拜耳(Bayer)、勃林格殷格翰(Boehringer Ingelheim)、百时美施贵宝(Bristol-Myers Squibb)、礼来公司(Eli Lilly and Company)、葛兰素史克(GlaxoSmithKline)、强生(Johnson & Johnson)、诺华(Novartis)、诺和诺德(Novo Nordisk)、罗氏(Roche)和赛诺菲(Sanofi)等制药公司每年都会捐赠价值超过 10 亿美元的药物和其他产品。一些公司对特定疾病进行了特殊投资,例如,默克(Merck)的 Mectizan 捐赠计划在消除盘尾丝虫病方面取得了进一步进展[34],辉瑞(Pfizer)捐赠的抗生素 Zithromax 正在帮助全球预防沙眼致盲[35]。大多数大型制药公司都有针对艾滋病毒的抗逆转录病毒药物捐赠计划,许多公司还在结核病、疟疾、热带病、可预防疾病(特别是疫苗捐赠)、妇幼保健、慢性病或紧急救济等领域进行捐赠[36]。

其他类型的公司也进行实物捐赠,并通过自己的基金会资助全球健康项目,作为其企业社会责任计划的一部分。例如,可口可乐基金会、百事可乐基金会和联合利华基金会都赞助了国际水和水卫生设施、营养和教育项目,而强生家族企业捐款基金则用于妇幼保健项目的投资。

除了作为人道主义援助的一种形式,这些捐赠通常还可以获得减税,从而有助于开拓国际市场,并带来新的潜在客户。成功的卫生行动可以增加人群收入,减少卫生支出,使人们有更多的钱用于购买其他商品和服务。通过帮助潜在的消费者变得健康并保持他们的健康,这些公司就可以不断扩大他们的市场。

12.3.F　个人捐赠

每年还有数百万人向全球健康活动捐款,在重大灾难之后尤其慷慨解囊。2011 年日本地震和海啸后仅美国红十字会就收到了 2 亿多美元的捐款,2010 年海地地震后收到了近 3 亿美元的捐款[37]。世界宣明会(World Vision)、拯救儿童会(Save the Children)和国际同情组织(Compassion International)等儿童赞助组织也接受慈善捐赠,还有成千上万的小型慈善组织完全依靠私人捐赠。

2011 年,美国人向慈善机构捐赠了近 3000 亿美元,其中 73% 是由个人(而非基金会、遗赠或公司)捐赠的,捐款总额约占美国可支配收入的 2%[38]。主要的资助对象是宗教团体(960 亿美元);教育机构(390 亿美元);在国内或国际上提供粮食、服装、住房和其他基本物资和服务的人类服务组织(350 亿美元);卫生慈善机构,包括特定疾病支持组织、以研究为重点的团体,以及诊所和医院等医疗服务提供者(250 亿美元);在救济、发展和公共政策领域工作的国际慈善事务机构(220 亿美元);社区发展组织(210 亿美元);艺术和文化非营利组织(130 亿美元);环境组织(80 亿美元)(图 12-8)[38]。这些类别的捐款中,很大一部分用于与全球健康有关的活动。表 12-2 和表 12-3 列出了这些资金的主要受助方[39]。英国主要的全球健康相关慈善机构包括救助儿童会(Save the Children)、乐施会(OxFam)和英国红十字会(British Red Cross)。

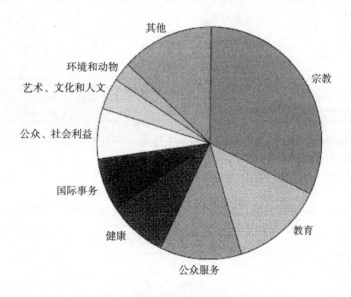

图 12-8　美国慈善捐款的受赠方,2011

来源:数据来自 *Giving USA 2012:The annual report on philanthropy for the year 2011.* Executive summary. Chicago:The Giving Institute;2012。

表 12-2　总部设在美国的主要国际救济和慈善机构

机构	年度支出（2010—2011）	项目支出（2010—2011）
Feed The Children	1248 万美元	1161 万美元
World Vision	1206 万美元	1066 万美元
Food For The Poor	1051 万美元	1018 万美元
Catholic Relief Services	820 万美元	774 万美元
AmeriCares	665 万美元	655 万美元
CARE	614 万美元	550 万美元
Operation Blessing International	472 万美元	469 万美元
Save the Children	516 万美元	468 万美元
Compassion International	520 万美元	433 万美元
United States Fund for UNICEF	447 万美元	405 万美元
MAP International	402 万美元	399 万美元
Direct Relief International	309 万美元	306 万美元
Samaritan's Purse	336 万美元	297 万美元
International Rescue Committee	314 万美元	287 万美元
Catholic Medical Mission Board	283 万美元	277 万美元
Brother's brother foundation	274 万美元	274 万美元
Mercy Corps	267 万美元	232 万美元
PATH	257 万美元	225 万美元
The Rotary Foundation of Rotary International	228 万美元	205 万美元
The Carter Center	215 万美元	201 万美元
CHF International	219 万美元	198 万美元
Project HOPE	202 万美元	190 万美元
Food for the Hungry	193 万美元	183 万美元
Doctors Without Borders, USA	202 万美元	181 万美元

注：年度支出包括项目、行政和筹款支出。

来源：数据来自 *Charity directory*.Glen Rock,NJ：Charity Navigator；2012。

表 12-3　美国主要的多用途人类服务机构和针对特定疾病的慈善机构

机构	年度支出（2010—2011）	项目费用（2010—2011）
American Red Cross	3422 万美元	3157 万美元
Feeding America	1180 万美元	1185 万美元
Volunteers of America	929 万美元	831 万美元
American Cancer Society	948 万美元	679 万美元
American Heart Association	598 万美元	468 万美元

机构	年度支出（2010—2011）	项目费用（2010—2011）
Susan G.Komen for the Cure	343 万美元	283 万美元
The Leukemia & Lymphoma Society	281 万美元	215 万美元
American Kidney Fund	224 万美元	219 万美元
National Cancer Coalition	181 万美元	175 万美元
Alzheimer's Association	225 万美元	169 万美元
Juvenile Diabetes Research Foundation International	204 万美元	168 万美元
March of Dimes	206 万美元	155 万美元
Muscular Dystrophy Association	178 万美元	139 万美元
American Diabetes Association	190 万美元	137 万美元
Elizabeth Glaser Pediatric AIDS Foundation	144 万美元	128 万美元
Cystic Fibrosis Foundation	134 万美元	109 万美元

注：年度支出包括项目、行政和筹款支出。

来源：数据来自 *Charity directory*.Glen Rock，NJ：Charity Navigator；2012。

12.4　全球健康项目分类

多种不同的活动可以归入全球健康服务和项目的范畴。许多全球健康组织和机构在其中多个领域开展工作，有些则专门从事一个领域，这些领域包括：

·研究和教育活动，旨在了解全球健康问题，确定有效的解决方案，并向目标受众如患者和家庭、卫生保健提供者、社区卫生工作者、公共卫生专业人员、决策者、受影响社区或普通公众传播关键信息。这是美国癌症协会和美国心脏协会等许多针对特定疾病的慈善机构关注的焦点。

·由医院、诊所、健康中心和其他病人护理提供者提供的临床服务。

·在重大自然灾害之后和战争期间的救济援助，如满足那些可能无法获得水、食物、住所、紧急医疗和其他紧急必需品的人的迫切需要。

·与当地社区合作改善生活条件的社区发展项目。其中一种发展项目侧重于小额信贷，即向新企业家提供的非常小额贷款，这些人无法通过传统银行获得贷款，因为他们没有抵押品，没有稳定的工作，没有信用记录，或者因为她们是女性。利率通常比传统银行提供的利率低得多，而且大多数小额信贷项目还提供某种形式的金融教育和社区支持。格拉明基金会和其他组织帮助建立和支持小额信贷机构，其他社区发展组织可能专门从事保健、教育、农业、水和卫生或其他方面的工作。

·旨在提高对特定事业的认识并影响与该事业有关的政策和资源分配决定的宣传倡议。例如,大赦国际(Amnesty International)和人权观察(Human Rights Watch)致力于让全球关注侵犯人权的行为。

·为有需要的人和社区提供食品、药品、医疗设备和用品以及其他商品和服务的后勤工作。许多全球伙伴关系正在努力提高低收入国家儿童的疫苗接种覆盖率,或扩大获得负担得起的艾滋病药物的渠道,这些伙伴关系具有从采购、生产、包装到运输、储存和分发的整个物流过程中的专业知识。

全球健康领域中付费方和参与方的多样性,创造了多条可通向全球健康领域的职业道路。

12.5 健康项目的实施

数以千计的政府、企业和非营利组织类项目实施各种促进全球健康的研究、教育、临床、救援、发展、宣传和后勤项目[41,42]。(Projects 类项目通常具有明确的目标和明确的结束日期。Programs 类项目通常指一系列正在进行的相关 Projects 项目。)管理这些项目的机构和组织,即那些使用全球健康资金的机构和组织,不一定是为这些活动提供资金的机构和组织[32]。有些团体专门从事筹款工作,而另一些负责实际的执行。

大多数临床卫生服务和健康教育项目由国家卫生部及其州、省和区卫生办事处实施,或在其批准和协助下实施,主要的救济和发展工作通常也是在国家政府的批准下进行的。供应品、技术援助和管理监督可由联合国机构(如世界卫生组织、联合国儿童基金会和其他专门机构)、外国政府(通过其国际发展或国际合作机构)、公私伙伴关系、非政府组织、大学和学院、企业以及个人专业人员和志愿者提供。尽管有时不同群体之间的协调性较差,从而导致在某一领域的重复努力,但却可以促进不同的参与者共同参与全球健康,让每个贡献者将精力集中在自己的专业领域,如水和水卫生设施、儿童期疫苗接种、农业发展或其他方面。全球健康行动的不同参与者往往扮演着不同的角色,这些角色符合他们的目标或任务,并符合他们的专业能力。

12.5.A 国家与地方政府

国家政府为卫生体系提供大部分卫生服务和资金,并且决定,或至少在某种程度上决定,谁可以使用卫生保健系统,人们对护理的选择(如果有的话),社会保险或医疗保险包含的服务种类,医疗从业者所需的水平,以及可用医疗设施的类型。即使卫生保健系统没有国有化,政府仍然可以规定,例如,哪些服务必须由保险覆盖,获得医生、护士、牙医和治疗师执照需要满足哪些教育和测试要求,等等。

国家政府还负责建设公共卫生系统,为营养、疫苗接种计划、筛查和其他预防措施制定指导方针,并规范卫生用品、药物和食品的生产和销售。政府还可以与其他国家和机构建立公共卫生伙伴关系,使其能够共享信息并迅速应对国际传染病威胁。例如,政府可以与公司谈判,以确保更便宜的药品价格。

各国政府的另一项职能是资助健康研究。在美国,国立卫生研究院(NIH)是联邦医疗研究中心。NIH 分为 20 多个独立的研究机构,只要研究协议符合严格的人类伦理研究标准,几乎任何一个部门资助的研究都可以在国际上进行。美国疾病控制和预防中心(CDC)也参与卫生研究,在应对国际公共卫生危机方面发挥着独特的作用。CDC应国家或受影响国家的邀请应对国际卫生紧急情况,包括疫情,并与其他国家的研究人员合作开展实地研究,建立监测系统,培训公共卫生工作者[43]。英国医学研究理事会(MRC)、加拿大卫生研究所(CIHR)、巴西奥斯瓦尔多·克鲁兹基金会(Fiocruz)、印度医学研究理事会(ICMR)和肯尼亚医学研究所(KEMRI)都是由国家资助的卫生研究机构。

此外,各国政府有能力以增进健康和缩小健康差距的方式制定公共政策。"健康融入所有政策"的方针认识到健康依赖于其他关键的公共部门,包括农业、城市发展、能源、商业、教育和交通等(见图 12-9),反过来,健康的人口也使其他部门可以蓬勃发展[44]。

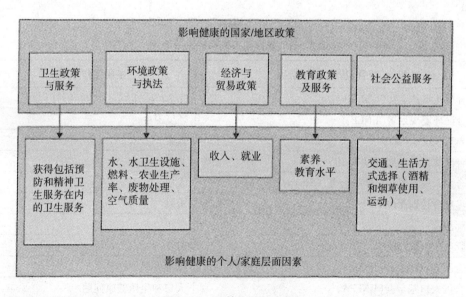

图 12-9 政策中的健康框架

国家和地方政府可以将国际卫生倡议作为当地人口与国际人口之间的交互点。当国家或地方政府官员和地方领袖批准了一项公共卫生资助计划后,该计划的实施通常会更加顺利和成功[45]。例如,如果美国的一个志愿组织想要在塞拉利昂的农村社区分发免费的经杀虫剂处理的蚊帐(ITN),标准的方案是由该组织的领导人与当地政府、社区组织和宗教领袖会面,请求他们的支持。如果该项目被认为对当地有益,当地领袖和其他社区代表将帮助志愿组织在当地建立适当的分发系统,并向社区宣传。如果志愿者计划来得不是时候(在收割季节或恰逢重要的丧事及其他大事),或者如果志愿者的到来(可能需要食物和住宿的地方)将造成不必要的负担,当地领袖也可能告知志愿组织他们不需要或不想要蚊帐。想要扩大规模的组织可能需要获得国家卫生部和其他国家政府机构的批准,这一点也适用于几乎所有的干预计划。对于任何涉及测试新医疗产品的项目也是如此。(在开始新药或其他健康产品的测试试验前,赞助组织必须获得卫生部伦理审查委员会的批准,或其他权威机构的批准。)

12.5.B 联合国机构

联合国成立于1945年,当时由51个会员国组成,到2011年已扩大到193个会员国。联合国的目标是"维护国际和平与安全"、"发展国家间的友好关系"和"在解决经济、社会、文化或人道主义性质的国际问题上实现国际合作"[46]。联合国大会是联合国的主要决策机构,由每个成员国的一名投票代表组成。安理会由15个成员国组成,负责建设和平、调解和安全行动,国际法院提供法律判决和咨询意见。联合国的专门职能由其各机构、办事处、基金、方案和附属机构执行,每一个机构都有其专门的职能(表12-4)。

表 12-4 联合国各机构的主要职能

机构、项目、基金、或办公室	主要工作领域
联合国儿童基金会(UNICEF)	儿童
联合国环境规划署(UNEP)	环境卫生
世界卫生组织(WHO)	健康
联合国艾滋病规划署(UNAIDS)	艾滋病
联合国人权事务高级专员公署(OHCHR)	人权
世界粮食计划署(WFP)	饥饿
国际法院	公正
国际劳工组织(ILO)	劳工
联合国开发计划署(UNDP)	国家发展
联合国人口基金会(UNFPA)	人口和生殖健康问题
联合国难民事务高级专员公署(UNHCR)	难民
联合国粮农组织(FAO)	乡村发展
联合国人类住区规划署(UN-HABITAT)	城市发展

世界卫生组织(WHO)是联合国的主要卫生机构[47,48]。WHO由世界卫生大会管理,

由每个联合国会员国的一名代表组成,大会每年5月召开一次会议,批准预算、决策和公约、协定以及条例。WHO 谈判达成的第一个全球健康条约是《烟草控制框架公约》(FCTC),其中详细规定了应采取的具体措施,如增加税收和全面禁止烟草制品广告等,以减少烟草需求和烟草供应[49]。更广泛地说,WHO 对具有国际重要性的健康问题进行研究,监测疾病流行,收集卫生统计数据,制定实践标准(如儿童生长图表和实验室诊断程序建议),并编制教育材料。WHO 还向要求技术援助的国家政府提供援助,并协调联合国其他机构的卫生工作。例如,WHO 在 20 世纪 60 年代和 70 年代协调了全球根除天花的运动,现在正在协调全球根除脊髓灰质炎运动。

其他联合国机构也正在各会员国实地开展与健康有关的活动。例如,联合国儿童基金会每年向近 100 个国家提供人道主义援助,向儿童提供基本药物,治疗营养不良,支持社区水项目,向难民分发卫生用品,捐赠农村学校教学材料,帮助暴力受害者,以及从事其他紧急护理[50]。世界粮食计划署每年向大约 1 亿人提供紧急粮食援助[51]。

12.5.C　国际合作

各国政府经常参与赞助国际合作的救济和发展工作。例如,大多数发达国家都有相关政府部门与发展中国家政府部门合作,并在这些国家设立办事处(表 12-5)。尽管这些机构致力于减少贫困和改善健康,他们的目标、方法因受援国的政治形势和历史渊源的不同而有所不同。例如,英国国际发展部(DFID)倾向于与英联邦成员国合作,它们几乎都是前英国殖民地或保护国[52];日本国际协力机构(JICA)在全球范围内开展工作,但是在那些与日本经济联系紧密的亚洲国家尤其活跃[53]。

表 12-5　国际发展与合作机构

国家	缩写	机构
澳大利亚	AusAID	澳大利亚国际开发署
比利时	DGDC	比利时发展合作
加拿大	CIDA	加拿大国际开发署
丹麦	Danida	丹麦发展合作
芬兰	FINNIDA	芬兰国际发展合作
法国	AFD	法国发展机构
德国	GTZ	德国国际合作协会
日本	JICA	日本国际协力机构
挪威	Norad	挪威发展合作署
西班牙	AECID	西班牙国际发展合作机构
瑞典	SIDA	瑞典国际发展合作署
英国	DFID	英国国际发展部
美国	USAID	美国国际开发署

美国对外援助由美国国际开发署（USAID）和美国国务院的其他机构管理，包括和平队、美国国防部（DOD）、美国财政部（负责管理所有多边援助捐款）、千年挑战集团（MCC）和其他机构[22]。其中许多工作是由美国全球健康倡议（GHI）协调的，该倡议为美国所有的全球健康项目确定了指导原则（表 12-6）[54]。

表 12-6　美国全球健康倡议原则

通过战略协作和一体化增加影响；
鼓励国家所有权和投资国家主导的计划；
通过强化卫生体系建立可持续性；
加强和利用主要多边合作组织、全球健康伙伴关系和私营部门；
关注妇女、女童和性别平等；
改善测量、监测和评估系统；
促进研究和创新。

来源：信息来自 *The United States Government Global Health Initiative strategy*. Washington DC：U.S.GHI；2009.

USAID 的五个核心业务目标是：（1）支持转型发展，特别是在治理、人力服务和经济增长领域；（2）强化脆弱国家；（3）支持美国的地缘战略利益，特别是在伊拉克、阿富汗、巴基斯坦和以色列等国的地缘战略利益；（4）应对包括艾滋病等传染病、气候变化、非法毒品贸易在内的跨国问题；（5）提供人道主义救援[55]。这些目标是通过在民主、预防冲突和人道主义援助、经济增长、农业和贸易以及全球健康领域的工作实现的[55]。USAID 还帮助实施总统特别倡议，如总统艾滋病紧急救援计划（PEPFAR）和总统疟疾行动倡议（PMI），并监督美国对全球健康伙伴关系的贡献。

12.5.D　全球健康伙伴关系

目前，数十个非营利性公私伙伴关系正在为选定的全球健康问题制定和实现目标（表 12-7）。这些不同的全球健康伙伴关系的目标包括开发新产品（如新药物、疫苗和诊断工具），分发捐赠或资助的健康产品，加强卫生服务和卫生信息系统，教育公众关于特定的健康问题，提高产品的质量或监管，以及协调复杂的全球健康行动[56]。

表 12-7　全球健康公私伙伴关系

促进创新诊断方法基金会（FIND）
全球营养改善联盟（GAIN）
全球疫苗和免疫联盟（GAVI）
全球防治艾滋病、疟疾和结核病基金会（GFATM）
卫生计量系统网络（HMN）
国际艾滋病疫苗行动（IAVI）
疟疾药品事业会（MMV）

续表

遏制疟疾伙伴关系(RBM)
控制结核伙伴关系(Stop TB)
国际药品采购机制(UNITAID)

当这些伙伴关系取得成功时,所有相关方都将受益。合作为研发活动提供了资金,补贴医疗产品的研发可能会为捐赠公司开辟新的市场,企业部门和其他私营实体将得到投资的回报,非营利性工作也提高了参与公司的公众形象。当这些伙伴关系增加了特定健康问题的可见度,并为解决这些问题筹集资金,促进研究和开发,建立国际治疗方案和技术标准,改善获得卫生保健的机会时,全球公共卫生就取得了进展[57]。

12.5.E　非政府组织(NGOs)

非政府组织(NGOs),有时也称为私人志愿组织(PVOs),是由私人管理的非营利性组织,或至少从私人来源获得部分资金。非政府组织可以专注于某个特定的问题,比如文化意识或环境保护,或者在某个特定的城镇、地区或国家处理多个问题。非政府组织可能参与直接行动,比如分发食品援助,或者完全专注于游说和宣传。有些非政府组织是以信仰为基础的组织(FBOs),虽然它们很少要求受助人坚持某种特定的信仰,但它们代表了一种特定的宗教传统。FBO 的例子包括美国犹太世界服务、天主教救济服务、教会世界服务、伊斯兰救济和世界宣明会。许多国际非政府组织(INGOs)参与了一系列救济援助、发展工作、宣传和后勤工作,一些人还从事临床护理和研究。

大多数大型全球健康非政府组织从个人、私人基金会和政府筹集资金。许多非政府组织面临的一个挑战是如何平衡捐助者的目标和受援者的愿望。定向捐赠是指捐赠人提供资金,并规定资金必须用于特定的事业。有时这种方式很有效,但有时捐助者可能不了解接受社区的情况。一个社区想要通过增加太阳能电池板为建筑供电来升级其当地的医疗诊所,但他们可能收到的是没有电就无法使用的显微镜。一所学校收到捐赠的教科书,但可能是用学生们不认识的语言编写的。或捐赠人捐赠了社区无法维护的旧医疗设备,或当地无法修复的水泵。相关的问题是,就像美国几个最大的非政府组织一样,并非所有的"非政府"组织都完全独立于政府,总部设在美国的国际非政府组织的大部分预算来自美国政府,这些非政府组织有时必须应对复杂的政治环境。

在国际上开展业务的非政府组织面临的另一个挑战,是决定哪些预算和业务应由受援国工作人员处理,哪些应由捐助国代表管理。一些国际非政府组织主要从受援国当地雇用工作人员,一些组织则更愿意雇用移居外国者担任经理、会计师和外地工作人员(在外国为本国政府、企业、记者团、非政府组织或其他组织工作,并打算在工作完成后返回本国的人)。国际非政府组织还需要决定与东道国官员密切合作的程度,以及如何解决腐败和管理不善的潜在问题。一些人道主义组织认为,在政治问题上保持公开中立是很重要的,另一些人则认为必须公开谈论不公正现象。跨文化交流技能对于所有为国际非政府组织工作的人来说都是必要的,因为他们必须能够同时与资助机构和东道社区建立联系。

非政府组织还必须考虑其行动的社会和政治影响。大多数非政府组织的目标是改善个人和社区的福祉,但善意的努力有时也会产生副作用。非政府救济组织的存在可能会加剧冲突,因为它提供的物资可能使暴力和不稳定得以继续,或鼓励流民聚集在某个可能成为攻击目标的地区。非政府组织的长期存在可能促进"依赖文化",并阻碍政府或商业服务提供者的发展。

然而,成功驾驭这些复杂局势的非政府组织在全球健康中发挥着非常重要的作用。因为大多数非政府组织不是政治性的,他们可以接触到那些可能得不到充分服务的人群。非政府组织经常几十年来在同一个社区工作,使他们可以和社区建立信任关系,并快速应对紧急情况。他们的长期承诺也促进了可持续发展。非政府组织也能作为社区与国际支付方和参与方之间的连接纽带,用他们的网络来帮助新项目和计划很快到达他们的目标受众。例如,世界各地的国际扶轮社员共同致力于根除脊髓灰质炎,在流行地区,当地扶轮社协助其社区开展疫苗接种运动[58]。因此,非政府组织往往是向最需要援助的人提供援助的组织。

12.5.F 红十字国际委员会

红十字国际委员会(ICRC)与国家红十字会和红新月会以及红十字会和红新月会国际联合会合作,向受战争和其他武装冲突影响地区的人民提供人道主义援助。ICRC在私营组织中是独特的,因为它是以自己的一套规则和原则(人道主义、公正、中立、独立、志愿服务、团结和普遍性)为指导的独立组织,但它受到《日内瓦公约》和国际法的正式批准提供具体的人道主义服务[59]。ICRC的经费来自政府支助、国家红十字会和红新月会的捐款以及私人捐款。

ICRC通过访问战俘、寻找失踪人口、为分离的家庭成员传递消息、复合分散家庭、监测武装冲突是否遵守国际法律、为平民提供基本服务,如食品、水和医疗援助等来援助军事冲突的受害者。

国家红十字会和红新月会独立于红十字委员会,提供各种服务,以满足其当地社区的需要。当地红十字会的活动包括维护血库、提供急救培训和向受自然灾害影响的人提供援助。

12.5.G 国际商务

越来越多的企业成为接受政府和基金会资金来实施全球健康项目的承包方。例如,美国国际化学经济公司、约翰斯诺公司、联合股份有限公司以及家庭健康国际组织(FHI)等公司在 2011 年获得了 1 亿多美元,代表美国国际开发署运行国际项目[60]。

那些没有专门从事国际发展的跨国公司和其他企业,可以通过捐款捐物、帮助自己的员工变得更健康、营造健康的工作环境,确保安全协议的执行,负担员工及其家属的医疗花费、对员工进行健康、营养和伤害预防的健康教育,从而促进国际卫生。因此,几乎所有员工都可以在促进自身的健康、家庭和社区健康以及全球公众的健康方面发挥作用。

12.6　问题讨论

1.您每年在卫生保健和健康相关费用上的自付金额是多少? 您的收入中有多大比例花在健康上? 您认为这个数目合理吗?

2.您有健康保险吗? 如果有,费用是多少? 它能满足您的需要吗?

3.您愿意每月自付多少钱来买健康保险? 您希望从中得到哪些服务?

4.您是否曾经在生病或受伤时决定不去看医生,不开处方,不做医生推荐的检查,或者因为担心自己的支付能力而没有得到医疗护理? 您有什么感受?

5.您愿意生活在公共(税收资助)卫生保健体系的国家,还是生活在私人资助卫生保健体系的国家? 为什么?

6.您认为您的国家在国际援助上花的钱是多,是少,还是适量?

7.如果您有 100 美元可以捐给一个全球健康相关组织,您会捐给哪个组织? 为什么?

8.如果您打算在低收入国家做一个月的全球健康志愿服务,您会选择与哪个组织合作? 为什么?

9.如果您要成立一个全球健康非政府组织,您希望该非政府组织专注于哪个特定领域?

10.您希望的职业道路与全球健康工作有哪些相同之处?

参考文献

1. *Everybody's business : strengthening health systems to improve health outcomes : WHO's framework for action*.Geneva：WHO；2007.

2. Murray CJL,Frenk J.*A framework for assessing the performance of health systems*.Bull World Health Organ. 2000;78:717-731.

3. *World health report 1999*.Geneva：WHO；1999.

4. Sagan A, Panteli D, Borkowski W, et al. Poland: health system review. *Health Systems in Transition. Copenhagen: WHO European Observatory on Health Systems and Policies*; 2011.

5. Chun CB, Kim SY, Lee JY, Lee SY. Republic of Korea: health system review. Health Systems in Transition. Copenhagen: WHO European Observatory on Health Systems and Policies; 2009.

6. Victora CG, Barreto ML, do Carmo Leal M, et al. Health conditions and health-policy innovations in Brazil: the way forward. *Lancet*. 2011;377:2042-2053.

7. Hurst J. Challenges for health systems in member countries of the Organization for Economic Co-operation and Development. *Bull World Health Organ*. 2000;78:751-760.

8. *World health report 2010*. Geneva: WHO; 2010.

9. Connors EE, Gostin LO. Health care reform-a historic moment in U.S. social policy. *JAMA*. 2010;303:2521-2522.

10. Basu S, Andrews J, Kishore S, Panjabi R, Stuckler D. Comparative performance of private and public healthcare systems in low-and middle-income countries. *PLoS Med*. 2012; 9:e1001244.

11. Wamai RG. The Kenya health system-analysis of the situation and enduring challenges. *Japan Med Assoc J*. 2009;52:134-140.

12. Balarajan Y, Selvaraj S, Subramanian Sv. Health care and equity in India. *Lancet*. 2011;377:505-515.

13. Donnelly J. How did Sierra Leone provide free health care? *Lancet*. 2011; 377: 1393-1396.

14. *Health system financing profile by country*. Geneva: WHO Global Health Expenditure Database; 2010.

15. *World health statistics 2012*. Geneva: WHO; 2012.

16. McIntyre D, Thiede M, Dahlgren G, Whitehead M. What are the economic consequences for households of illness and of paying for health care in low-and middleincome country contexts? *Soc Sci Med*. 2006;62:858-865.

17. Stuckler D, McKee M. Five metaphors about global-health policy. *Lancet*. 2008;372: 95-97.

18. Yach D, Bettcher D. The globalization of public health, II: the convergence of self-interest and altruism. *Am J Public Health*. 1998;88:738-741.

19. Feldbaum H, Lee K, Michaud J. Global health and health policy. *Epidemiol Rev*. 2010;32:82-92.

20. Lu C,Schneider MT,Gubbins P,Leach-Kemon K,Jamison D,Murray CJL.Public financing of health in developing countries:a cross-national systematic analysis.*Lancet.* 2010; 375:1375-1387.

21. *The Abuja Declaration:ten years on.*Geneva:WHO;2011.

22. Tarnoff C,Lawson ML.*Foreign aid:an introduction to U.S.programs and policy.* Washington DC:Congressional Research Service;2011.

23. Ravishankar N,Gubbins P,Cooley RJ,et al.Financing of global health:tracking development assistance for health from 1990 to 2007.*Lancet.* 2009;373:2113-2124.

24. *DAC5 official bilateral commitments by sector.*Paris:OECD StatExtracts;2012.

25. *OECD factbook 2012.*Paris:OECD;2012.

26. Driscoll DD.*The IMF and the World Bank:how do they differ?* Washington,DC: IMF;1996.

27. Loewenson R.Structural adjustment and health policy in Africa.*Int J Health Serv.* 1993;23:717-730.

28. Easterly W.What did structural adjustment adjust? The association of politics and growth with repeated IMF and World Bank adjustment loans.*J Dev Econ.* 2005;76:1-22.

29. *Highly Indebted Poor Countries (HIPC) Initiative and Multilateral Debt Relief Initiative(MDRI)-status of implementation and proposals for the future of the HIPC Initiative.* Washington DC:IDA and IMF;2011 Nov 8.

30. 2010 *annual report.*Seattle:The Bill & Melinda Gates Foundation;2010.

31. McCoy D,Kembhavi G,Patel J,Luintel A.The Bill & Melinda Gates Foundation's grant-making programme for global health.*Lancet.* 2009;373:1645-1653.

32. McCoy D,Chand S,Sridhar D.Global health funding:how much,where it comes from and where it goes.*Health Policy Plan.* 2009;24:407-417.

33. *Global partnerships:humanitarian programs of the pharmaceutical industry in developing nations.*Washington DC:PhRMA;2004.

34. Thylefors B.Eliminating onchocerciasis as a public health problem.*Trap Med Int Health.* 2004;9(4 suppl):AI-A3.

35. *The end in sight:2020 INSight.*Decatur GA:International Coalition for Trachoma Control;2011.

36. *Developing world health partnerships directory 2010.*Geneva:International Federation of Pharmaceutical Manufacturers & Associations(IFPMA);2010.

37. *Global impact report 2011.*Washington DC:American Red Cross;2011.

38. *Giving USA 2012:The annual report on philanthropy for the year 2011.* Executive

summary.Chicago：The Giving Institute；2012.

39. *Charity directory*.Glen Rock，NJ：Charity Navigator；2012.

40. *Charity trends*.Kent，UK：Charities Aid Foundation（CAF）；2012.

41. Gostin LO.A Framework Convention on Global Health：health for all，justice for all. *JAMA*. 2012；307：2087-2092.

42. Cohen J.The new world of global health.*Science*. 2006；311：162-167.

43. *Protecting the nation's health in an era of globalization：CDC's global infectious disease strategy*.Atlanta：CDC；2002.

44. *Adelaide Statement on Health in All Policies：moving towards a shared governance for health and well-being*.Geneva：WHO；2010.

45. Macfarlane S，Racelis M，Muli-Musiime F.Public health in developing countries.*Lancet*. 2000；356：841-846.

46. *Charter of the United Nations*.San Francisco：UN；1945.

47. Koplan JP，Bond TC，Merson MH，et al.；Consortium of Universities for Global Health Executive Board.Towards a common definition of global health. *Lancet*. 2009；373：1993-1995.

48. Brown TM，Cueto M，Fee E.The World Health Organization and the transition from "international" to "global" public health.*Am J Public Health*. 2006；96：62-72.

49. Shibuya K，Ciecierski C，Guindon E，Bettcher DW，Evans DB，Murray CIL. WHO Framework Convention on Tobacco Control：development of an evidence based global public health treaty.*EMJ*. 2003；327：4-157.

50. 2011 *UNICEF humanitarian action for children：building resilience*. New York：UNICEF；2011.

51. *Fighting hunger worldwide：the World Food Programme's year in review，2010*.Rome：WFP；2011.

52. *DFID annual report and accounts 2011-2012*.London：DFID；2012.

53.*Japan International Cooperation Agency annual report 2011*.Tokyo：JICA；2011.

54. *The United States Government Global Health Initiative strategy*.Washington DC：U.S. GHI；2009.

55. *USAID primer：what we do and how we do it*.Washington DC：USAID；2006.

56. Widdus R.Public-private partnerships for health：their main targets，their diversity and their future directions.*Bull World Health Organ*. 2001；79：713-720.

57. Buse K，Harmer AM.Seven habits of highly effective global public-private health partnerships：practice and potential.*Soc Sci Med*. 2007；64：259-271.

58. Majiyagbe J.The volunteers'contribution to polio eradication.*Bull World Health Organ*.2004;82:2.

59. *Annual report 2011*.Geneva:JCRC; 2012.

60. *USAID implementing partners（fiscal year 2011）*.Washington DC:USAID; 2012.

第十三章　全球化与健康

通过在快速发展的城市中融合各类人口，在全球范围内传播感染，改变饮食习惯，以及加快环境变化，全球化促进了全球许多地方的健康转型。

13.1　全球化与全球健康

全球健康作为一个新的、不同于国际卫生的领域，其核心要素之一是对世界各国共同问题的关注。全球化使许多这些问题更加突出，包括城市化和健康、新出现的传染病、食品安全、保障以及全球环境变化对健康的影响。

"全球化"的定义虽多，但大多数定义只适用于某一特定学科。例如，经济学家使用"全球化"代指不同国家间经济活动和政策的扩张和一体化[1]。全球化体现全球政府和非政府组织数量的增加、多边贸易协定的扩展、外国直接投资的增加、全球供应链的兴起、人口流动的增加（包括旅游、城市移民和被迫流离失所）以及文化传播的增加。世界经济的全球化在人们日常使用的物品中非常明显地得到反映。例如，美国市场里大量的通信设备、服装、电器和其他消费品都是从其他国家进口的[2]。

全球化在公共卫生领域并不新鲜。早在一千多年前，瘟疫和天花等传染性疾病就肆虐于整个欧亚大陆，当时"丝绸之路"等海陆贸易路线将中国、印度和地中海地区连接起来。15世纪，在美洲探险的欧洲人携带的传染病导致了许多美洲土著人的死亡，同时他们返航时又将西半球当地的一些传染病（如梅毒）带回欧洲，引发大规模流行病[3]。到达新大陆的早期欧洲探险家也将烟草从美洲带到了欧洲，增加了慢性病的患病率。（近年来，随着美国和其他高收入地区烟草使用量下降，亚洲、拉丁美洲、非洲和东欧的烟草营销和销售额正在增加[4]。）

传染病不受国界限制，现代交通工具值得出现在世界任何地方的某种新传染病可以在数小时内通过飞机传播到世界任何其他地方，而无需几周或几月。2002年11月，中国南方广东省首次发现SARS（严重急性呼吸综合征）病例。2003年3月，SARS蔓延到中国香港，几天以后，在加拿大多伦多暴发了第二次疫情，20多个国家出现了新增病例[5]。如果一种高致病性禽流感毒株可在人群之间传播，那么很可能造成一场传播速度更快、范围更广的全球感染[6]。全球化意味着全人类被绑在了一起，世界任何一个地方的问题能很快发展为全球性问题[7]。

对于全球化和健康新的担忧不仅局限于传染病暴发(虽然这仍值得担忧),还包括了耐药性、非传染性疾病(NCDs)、营养、进口产品安全性(例如涂有铅漆的玩具及带有微生物或化学污染物的食品)、和平与冲突、生物恐怖主义、全球气候变化等一系列问题。

13.2　城市化与健康

通常,城市居民比农村居民更容易获得清洁的饮用水和良好的卫生设施、相对可靠的公共交通系统、医疗机构和卫生技术。城市供电不仅减少了烹饪时间,并使食物更容易安全储存。收音机和电视等通信系统,不仅可广播新闻、娱乐节目,还可对紧急事件进行预警,并传播健康信息。城市女性拥有更多机会接受额外的教育,并在家庭之外找到工作机会。此外,城市妇女孕期安全更有保障,因为她们更容易获得产前保健服务,并在分娩时获得医疗专业人员的协助。

然而,并非所有城市居民都可以从城市化进程中获益[8,9]。表 13-1 比较了农村、未纳入规划和被规划的城市社区。许多迁移到城市的居民,最终只能住在未被规划的定居点(例如城中村、棚户区、贫民窟等),那里的生活质量普遍比农村生活糟糕。简陋的房屋,通常由硬纸板、金属碎片、木头或其他易得的物品建造而成,几乎没有舒适感和私密性。居民可能没地方上厕所,垃圾和人类废物可能会堆积在房屋附近,吸引鼠类和昆虫。与大量的人口及其动物紧邻生活大大增加了虫媒和动物携带传播疾病的风险。暴力和道路交通事故(通常是机动车辆 VS.行人)在这些地方可能经常发生。城市工人可能面临新的职业危害,又可能无法获得可负担的紧急医疗服务。在这类区域种植营养作物或者购买营养食品可能存在困难。居民用于运动的时间和空间可能很少。处于城市化进程中的城市,未规划的社区往往形成在噪杂且污染严重的高速公路或工业中心附近的不良地段,加剧哮喘和心血管疾病的患病。非正规的住宅通常建在洪泛区或其他脆弱土地上,缺乏排水系统意味着洪水会将粪便和其他废物带入房屋。

表 13-1　农村生活、未规划的城市生活和规划的城市生活三者健康风险之比较

因素	农村生活	未规划的城市生活	规划的城市生活
水源	·可能只有很少的机会获得改善的水源 ·微生物污染风险	·可能只有很少的机会获得负担得起的洁净水 ·微生物及工农业化学污染风险	·可稳定获取安全、洁净的饮用水
卫生	·可能没有足够的卫生设施 ·户外大小便可能很常见	·可能没有足够的卫生设施 ·在街道随地大小便可能很常见	·污水处理系统

续表

因素	农村生活	未规划的城市生活	规划的城市生活
垃圾处理	·固体废物得到焚烧或填埋	·未集中处理固体废物 ·垃圾堆成为虫鼠带菌媒介的栖息地	·得到收集和转移处理固体废物
燃料	·固体燃料,可就地收集	·固体燃料,可能昂贵	·电力
营养	·购买食物能力有限 ·通常通过种植、采集或打猎获取食物	·获取可支付得起的健康食品的途径有限 ·可能没有园地空间	·可充分获得健康且安全的饮食选择
医疗设施	·可能距居住地较远且仅提供基础保健	·拥挤且医务人员不足	·可获取初级卫生保健、急诊和专科医疗保健服务（包括精神健康和康复）
空气质量	·燃烧生物燃料造成的室内空气污染	·室内和室外空气污染并存 ·噪声污染	·部分室外空气污染 ·因建筑材料造成的部分室内空气污染
化学危害	·潜在暴露于化肥和杀虫剂类农业化学物	·潜在暴露于工业废弃物	·很少暴露于工农业危害物

　　每天,成千上万的人从农村涌向城市,寻找更好的工作、更高的收入、更多的社交机会以及更便利的生活方式。城市化进程影响着城乡居民,例如,丈夫去往城市打工时,农村妇女不得不独自承受着沉重的负担,完成所有的家务。或者,父母都去往城市打工,不得不把孩子留给祖父母照看,给三代人都带来了压力。

　　尽管城市化进程几乎在世界的每一个角落都在发生(图 13-1、图 13-2)[10,11],但发展中国家的城市化进程尤为迅速,他们已成为世界上许多特大城市的发源地(表 13-2)[12]。图 13-3 显示了低收入国家快速城市化的趋势。在这些地区,农村和城市地区的出生率仍然很高,但是从农村到城市的移民使城市以特别快的速度增长。在许多高收入和中等收入地区,出生率很低,农村人口向城市迁移正导致农村人口的减少[12]。

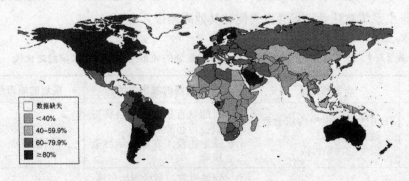

图例:
数据缺失
<40%
40-59.9%
60-79.9%
≥80%

图 13-1　各国城市人口比例,2010

来源:数据来自 *World health statistics 2011*.Geneva:WHO;2011。

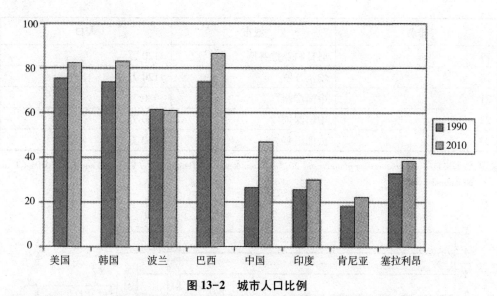

图 13-2　城市人口比例

来源：数据来自 *Human development report 2010.* New York：UNDP；2010。

表 13-2　全球特大城市（人口超过 1000 万），2011。灰色代表低收入和中等收入国家

排名	城市	人口
1	日本东京	3720 万
2	印度德里	2270 万
3	墨西哥墨西哥城	2040 万
4	美国纽约市	2040 万
5	中国上海	2020 万
6	巴西圣保罗	1990 万
7	印度孟买	1970 万
8	中国北京	1560 万
9	孟加拉国达卡	1540 万
10	印度加尔各答	1440 万
11	巴基斯坦卡拉奇	1390 万
12	阿根廷布宜诺斯艾利斯	1350 万
13	美国洛杉矶	1340 万
14	巴西里约热内卢	1200 万
15	菲律宾马里拉	1190 万
16	俄罗斯莫斯科	1160 万
17	日本大阪	1150 万
18	土耳其伊斯坦布尔	1130 万

续表

排名	城市	人口
19	尼日利亚拉各斯	1120 万
20	埃及开罗	1120 万
21	中国广州	1080 万
22	中国深圳	1060 万
23	法国巴黎	1060 万

来源：数据来自 *World urbanization prospects*，*the 2011 revision*. New York：Department of Economic and Social Affairs，United Nations；2012。

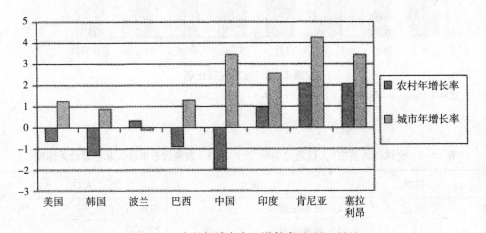

图 13-3　农村与城市人口增长率，2005—2010

来源：数据来自 *World urbanization prospects*，*the 2011 revision*. New York：Department of Economic and Social Affairs，United Nations；2012。

13.3　新发传染病

　　尽管现代科学已经可以控制甚至根除某些疾病，一些以前在人类身上没有发现的疾病正在人群中发生。新发传染病（EIDs）发生于当一种新的病原体开始影响人群，或者现有病原体改变了其引起的疾病类型本身时发生的疾病。该病原体可能以一种更容易传播给易感人群（传播能力增强）的方式进化，因此更常见（发生率增加）。它可能会发生变异，导致一系列新的症状或更严重的症状（毒性增加）。在某些情况下，通常只影响非人类宿主的传染病原体可能会以一种使其对人类具有传染性的方式进行适应。有时，一种传染病原体可能会发生变异，从而导致另一种传播途径的出现，可能会发展出通过空气传播的能力。其他传染病称为再发性传染病，在过去的某个时点得到控制，但现在又开始出现[13-15]。以下是一些最近几十年被确认的新发传染性疾病：

· 1960 年,青霉素作为抗菌药物被使用数月后,相继报告多例耐甲氧西林金黄色葡萄球菌(MRSA)病例[16]。MRSA 很难治愈,会导致严重的"噬肉"感染(坏死性筋膜炎)和血液感染。MRSA 现在在医院很常见(院内感染 MRSA 或 HA-MRSA),但这种感染同时也可以通过未消毒的运动器材和其他日常用品传播,从而导致社区感染 MRSA或 CA-MRSA。耐药菌株往往比药物敏感菌株更顽强,因此在一个国家不适当地使用药物(如感染者服用了不适当类型的抗生素或抗生素剂量过少)可迅速导致全球抗生素耐药性问题[17]。

· 军团病是一种严重的肺炎,1976 年美国退伍军人协会在费城召开会议后首次发现。(轻度的称为庞蒂亚克热)[18]。引起军团病的细菌生活在水中,当现代的水分配系统,如空气冷却装置、水疗中心、加湿器使细菌雾化时,它们会被吸入人体,从而导致人体肺部感染[19]。

· 埃博拉病毒是一种热带出血热,首次报告于 1976 年 6 月 20 日[20]。尽管该病大规模暴发较为罕见,但是在非洲中部地区时有发生,病死率极高[21]。尽管国际研究团队多年来一直在寻找动物宿主的证据,但感染源仍未得到证实[22]。

· 长期以来,虽然汉坦病毒已在世界许多地方引起人类疾病,但汉坦病毒肺炎综合征(HPS)直到 1993 年才在美国西南部偏僻的"四角地"首次出现。几名年轻人在对乡村避暑别墅进行春季大扫除时吸入了雾化的鼠尿或粪便,结果患上了严重的肺炎[23]。此后,在中美洲和南美洲也报告了 HPS 疫情[24]。

· 1981 年,美国首次诊断出获得性免疫综合征(AIDS)病例[25],人类免疫缺陷病毒(HIV)直到数年后才被发现[26]。到 20 世纪 90 年代中期,全球几乎每个国家都报告了艾滋病例,有 500 多万人死于艾滋病[27]。

· 霍乱是一种通过水传播的细菌感染,可从一个国家的海岸经海水传播到另一个国家。1991 年霍乱在南美首次出现,最初发现于秘鲁,但很快传播到厄瓜多尔和哥伦比亚,不到一年就传遍了中美洲和南美洲,包括墨西哥和几个加勒比国家[28,29]。

· 尽管埃及、苏丹和乌干达几十年来都有病例发生,但西尼罗河病毒引起的脑炎疫情于 1999 年才在美国首次暴发[30]。西尼罗河病毒以蚊子和脊椎动物(通常是鸟类,但有时也会在人类或其他动物之间传播)为寄生宿主。小部分感染的人会出现严重的神经系统并发症[31]。首例病例在纽约被发现的几年内,几乎所有邻接州都报告了病例[32]。

据美国医学研究所报告,这些新的健康威胁来自遗传和生物因素的复杂相互作用、物理环境因素、生态因素以及社会、政治和经济因素(表 13-3)[33]。随着世界人口的增长(#6),人类和家畜迁居到以前无人居住的自然环境(#5),并接触到新的植物、动物和微生物。环境的改变(#4),如森林砍伐、堤坝建设和湿地开发,为传染性病原体及其宿主建立了新的环境载体库。此外,洪水和干旱等自然灾害(#3)可改变地貌,并将新的传染性病原体引入到整片区域。饮食和其他行为的改变(#6),日益成为全球流行的新趋势,也可能促进疾病传播。随着感染不同菌株的人群之间的相互交往,城市化促进了突发感染事件的发生(#2),并为病媒创造了新的栖息地(#5)。科学技术同样增加了突发感染病例的发生率。现代交通工具(#8)使感染者可以在短短几小时内到达世界的任何地方。医疗创新(#7)带来了新的风险和高危人群。先进的医学疗法,如接受器官移植的人使用的免疫抑制药物和使早产儿存活的技术,创造了新的高度易感人群(#2)。医院感染(也称为医院获得性感染,HAIs)很难彻底治愈,而且抗微生物药物耐药性问题日益严峻(#1)。其他技术进步也为传染性病原体创造了新的成长空间以新的传播方式。新发传染病可以在世界任何地方出现并迅速传播,因此,地方公共卫生问题和全球公共卫生问题之间的区别正越来越小。

表 13-3　新发传染病的危险因素

1	微生物适应与变异
2	人群易感性
3	气候与天气
4	生态系统变化
5	经济发展和土地利用
6	人口统计特征与行为
7	技术与产业
8	国际旅行和贸易
9	公共卫生措施失效
10	贫穷与社会不平等
11	战争和饥荒
12	缺乏政治意愿
13	故意伤害

来源:信息来自 Smolinski,MS,Hamburg MA,Lederberg J.Committee on Emerging Microbial Threats to Health in the 21st Century.Institute od Medicine.*Microbial threats to health*:*emergence*,*detection*,*and response*.Washington DC:The National Academics Press;2003。

13.4　营养与食物安全

营养全球化体现在饮食习惯的改变、杂货店货架上食品种类的增加、国际连锁餐厅数量的增加以及食品的全球营销。近几十年来,国际食品市场显著增长。例如,美国消费的进口食品比例从 1990 的 12%增长到了 2000 年的 14%,在 2009 年达到 17%(图 13-4)[34]。食品的跨境贸易引发了对食品安全的一系列新的担忧。

多种食物都可能与传染病暴发有关,包括水果和蔬菜、肉类和禽类、鸡蛋、海鲜、乳

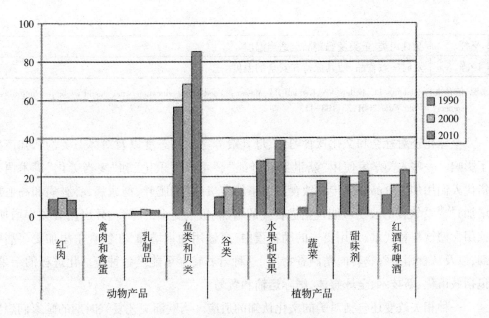

图 13-4　美国进口食品消费比例

来源：数据来自 *Import share of consumption*. Washington DC：Economic Research Service，United States Department of Agriculture；2012 May 30。

制品、烘焙食品和未经高温消毒的果汁[35]。食源性暴发的病原体包括多种细菌（弯曲杆菌、大肠杆菌、李斯特菌、沙门氏菌、志贺菌等）、寄生虫（如隐孢子虫、贾地鞭毛虫和刚地弓形虫）以及病毒（包括诺如病毒、轮状病毒、星状病毒和甲型肝炎病毒等）。除了微生物污染，化学污染物对健康的威胁也越来越大，鱼类重金属汞中毒、农药残留、化学添加剂和防腐剂等问题日益引起了人们的担忧[37]。（这些对复杂问题的考虑促进了"One Health"概念的发展，即倡导人类、动物和环境卫生一体化[38]。）

　　虽然大多数疫情由当地种植和加工的食品引发[39]，但是，据报告，越来越多的大型跨国食源性疫情正在发生[40]。由联合国牵头科学专家组编制的《食品法典》中的"国际食品标准"提供了有关食品安全指南，但这些指南对国家或食品生产商没有约束力，而且可能难以执行[41]。此外，不同市场的标识要求也不统一，各国对添加剂和防腐剂的使用、维生素和矿物质的强化和增补，以及转基因生物（GMOs）的使用和标识都有不同的期望标准。随着食品行业变得日益全球化，政府和消费者可能会更加难以相信他们的食品供应是安全的。然而，一些简单的食品安全措施仍可作为最后一道防线来帮助保护消费者（表 13-4）[42]。

表 13-4　重要的食品安全措施

清洁	经常洗手和食品表面
分装	避免生食和即食食物的交叉感染

续表

烹饪	烹饪肉类、蛋类及奶制品至适当温度
冷冻	及时冷藏食品,使其保持在安全的温度

来源:信息来自 Medeiros LC, Hillers VN, Kendall PA, Mason A. Food safety education: what should we be teaching to con-sumers? *J Nutr Educ.* 2001,33:108-113。

　　全球化还对社会和文化饮食习惯、母乳喂养习惯和态度以及对体态美的认知产生了影响。一些人类学家使用"新世界综合征"、"可口可乐化"和"麦当劳化"等术语来指代人们用加工食品取代传统饮食后所患的富贵病(如肥胖、糖尿病、心脏病和高血压增加)[43,44]。饮食的改变可能包括进食量的增加、摄入更多的零食、外出用餐频率增加、饮用含糖饮料替代水、食用更多的动物蛋白、烹饪用油量增加、在饮食中添加更多甜味剂,以及从食用全谷物转向精制谷物[45]。这种营养转变可能是各种全球化进程的结果,包括城市化、新技术、全球媒体、国际运输和贸易。

　　一种相关改变还包括对美的文化认知的适应。当欧洲文艺复兴时期的画家们想要表现美丽、有权势的女性时,他们描绘的一群肥胖、曲线圆润的女性。在今天的一些文化中,圆润丰腴的女性仍然被视为理想体型,较大的体重与生育能力紧密联系。当资源匮乏时,体重增加往往被视为财富的象征,因为这表明家庭有足够的卡路里摄取,不需要消耗过多的卡路里在体力劳动上。另一方面,巴黎和米兰时装秀上的那些女性模特,以及好莱坞明星,往往非常瘦。在工业化社会中,体重过轻转变成了财富的标志,因为富裕的家庭有时间和金钱烹饪健康的食物、进行体育锻炼,而工薪阶层家庭大多依赖廉价的快餐食品,且需要长时间从事久坐不动的工作。

　　然而,全球化正在影响人们对食物和体形的态度。虽然像神经性厌食症和神经性贪食症这类饮食失调在非西方文化中仍然相对少见,但许多国家的报告都发现了这类病例[46]。(神经性厌食症是一种人的体形认知扭曲,即使在消瘦的时候也会感到肥胖的状况。神经性厌食症患者的饮食非常有限,运动过度,甚至可能使用泻药和其他减肥方法。神经性贪食症是指一个人频繁地暴饮暴食,一餐摄入数千卡路里,然后通过催吐,或使用泻药来消耗摄入的能量。)更重要的是,随着电影明星和杂志封面模特的理想化身材受众越来越广泛,人们对自己体形的不满越来越普遍。例如,最近的研究表明,哪怕是在世界上一些肥胖率最高的太平洋岛国,如斐济、汤加和萨摩亚,近年来当地的居民对自己体形的不满正日益增加,苗条的身材被视为理想型身材,人们开始利用不健康的方式减肥,例如服用泻药[47-50]。因此,人们对食物的态度和对体形的认知正随着食物和食品一起在全球范围内被输入和输出。

13.5 生物恐怖主义与安全

生物恐怖主义是指故意释放病原体、化学物质或其他生物因子,从而导致人群、动物或植物患病甚至死亡。化学和生物战争并不新鲜[51]。在 14 世纪鞑靼人围攻卡法(今乌克兰境内)期间,瘟疫受害者的尸体被弹射过城墙,引发了城内瘟疫的大流行。在 18 世纪 60 年代的法国印第安战争中,英国军队向支持法国的印第安人运送了感染天花病毒的毛毯。第一次世界大战期间,几个欧洲国家使用生物制剂对付敌人的牲畜。不同以往的是,现在有更多的工具可以用来制造和传播生物恐怖制剂,而且规模要大得多。

之所以选择使用生物武器,是因为它可以造成严重的疾病甚至死亡,目标人群易受恐惧因子的影响,且获得免疫或治疗的机会十分有限或根本没有。此外,某种特定的生物恐怖因子被选用,可能是因为它在生产上十分简单快捷,成本相对便宜,在环境中可稳定存活,传染则剂量低,传播机制简单(如通过空气、水或食物),传染性强,潜伏期较为理想(潜伏期较短则易于疾病马上暴发,潜伏期较长则起到长时间无症状感染),以及所致疾病难以被准确诊断[52]。虽然一些生物恐怖分子的目标是想大规模杀害或严重伤害人群,但最常见的目标是引起广泛的恐惧恐慌和社会动乱。

在美国,潜在的生物恐怖因子可分为三类(表 13-5)[53]。A 类代表具有高优先级的病原体,它们具有重大风险,因为它们可以很容易地在人群中传播,或具有很高的致死率。A 类恐怖因子包括炭疽热、天花、鼠疫、肉毒杆菌病、土拉菌病以及埃博拉病毒和马尔堡病毒等病毒性出血热。其中炭疽热尤其值得注意,因为它曾在 2001 年美国邮政生物恐怖主义袭击中被使用[54,55]。由于炭疽热形成的孢子(休眠细菌)可以在环境中存活数年,自然发生的炭疽热(炭疽芽孢杆菌)病例每年都在与绵羊和牲畜打交道的人身上被诊断出来。这些病例通常是经皮肤感染。在实验室中,炭疽可被制成细粉,产生一种影响肺部的可吸入性炭疽。炭疽热原本不会在人与人之间传播,但它的武器化形式可以被雾化并吸入人体。如果及早发现,这种疾病很容易用抗生素治愈,但晚期病例通常都是致命的。

表 13-5　美国对潜在生物恐怖因子的分类

类别	生物恐怖因子
A 类	·炭疽热(炭疽芽孢杆菌) ·肉毒杆菌病(肉毒杆菌毒素) ·鼠疫(鼠疫耶尔新杆菌) ·天花(重型天花病毒) ·土拉菌病(土拉弗朗西斯菌) ·病毒性出血热(例如埃博拉病毒、马尔堡病毒、拉沙病毒和玻利维亚出血热病毒)

类别	生物恐怖因子
B 类	·布氏杆菌病 ·鼻疽病(鼻疽伯克霍尔德氏菌) ·类鼻疽(类鼻疽伯克霍尔德氏菌) ·鹦鹉热(鹦鹉热衣原体) ·Q 热(贝氏柯克斯体) ·斑疹伤寒(普氏立克次体) ·引起脑炎的甲病毒(例如委内瑞拉马脑炎、东部马脑炎和西部马脑炎) ·毒素(例如蓖麻毒素、葡萄球菌肠毒素 B 和产气荚膜梭菌 ε 毒) ·食品安全威胁(例如沙门氏菌、大肠杆菌 O157：H7 和志贺氏杆菌) ·水安全威胁(例如霍乱弧菌和隐孢子虫病)
C 类	·新发传染性疾病(例如汉坦病毒和尼帕病毒)

资料来源:Rotz LD,Khan AS,Lillibridge SR,Ostroff SM,Hughes JM.Public health assessment of potential biological terror-ism agents.*Emerg Infect Dis.* 2002;8;225-230.

B 类恐怖因子传播能力较强,发病率适中,通常导致的死亡病例也相对较少。B 类病原体包括布氏杆菌病、蓖麻毒素(存在于蓖麻籽中的毒素)、Q 热、斑疹伤寒和病毒性脑炎感染,还包括沙门氏菌、石氏杆菌和大肠埃希菌 O157：H7 等食品安全威胁,以及霍乱和隐孢子虫病等水源威胁。C 类恐怖因子是新发传染病,如存在潜在危害的汉坦病毒,因为人们目前仍然对其知之甚少。化学制剂造成的潜在威胁同样不容忽视(表 13-6)[56]。

表 13-6　潜在的化学生物武器

类别	举例
神经性毒剂	塔崩、沙林、梭曼、GF、VX
血液毒剂	氢氰酸、氯化氰
糜烂性毒剂	路易氏剂、硫氮芥、光气肟
重金属	砷、铅、汞
挥发性毒物	苯、氯仿、三卤甲烷
肺部毒剂	光气、氯、氯乙烯
失能性毒剂	毕兹 BZ
爆炸性硝基化合物和氧化物	硝酸铵复合燃料油
易燃的工业气体和液体	汽油、丙烷
有毒的工业气体、液体和固体	氰化物、腈
腐蚀性工业酸和碱	硝酸、硫酸
其他毒剂	农药、二恶英、呋喃、多氯联苯(PCBs)

来源:Biological and chemical terrorism;strategic plan for preparedness and response.Recommendations of the CDC Strategic Planning Workshop.*MMWR Recomm Rep.*2000;49(RR-1):1-14.

防范生物恐怖袭击的最佳方式是及早发现,以便能够控制和暴露疫情,或使处于危险的人群能够接受免疫接种、接触后预防处理或者进行医疗治疗[53]。这需要强大的实验室网络、协调反应迅速且训练有素的公共卫生部门、医疗机构和急救人员的通力合作,以及充足的基本疫苗和药物储备。为使公众了解事态发展并鼓励作出适当的个人反应,还必须有强大的通信系统。全球通讯也可能在预防某些恐怖主义行为,以及应对已经发生的恐怖袭击方面发挥关键作用。

13.6　全球环境变化与健康

最近的一项研究预测,全球将近24%的疾病负担可归因于环境因素,如水、卫生设施、室内外空气污染、噪音、住房风险、化学品、娱乐环境、水资源管理、土地利用和建筑环境、辐射以及职业暴露(表13-7)[57]。由此产生的各类疾病有许多可通过适度的环境干预得以有效预防。例如,挖坑厕所不仅可降低腹泻的发病率,还可以避免粪便污染水源;控制传播媒介,喷洒杀虫剂可以减少蚊子数量和疟疾发病率,如果这些控制传播媒介的化学品得到正确使用,可以对环境的损害降到最低。

表 13-7　可归因于环境风险因素所致疾病百分比

疾病	可归因于环境因素病例的百分比(%)	主要的环境风险因素 (归因比例超过25%)
肠道线虫感染	100	水、环境卫生和个人卫生
沙眼	100	水、环境卫生和个人卫生
血吸虫病	100	水、环境卫生和个人卫生
日本脑炎	95	水资源管理
登革热	95	住房风险
腹泻	94	水、环境卫生和个人卫生
溺水	72	娱乐设施
意外中毒	71	化学物质
淋巴丝虫病	66	水、环境卫生和个人卫生
美洲锥虫病	56	住房风险
营养不良	50	水、环境卫生和个人卫生
下呼吸道感染	42	室内空气污染
疟疾	42	水资源管理
道路交通意外	40	土地利用和建筑环境

来源:数据来自 Prüss-üstün A, Corvalán C. How much disease burden can be prevented by environmental interventions? *Epidemiology*. 2007;18:167-178。

基础设施建设,如建造永久性建筑物、修筑农用坡式梯田、将森林改造成农场、石化街道铺路、铺设电缆和下水道、修建水坝、提炼化石燃料生产石油和其他石化产品,以及一系列其他活动,显著改善了数十亿人的生活质量。其中大多数这些环境变化对健康有益,对环境的影响很小。然而,任何环境变化都也可能引起一系列新的健康问题(表 13-8)[58-60]。

表 13-8 当地环境变化影响健康的例子

环境变化	可能的致病途径	可能增加的疾病结果
修建水坝和灌溉	钉螺滋生范围以及人与水的接触机会增多 昆虫滋生地增多 湿地增加	血吸虫病 虫媒传染病 蠕虫感染
城市化	居住在低质量住房区的居民缺乏清洁引用水和卫生设施 吸引鼠类的垃圾增多 埃及伊蚊滋生地增多 拥挤的住房 易感人群迁入	腹泻和蠕虫疾病 瘟疫和汉坦病 登革热 精神疾病、战争/暴力、结核和呼吸道感染 传染病
森林退化	昆虫滋生地增多 与动物宿主的接触增多	虫媒传染病 人兽共患传染病
植树造林	与蜱虫媒介的接触及室外暴露增多	莱姆病
农业集中化	抗生素和杀虫剂的使用增多,耐药性增强 与病媒的接触增多	中毒、虫媒传染病、耐药感染 虫媒传染病

来源:信息来自 Moore M,Gould P,Keary BS.Global urbanization and impact on health.*Int J Hyg Environ Health*. 2003;206:269-278; and Wilson ML.Ecology and Infectious Disease.In:Aron JL,Patz JA,editors.*Ecosystem change and public health*.Baltimore MD:The Johns Hopkins University Press; 2001; and *Global environmental outlook year book 2004/2005*.Nairobi,Kenya:UNEP; 2005。

大多数人类活动对环境的直接影响限于本地,但本地与全球环境变化的边界正越来越模糊。在一个城市,数百万上班族每天开车上下班造成的空气污染不仅损害了他们自己城市的空气质量,也会波及邻近城市。一个国家生产的固体废物(包括有害物质),可能跨越国界运输,因为富裕国家付钱给其他国家,让他们承担储存潜在有毒废物的长期环境风险[61]。森林砍伐和栖息地破坏、土壤侵蚀和盐碱化、水资源管理问题、过度狩猎和过度捕捞、入侵物种(可排挤当地动植物生存空间)、人口增长和人均资源消耗量的增长都可能对本地和全球产生影响[62]。

全球化还可以通过鼓励采用可持续性实践促进环境卫生。在全球市场里,任何人关于在何地生活、工作、旅行以及购买什么商品的选择都可能会对世界各地的其他人产生重大影响。例如,高收入国家对有机食品和其他有机产品的需求不断增长,使农民受到激励,尽量减少对农作物使用农药化肥。结果,在所有不同收入水平的国家,越来越多的农民采用新的种植技术[63]。

　　然而,全球范围内自然资源集约利用的累积效应似乎助长了全球气候变化。政府间气候变化专门委员会(IPCC)审查和综合了关天气和气候的科学数据,并明确表示,全球变暖正在发生,并将持续数个世纪。IPCC 还得出结论,观测到的变化很可能是由人类活动所致[64]。全球气候变化的影响包括土地退化、水和空气的质量问题、生物多样性损失、极端气温和降水(图 13-5)[65],这些问题都会对人类健康产生重大影响[66]。

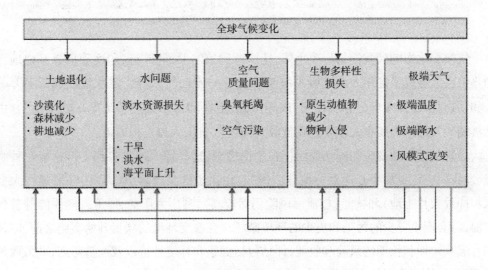

图 13-5　全球环境变化迹象举例

　　虽然气候在历史上不断发生周期性变化,但人们对全球变暖的速度正变得越来越担忧。IPCC 预测,气候变化意味着炎热的白天和黑夜更加频繁,寒冷的白天和黑夜更少,热浪的频率增加,某些地区暴雨事件的频率增加而其他地区干旱的频率增加,热带气旋(飓风)活动增加,海平面升高的发生率增加[64]。除了极端温度和多变的天气周期外,臭氧可能会持续减少,而紫外线辐射会持续增强。全球变暖还可能导致酸雨、生物多样性丧失、沙漠化和资源枯竭(如可饮用水资源枯竭),这些变化可能会对人类健康产生直接影响(表 13-9)[67]。

表 13-9　全球气候变化对人类健康的影响举例

疾病	机制
哮喘和过敏	空气质量变化(由于花粉、霉菌、毒素或灰尘的增多)可能会增加呼吸系统疾病的患病率和严重性
皮肤癌和白内障	紫外线辐射暴露(由于平流层臭氧减少)可能增加皮肤癌和白内障的发病率

疾病	机制
心血管疾病	高温和较差的空气质量会增加心脏病和脑卒中的发病率
营养疾病	气温和降水的变化会降低农作物产量,导致营养不良
精神健康	与极端天气事件相关的压力可能会增加心理障碍的发病率和严重性
传染性疾病	气候变化有可能增加病媒传播(昆虫传播)疾病,人畜共患病以及水性腹泻病的发病率

来源:信息来自 The Interagency Working Group on Climate Change and Health. *A human health perspective on climate change:a report outlining the research needs on the human health effects of climate change.* Research Triangle Park NC:Environmental Health Perspectives/National Institute of Environmental Health Sciences(NIEHS);2010。

气候变化影响到我们每一个个体、社区和国家。美国、欧洲、印度和世界其他地区的热浪已经造成了老年人和呼吸系统疾病患者的死亡[68]。每年,洪水造成成千上万的人和动物死亡,损毁房屋和农作物,破坏医院、道路和污水处理系统等基础设施[69]。由于极端天气造成的死亡大多发生在低收入地区[70],贫困人口负担最重。

尽管关于全球变暖的确切原因仍在争论之中,这些惊人的趋势都支持这样一种观点,即我们应该更加小心地对待地球。例如,相比于碳某燃料、水力发电(需建造大型水坝冲毁大片土地)和核能(核泄漏风险仍然较高),利用太阳能、风能或潮汐能等替代能源,将会产生更少的污染和更少的环境破坏。在改变环境的项目开始实施之前,应仔细考虑其短期和长期的风险和收益,评估包括健康和环境评价以及经济考虑,并采取预防措施,如使用适当的当地建筑材料和建筑风格、避免在脆弱地区建造房屋[71]。此外,需要加强全球监测和通讯系统,以便能够预防和处理可能发生的灾难性事件,例如大范围的饥荒[66]。在全球化的世界中,打造和维持健康的环境与每个人都息息相关[72]。

13.7　问题讨论

1. 全球化如何造福个人和公共卫生?全球化又是如何有害的?

2. 如果您是低收入国家的贫困居民,您更愿意居住在城市还是农村?为什么?

3. 人类应该如何担心新发传染病的出现?我们有什么办法可以降低新发传染病的风险?

4. 最近有哪些暴发食物中毒的例子?疾病传播的食物来源是什么?全球贸易是这些疫情暴发的因素之一吗?

5. 在您的文化情境下描述使男人或女人具有吸引力的身体特征。您对"美"的理想是如何被文化塑造的?

6. 为应对可能发生的生物恐怖袭击您所在的州(省)/国家建议您如何做好准备?

您采取了这些建议的频骤吗？为什么？

7. 您所在社区的自然环境和建筑环境发生的哪些变化提高了本地居民的健康水平？哪些变化降低了社区的健康水平？

8. 您可以采取什么措施去来尽可能减少自己的生态足迹？

参考文献

1. Sachs J. International economics：unlocking the mysteries of globalization. *Foreign Policy*. 1998；110：97-111.

2. *The worldfactbook*. Washington DC：Central Intelligence Agency；2012.

3. Morens DM，Folkers GK，Fauci AS. Emerging infections：a perpetual challenge. *Lancet Infect Dis*. 2008；8：710-719.

4. Glynn T，Seffrin JR，Brawley OW，Grey N，Ross H. The globalization of tobacco use：21 challenges for the 21st century. *CA Cancer J Clin*. 2010；60：50-61.

5. Cherry JD. The chronology of the 2002-2003 SARS mini pandemic. *Pediatr Respir Rev*. 2004；5：262-269.

6. Viboud C，Bj0rnstad ON，Smith DL，Simonsen L，IVliller MA，Grenfell BT. Synchrony，waves，and spatial hierarchies in the spread of influenza. *Science*. 2006；312：447-451.

7. Bettcher D，Lee K. Globalisation and public health. *J Epidemiol Commun Health*. 2002；56：8-17.

8. Moore M，Gould P，Keary BS. Global urbanization and impact on health. *Int J Hyg Environ Health*. 2003；206：269-278.

9. Vlahov D，Galea S. Urbanization，urbanicity，and health. *J Urban Health*. 2002；79（suppl 4）：Sl-S12.

10. *World health statistics 2011*. Geneva：WHO；2011.

11. *Human development report 2010*. New York：UNDP；2010.

12. *World urbanization prospects，the 2011 revision*. New York：Department of Economic and Social Affairs，United Nations；2012.

13. Morens DM，Folkers GK，Fauci AS. The challenge of emerging and re-emerging infectious diseases. *Nature*. 2004；430：242-249.

14. Fauci AS. Infectious diseases：considerations for the 21st century. *Clin Infect Dis*. 2001；32：675-685.

15. Gubler DF. Resurgent vector-borne diseases as a global health problem. *Emerg Infect Dis*. 1998；4：442-450.

16. Grundmann H, Aires-de-Sousa M, Boyce J, Tiemersma E. Emergence and resurgence of meticillin-resistant Staphylococcus aureus as a public-health threat. *Lancet*. 2006; 368: 874-885.

17. MacPherson DW, Gushulak BD, Baine WB, et al. Population mobility, globalization, and antimicrobial drug resistance. *Emerg Infect Dis*. 2009; 15: 1727-1731.

18. Fraser DW, Tsai TR, Orenstein W, et al. Legionnaires'disease: description of an epidemic of pneumonia. *N Engl J Med*. 1997; 297: 1189-1197.

19. Breiman RF, Butler JC. Legionnaires'disease: clinical, epidemiological, and public health perspectives. *Semin Respir Infect*. 1998; 13: 84-89.

20. Pourrut X, Kumulungui B, Wittmann T, et al. The natural history of Ebola virus in Africa. *Microbes Infect*. 2005; 7: 1005-1014.

21. Feldmann H, Geisbert T. Ebola haemorrhagic fever. *Lancet*. 2011; 377: 849-862.

22. Leroy EM, Rouquet P, Formenty P, et al. Multiple Ebola virus transmission events and rapid decline of central African wildlife. *Science*. 2004; 303: 387-390.

23. Hantavirus Pulmonary Syndrome-United States: updated recommendations for risk reduction. *MMWR. Recomm Rep*. 2002; 51(RR-9).

24. Jonsson BC, Moraes Figueiredo LT, Vapalahti O. A global perspective on hantavirus ecology, epidemiology, and disease. *Clin Microbial Rev*. 2010; 23: 412-441.

25. Jaffe HW, Bregman DJ, Selik RM. Acquired immune deficiency syndrome in the U-nited States: the first 1000 cases. *J Infect Dis*. 1983; 148: 339-345.

26. Mortimer PP. ABC of AIDS: the virus and the tests. *Br Med J(Clin Res Ed)*. 1987; 294: 1602-1605.

27. Quinn TC. Global burden of the HIV pandemic. *Lancet*. 1996; 348: 99-106.

28. Update: Cholera Outbreak-Peru, Ecuador, and Colombia. *Morb Mort Wkly Rep*. 40; 13: 225-227.

29. Update: Cholera-Western Hemisphere, 1992. *Morb Mort Wkly Rep*. 1992; 41(36): 667-668.

30. Hayes EB, Komar N, Nasci RS, Montgomery SP, O'Leary DR, Campbell GL. Epidemiology and transmission of West Nile Virus disease. *Emerg Infect Dis*. 2005; 11: 1167-1173.

31. Hayes EB, Gubler DJ. West Nile virus: epidemiology and clinical features of an emerging epidemic in the United States. *Annu Rev Med*. 2006; 57: 181-194.

32. Lindsey NP, Staples JE, Lehman JA, Fischer M; U.S. CDC. Surveillance for human West Nile VIrus disease-United States, 1999-2008. *MMWR Surveill Summ*. 2010; 59: 1-17.

33. Smolinski, MS, Hamburg MA, Lederberg J, editors. Committee on Emerging Microbial

Threats to Health in the 21st Century.Institute of Medicine.*Microbial threats to health*：*emergence*，*detection*，*and response*.Washington DC：The National Academics Press；2003.

34. *Import share of consumption*. Washington DC：Economic Research Service，United States Department of Agriculture；2012.

35. Dewaal CS，Hicks G，Barlow K，Alderton L，Vegosen L.Foods associated with foodborne illness outbreaks from 1990 through 2003.*Food Protection Trends*. 2006；26：466-473.

36. Mead PS，Slutsker L，Dietz V，et al.Food-related illness and death in the United States.*Emerg Infect Dis*. 1999；5：607-625.

37. Olson ED.Protecting food safety：more needs to be done to keep pace with scientific advances and the changing food supply.*Health Aff*. 2011；5：915-923.

38. King LJ，Anderson LR，Blackmore CG.Executive summary of the AVMA One Health Initiative Task Force report.*J Am Vet Med Assoc*. 2008；233：259-261.

39. Altekruse SF，Cohen ML，Swerdlow DL.Emerging foodborne diseases.*Emerg Infect Dis*. 1997；3：285-293.

40. Lynch MF，Tauxe RV，Hedberg cwo The growing burden of foodborne outbreaks due to contaminated fresh produce：risks and opportunities.*Epidemiol Infect*. 2009；137：307-315.

41. Livermore MA.Authority and legitimacy in global governance：deliberation，institutional differentiation，and the Codex Alimentarius.*New York University Law Rev*. 2006；81：766-801.

42. Medeiros LC，Hillers VN，Kendall PA，Mason A.Food safety education：what should we be teaching to consumers? *J Nutr Educ*. 2001；33：108-113.

43. Weiss KM，Ferrell RF，Hanis CL.A New World Syndrome of metabolic diseases with a genetic and evolutionary basis.*Am J Physical Anthropol*. 1984；27(suppl S5)：153-178.

44. Diamond J.The double puzzle of diabetes.*Nature*. 2003；423：599-602.

45. Popkin BM. Global nutrition dynamics：the world is shifting rapidly toward a diet linked with noncommunicable diseases.*Am J Clin Nutr*. 2006；84：289-298.

46. Makino N，Tsuboi K，Dennerstein L.Prevalence of eating disorders：a comparison of Western and non-Western countries.*Med Gen Med*. 2004；6：49.

47. Becker AB，Gliman SE，Burwell RA.Changes in prevalence of overweight and in body image among Fijian women between 1989 and 1998.*Obes Res*. 2005；13：110-117.

48. Becker AE.Television，disordered eating，and young women in Fiji：negotiating body image and identity during rapid social change.*Cult Med Psychiatry*. 2004；28：533-559.

49. Brewis AA，McGarvey ST，Jones J，Swinburn BA.Perceptions of body size in Pacific Islanders.*Int J Obes*. 1998；22：185-189.

50. Craig P, Halavatau V, Comino E, Caterson I. Perception of body size in the Tongan community: differences from and similarities to an Australian sample. *Int J Obes.* 1999; 23: 1288–1294.

51. Noah DL, Huebner KD, Darling RG, Waeckerle JF. The history and threat of biological warfare and terrorism. *Emerg Med Clin N Am.* 2002; 20: 255–271.

52. Beeching NJ, Dance DAB, Miller ARO, Spencer RC. Biological warfare and bioterrorism. *BMJ.* 2002; 324: 336–339.

53. Rotz LD, Khan AS, Lillibridge SR, Ostroff SM, Hughes JM. Public health assessment of potential biological terrorism agents. *Emerg Infect Dis.* 2002; 8: 225–230.

54. Inglesby TV, O'Toole T, Henderson DA, et al. Anthrax as a biological weapon, 2002: updated recommendations for management. *JAMA.* 2002; 287: 2236–2252.

55. Jernigan DB, Raghunathan PL, Bell BP, et al. Investigation of bioterrorism-related anthrax, United States, 2001: epidemiologic findings. *Emerg Infect Dis.* 2002; 8: 1019–1028.

56. Biological and chemical terrorism: strategic plan for preparedness and response. Recommendations of the CDC Strategic Planning Workgroup. *MMWR Recomm Rep.* 2000; 49 (RR-1): 1–14.

57. Prtiss-Usttin A, Corvahin C. How much disease burden can be prevented by environmental interventions? *Epidemiology.* 2007; 18: 167–178.

58. Myers SS, Patz JA. Emerging threats to human health from global environmental change. *Annu Rev Environ Resour.* 2009; 39: 223–252.

59. Wilson ML. Ecology and Infectious Disease. In: Aron JL, Patz JA, editors. *Ecosystem change and public health.* Baltimore MD: The Johns Hopkins University Press; 2001.

60. *Global environmental outlook year book 2004/2005.* Nairobi, Kenya: UNEP; 2005.

61. Liddick D. The traffic in garbage and hazardous wastes: an overview. *Trends Organized Crime.* 2010; 13: 134–146.

62. *Diamond J. Collapse: how societies choose to fail or succeed.* New York: Viking; 2005.

63. Willer H, Kilcher L, editors. *The world of organic agriculture: statistics and emerging trends* 2012. Bonn, Germany: International Federation of Organic Agriculture Movements; 2012.

64. Intergovernmental Panel on Climate Change. *Climate change 2007: the physical science basis. Summary for policymakers.* Geneva: IPCC; 2007.

65. Rockstrom J, Steffen W, Noone K, et al. A safe operating space for humanity. *Nature.* 2009; 461: 472–475.

66. Costello A, Abbas M, Allen A, et al. Managing the health effects of climate change.

Lancet. 2009;373:1693-1733.

67. The Interagency Working Group on Climate Change and Health.*A human health perspective on climate change:a report outlining the research needs on the human health effects of climate change.*Research Triangle Park NC:Environmental Health Perspectives/National Institute of Environmental Health Sciences(NIEHS); 2010.

68. Kovats RS,Hajat S.Heat stress and public health:a critical review.*Annu Rev Public Health.* 2008;29:41-55.

69. Alderman K,Turner LR,Tong S.Floods and human health:a systematic review.*Environ Int.* 2012;47:37-47.

70. McMichael AJ, Friel S, Nyong A, Corvalan C. Global environmental change and health:impacts,inequalities,and the health sector.*BMJ.* 2008;336:191-194.

71. Frumkin H, Hess J, Luber G, Malilay J, McGeehin M. Climate change:the public health response.*Am J Public Health.* 2008;98:435-445.

72. McMichael AJ, Beaglehole R. The changing global context of public health. *Lancet.* 2000;356:495-499.

第十四章　健康、人权与人道主义援助

享有初级卫生保健服务被认为是一项基本人权,但战争、国内冲突和自然灾害会限制卫生服务的获得。地方和国际组织可以通过响应紧急需要、协助长期恢复以及帮助来预防和准备未来的灾难来提供帮助。

14.1　健康与人权

《世界卫生组织章程》序言列出了 9 项健康原则(表 14-1),已得到联合国近 200 个会员国的肯定。其中最引人注目的一条是"享有可达到的最高健康标准是每个人的基本权利之一"[1]。这一原则要求提高健康标准以使每个人都能获得初级卫生保健和心理保健服务(原则 7),特别是针对弱势人群(原则 2、6)。导言还指出,健康对国家稳定的影响(原则 3、4、5),生活在健康标准较差地区的人处于传染病暴发的风险之中(原则 5),公众(原则 8)和政府(原则 9)都必须对公共卫生承担积极的责任。其中有两个关键的概念:人权和健康标准。

表 14-1　《世界卫生组织章程》序言中的健康原则

1	健康是一种身体、精神和社会的完全健康状态,而不仅仅是没有疾病或羸弱。
2	享有可达到的最高健康标准是每个人的基本权利之一,不因种族、宗教、政治信仰、经济或社会状况而差别对待。
3	各国人民的健康是实现和平与安全的基础,并有赖于个人和国家的充分合作。
4	任何国家在促进和保护健康方面所取得的成就对全人类都具有价值。
5	各国之间在促进健康和控制疾病上的发展不平衡是一种共同的危险,传染病方面尤其如此。
6	儿童的健康发展至关重要,在不断变化的大环境中和谐生活的能力对儿童的健康发展必不可少。
7	向所有人普及医学、心理学及相关知识,对充分实现健康至关重要。
8	公众的知情意见和积极合作对改善人民的健康极为重要。
9	政府应对人民的健康负责,唯有通过提供适当的健康和社会措施来实现。

来源:World Health Organization.The Constitution of the World Health Organization.http://whqlibdoc.who.int/hist/official_records/constitution.pdf.

244

人权是每个人作为人应该享有的权利,人权被认为具有普适性(人人享有)并不可撤消(不能剥夺)。这些权利在《世界人权宣言》(UDHR)里面得到了详细说明。1948年,联合国会员国一致性地采纳了《世界人权宣言》(表14-2)[2]。条款3至21规定了保护人类基本自由的公民权和政治权,例如隐私权和免受酷刑的权利。这些权利更多是关于保护而不是规定,它们可以在政府有限的财务成本下予以授予和维护。条款22至28概括性指出经济、社会和文化权利,这些权利一旦实现,将有助于人类的繁荣。公民享有社会保障权、接受教育权和享有足以促进健康和福祉的生活水平等权利,使各国政府有义务向人民提供某些服务[3]。

表 14-2 《世界人权宣言》列出的人权

人权	UDHR 条款
人人享有平等的尊严和人权	1,2,6
生命、自由和人身安全的权利	3
免为奴隶或奴役的自由	4
免受折磨、残忍、不人道或侮辱性对待或处罚的自由	5
免受歧视的自由	7
免于任意逮捕、拘禁或放逐的自由	9
公平审判的权利	8,10,11
隐私权	12
自由迁徙的权利	13
受庇护的权利	14
国籍权	15
结婚成家的权利	16
财产所有权	17
思想、良知和宗教自由	18
言论自由	19
和平集会和结社的自由	20
参与政府的权利	21
社会保障权	22
工作权	23
休息和闲暇的权利	24
有权享有为维持本人和家属的健康和福利所需的生活水准,包括食物、衣服、住房、医疗和必要的社会服务的权利;在遭到失业、疾病、残废、寡居、衰老时享受保障的权利	25
受教育的权利	26
参与社区文化生活的权利	27

来源:United Nations Human Rights.The Universal Declaration of Human Rights.
http://www.ohchr.org/en/udhr/Pages/UDHRIndex.aspx.

健康标准是指各国政府为改善其人民健康而制定的目标。联合国人权事务高级专员解释了什么是"可达到的最高健康标准"："健康权并不意味着保持健康状态的权利,也不意味着穷国政府没有资源也必须提供昂贵的服务。但是,健康权要求政府和公共机构制定政策和行动计划,在尽可能短的时间内为所有人提供可获得的卫生保健服务。确保这一点的实现是人权社团和公共卫生专业人士面临的挑战。"[4]也就是说,没有人能保证所有人的健康,很多疾病没有已知的可预防病因和治疗方法,但政府可以努力提升预防和治疗服务的可及性,从提供基本卫生保健服务(如产前保健、儿童疫苗接种、常见传染病治疗和干净的饮用水供应等)入手,进而将可用服务的范围扩大到全人口范围[5]。

健康与人权领域的目标包括揭露侵犯人权行为,加强政府和其他涉及健康和人类服务的组织的责任,提供关于权利的教育,以及改善健康和相关服务的可及性[6]。实现可达到的最高健康标准要求提高卫生保健及相关工具的可及性。

14.2 健康的可及性

在大多数国家,健康的可及性是一项重大的经济和政治问题。美国近期的医疗保健政策变动引发了争论,如关于如何增加享有医疗保险的人口比例,如何控制医疗成本的增长,如何规范私人健康保险计划,以及如何将政府卫生保健的覆盖范围扩展到老人、穷人和政府雇员以外的人群[7]。巴西正试图通过增加全民公共卫生保健系统的收入和提高所提供服务的质量来缩小现有的健康不平等[8]。中国正在寻求扩大医疗保险覆盖范围,确保基本药物的可及性,并在初级卫生保健和预防卫生服务方面投入更多的资源[9]。印度正在追求减少限制低收入家庭获得高自付医疗费用、医疗服务的办法[10]。塞拉利昂于 2011 年在公立设施中引入了免费的妇幼保健服务,目前正在努力解决该计划的支付问题[11]。每个国家都必须对提供哪些医疗服务以及由谁来支付这些服务作出决策,而这些决策都涉及人权问题。

健康可及性的第一个主要的问题在于,卫生保健是应该被视为一项基本的社会权利,还是应该被视为一种可供买卖的商品[12]。有些国家的宪法或法律承认健康权[13],典型的如巴西和波兰,都有通过税收提供全民(或几乎全民)医疗保健的医疗体系[14,15]。在这些国家,只要缴纳税款,每个人都可以免费获得一揽子的初级卫生保健服务。其他国家有的医疗体系基本上是私营的,政府可能向儿童和低收入群体提供一揽子免费或补助性的初级卫生保健服务,但是一些重要的卫生服务由于成本太高,这些家庭可能无法负担。人权活动人士指出,如果健康是一项人权,那么穷人甚至无法获得最低标准的医疗保健就是不公正的,特别是对于生来贫困的人,有了这些医疗保健他们也许能够过上健康和富足的生活[12]。

鉴于每个国家可用于健康的资源有限,一个相关问题是应向每个人提供的一揽子卫生保健服务。健康权并不意味着人人有权按需获得所有卫生资源,因此必须就如何分配卫生产品和服务作出艰难的选择,例如决定谁有资格接受特定手术,哪些药物将被纳入国家基本药物目录,哪些常规预防保健服务和筛检项目将被纳入医保。不幸的现实是,大多数卫生体系无法为每一个需要心脏移植来维持生命的患者提供手术,无法将尖端但昂贵的癌症治疗方法提供给每一个能够从中获益的人,也无法为每一个需要更多治疗来改善生活质量的患者提供长期的强化康复训练。评估卫生体系应该包括哪些项目时,必须考虑可用于完成这些项目的专业医疗人员和支持人员的数量、可提供的卫生保健设施的类型、各种药物和卫生技术的成本效益,以及各种干预措施给(被干预者)生活质量带来的实际改善情况[16]。

然而,普遍的共识是,健康权至少包括获得初级卫生保健服务、基本药物和卫生技术、水和其他基本卫生资源的权利。

14. 2. A　卫生保健的可及性

享有卫生保健的权利是《世界人权宣言》认可的诸多人权之一,条款 25 规定,"人人有权获得足以使自己和家人健康和福祉所需的生活水准,包括食物、衣服、住房、医疗和必要的社会服务"[2]。

评价卫生保健的可及性有以下几条重要的标准[17]:

·可用性:应该有足够数量的医疗和公共卫生设施,能够正常运行,配备有充足的人手和必要用品。

·可获得性:无论居住地点和身体素质如何,卫生保健应在地理上和体能上对每个人可及。

·可负担性:卫生保健在经济上应该可以负担,卫生服务的价格应该与人们的支付能力相适应。

·可接受性:卫生保健应尊重所有种族、性别、年龄段等不同群体的差异性,也就是说要适应各种群体的文化期望。例如,在非紧急情况下,如果一名女性患者出于文化传统的原因不希望男性卫生保健提供者为其做检查,那么卫生服务人员就应该尊重她的要求,确保由女性为她做检查。

·质量:卫生设施应保持良好并配备适当用品,卫生保健人员也应具有适当技能。

这些规定设置了获得卫生保健的最低标准。它们没有具体说明获得适当的卫生人员、医疗专家、检测和相关流程、药物和卫生技术应该处于怎样的水平,因为他们的获得取决于一个国家的资源。低收入国家的卫生标准普遍较低,因为他们的卫生资源更为有限,如卫生保健工作者的匮乏(表 14-3)[18],"人才外流"加剧了这种情况,即在低收入国家接受培训的卫生保健专业人员为了获得高薪工作而迁往高收入国家。理想情况下,每个国家都应该努力提高卫生人员和服务的可及性及质量。

表 14-3　每万人享有的卫生保健人员和服务,2010

国家	美国	韩国	波兰	巴西	中国	印度	肯尼亚	塞拉利昂
医师	24.2	20.2	21.6	17.6	14.2	6.5	—	0.2
精神病医师	0.8	0.5	0.5	0.3	0.1	<0.05	<0.05	<0.05
护士/助产士	98.2	52.9	58.0	64.2	13.8	10.0	—	1.7
牙科人员	—	5.0	3.2	11.7	0.4	0.8	—	<0.05
药事人员	—	12.1	6.3	5.4	2.5	5.2	—	0.3
社区卫生工作者	—	—	—	—	8.3	0.5	—	0.2
医院床位	30	103	67	24	42	9	14	—
精神病医院床位	3.4	19.1	5.4	1.9	1.4	0.2	—	0.3

注:一数据未提供。

资料来源:数据来自 *World health statistics 2012*.Geneva:WHO;2012.

14.2.B　药物的可及性

研发和试验新药是一个漫长而昂贵的过程,平均每种新药的成本约为 10 亿美元[20]。当一种新药的安全性和有效性得到确认,它的研发投入就能够为制药企业换来药品专利权,专利权允许制药企业在至少五年(通常更长)的时间里独享这种药物的销售权[21]。专利药品在专利期满后,其仿制药方可合法销售。专利权给制药企业提供了回收研发成本甚至获利的机会。

联合国机构世界贸易组织(WTO)在其国际贸易协定中规定成员国必须执行专利权(表 14-4)。例如,《与贸易有关的知识产权协议》(TRIPS)规范了知识产权法。世界知识产权组织(WIPO)还保护专利、版权和注册商标,其中包括与健康有关的产品。国家间的双边或多边协议可能包括进一步限制获取更廉价药品的条款。(也被称为"TRIPS+"协议,因为它们比 TRIPS 协议要求更多的知识产权保护。)例如,贸易协定可能延长药代理的专利期限,并执行禁止仿制药生产和进口的规定。这些协议可能会限制中低收入国家采购或生产较便宜药物的能力。

表 14-4　国际贸易协定的卫生相关内容

贸易协定	卫生相关内容
服务贸易总协定(GATS)	将卫生保健、水、卫生和教育等人类服务视为受贸易规则约束的商品。还涉及一些安全法规,处理危险物质,执业医师执照,以及其他健康方面的内容。
关税及贸易总协定(GATT)	允许各国禁止某些产品以保护公众健康,但将更多注意力放在保护药物专利等知识产权上。

续表

贸易协定	卫生相关内容
与贸易有关的知识产权协议（TRIPS）	跨国界保护专利、版权、商标和工业设计，因此，限制某些受保护药物的生产，包含旨在确保基本药物可及性的保障措施。

由于非洲对低成本抗逆转录病毒药物（ARVs）的需要未能得到满足，人们对基本药物可及性的担忧开始显现[22]。随着 20 世纪 90 年代艾滋病大流行，在高收入国家拯救生命的新型抗逆转录病毒药物成本过高，无法在低收入地区广泛使用。巴西、印度和南非等国家尝试生产抗逆转录病毒专利药品的仿制药（或进口其他地区生产的仿制药），但却因违反国际知识产权法规而面临处罚。21 世纪之初，制药企业、各国卫生部和倡导团体共同努力，使低收入国家能够以较低的价格获得专利药物。世界贸易组织也对 TRIPS 作出了澄清，指出 TRIPS 协定应该在解读和执行时支持 WTO 成员国保护其公众健康的权利，尤其是提高药物可及性[23]。面临"国家紧急状况或其他极端情况"的国家，可以为当地生产药品颁发"强制许可证"。（不过，进口药物仍然受到限制，很少有低收入国家具备生产能力。）到 2010 年，在全球基金、美国总统防治艾滋病紧急救援计划（PEPFAR）和其他项目的帮助下，全球 HIV 感染者接受抗逆转录病毒药物治疗的比例大大提升，而其中大多数人使用的正是仿制药[22]。

艾滋病药物并不是低收入国家供应受限的唯一药物，其他行动正在寻求提高多种重要药物的可及性。譬如，无国界医生组织（Medecins Sans Frontieres/Doctors Without Borders）发起的基本药物可及性运动，正在为降低药价、限制药品专利、开发针对常见传染病和被忽视的热带病的新型诊断检测和药物而四处游说[24]。

此外，为了完全避免专利保护问题，一些由慈善机构资助的公私伙伴关系已经形成，以开发新药，治疗被忽视的热带病。这种伙伴关系通常针对的是开发营利性企业不太可能投资的疾病药物[25]，因为仅供低收入地区使用的产品预期收益有限。这些伙伴关系生产的药物一旦证明安全有效，就能以较低的价格上市供应。

然而，在药物可及性方面仍然存在严重的不平等。世界卫生组织的核心基本药物清单中，卫生体系应该配备大约 800 种抗感染、抗过敏药、镇痛、抗精神病和激素药物，以及用于癫痫、偏头痛、心脏病、哮喘和消化系统疾病的非传染性疾病的药物[26]。典型的中低收入国家将大约 400 种药物列入到了其国家基本药物清单，仅占世卫组织专家小组推荐药物的一半[27]。相比之下，高收入国家所列的药物数量是世界卫生组织清单上药物数量的 2 倍以上。

因此，高收入国家的药物可大性极大地高于世界其他地区（图 14-1）。平均而言，高收入国家年人均药物支出约为 432 美元（公共和私人支出之和），中等偏上收入国家为 84 美元，中等偏下收入国家为 31 美元，低收入国家为 8 美元（图 14-2）。高收入国家和低收入国家人口占世界总人口的比例相近(分别为16%和17%),但高收入国家占全球药品采购量的78.5%,而低收入国家仅占1%。

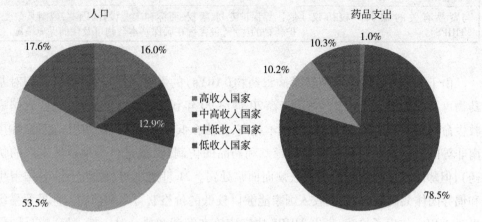

图14-1　全球药物销售情况,2006

来源:数据来自Lu Y,Hernandez P,Abegunde D,Edejer T.Medicine expenditures.In:*The world medicines report*.Geneva: WHO;2011。

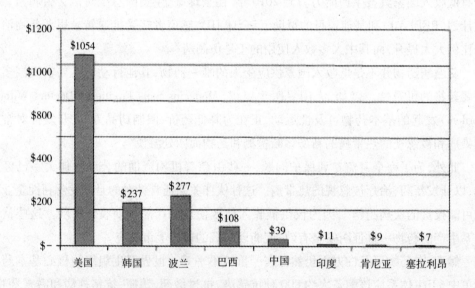

图14-2　人均药物消费额(美元),2010

来源:数据来自*The pharmaceutical industry and global health:facts and figures*. Geneva:International Federation of Pharmaceutical Manufactures & Associations(IFPMA);2011。

14.2.C　卫生技术的可及性

打破疾病和贫困的循环需要提高卫生技术产品的可及性,如药物、疫苗和蚊帐,以及滤水器、太阳能炊具和其他辅助设备。但对最贫困的家庭来说,许多有效且相对可负担的这些卫生工具仍然过于昂贵。如果国际社会有共同的意愿以低成本或零成本将这些挽救生命的技术产品提供给最需要的人,那么经杀虫剂处理的蚊帐和复合维生素等简单的干预措施就可以得到更广泛的使用。

因此,当产品完成并经过实地测试后,全球健康技术的产品开发周期并未结束,该项技术还必须可供广泛使用。比尔和梅琳达·盖茨基金会资助了大量健康创新技术的研发,该基金会公认的技术研发包括四个步骤:发现、开发、提供、倡导(面向可持续性和公共政策)[30]。"提供"阶段需要在实地建立组织结构,以协调传播工作。此外,这项技术对选择使用它的人来说必须容易掌握和可靠,必须负担得起,必须获得当地认可,并被最终用户采用,而不仅仅是国家政府采用[31]。换句话说,技术对改善健康很有必要,但仅仅具有有益的健康工具是不够的。只有当最能从中受益的人能够获得并选择使用该工具时,该工具才会对全球健康有所帮助。获得新技术需要产品倡导和来自各种利益相关者的支持,他们包括捐助者、决策者和最终用户[31]。

14.2.D 水的可及性

水和空气一样是人类最基本的需求,是人类日常赖以生存的东西,因此获得水是一项人权[32]。这并不意味着每个人都有权获得无限制的免费水,而是指每个人都有权以合理的价格获得足够的干净水用于日常使用和卫生(每天约 20—50 升)[33]。

提高水的可及性需要对供水系统基础设施进行投资,通常是指挖掘新的地下水井和保护地表水源,安装数英里的水管和水泵以将水从水源地输送到用户家中,有时还需要建造储存和处理水资源的设施。这些改善开销人可能十分巨大,建设和维护水系统的成本通常需要通过税收或用户收费来补偿。此外,收费也有助于促进对水资源的保护,这在淡水资源有限的地区非常重要。现今,水资源既被视为消费品,同时也被视作一项基本的人类需要[34]。这两种定义相互矛盾,有时会导致紧张的局面。

一个令人关切的问题是贫困家庭是否有能力负担他们所需要的水,尤其是在水私有化之后。例如,玻利维亚第三大城市科恰班巴,2000 年就发生了大规模抗议活动,起因是政府为了改善服务和满足世界银行某个贷款的条件而将这座城市的水控制权让渡给了一家美国背景的公司[35]。为了筹集资金完成供水系统的现代化更新,该公司大幅度提高了用户收费。对许多低收入家庭来说,水价上涨是一个巨大的负担。而且,人们没有办法通过合法的手段来压低家庭用水的成本,因为居民被禁止使用其他水资源,如私人水井和储水罐,甚至被禁止在没有付费许可的情况下收集雨水[36]。经过几个月不断升级的抗议,供水系统重新收归国有。然而,拉丁美洲、亚洲、非洲和世界其他地区的一些国家正在试验水的私有化。人们仍然关注如何确保最贫困的居民不受新政策的影响,以及存在什么替代方案可以提高安全饮用水的可及性。

存在一系列与各类水资源所有权相关的问题,尤其是在那些人口激增,农业集约化发展等对水域提出极大需求的地区。例如,在美国西部,水源供应成为一个关键的问题,在西部的很多州,水资源的所有权经常在数十年以前就被卖给了一些城市、农民、牧场主和矿工,这就决定了各类水资源的供给掌握在哪些人手中。和科恰班巴的情形相似,没有当地集水权的居民,收集雨水是非法的[38]。洛杉矶和拉斯维加斯等缺水城市需要更多水资源来满足日益增长的人口需求,它们不得不从日益偏远的水源地购买用水的权利,这可能导致遥远河流的水改道流入城市。在某些情况下,上游消费者引水或过度用水使下游消费者的水供应大大减少[39]。对下游的居民来讲,要为他们对失去的水资源的权利提出法律诉讼是很困难的,尤其是在河流跨越州或国家边界时(如美国一墨西哥国境线)。对水资源短缺的日益关切不仅要求宝贵的水资源(包括减少运输过程中的水资源流失)得到保护,需要出台管理水资源交易和使用的法律,还需承诺保证弱势群体能够获得足够的水资源。

14.3 灾害与健康

自然灾害和人为灾害都可能导致可预见的紧急人道主义局势(表14-5)。任何人道主义危机发生后立即出现的紧急需要包括(1)水供应、卫生设施和卫生清洁;(2)食物安全与营养;(3)个人护理用品、服装、床上用品、烹饪用具、饮食用具、燃料、照明等遮蔽物和必需的非食品物品;(4)传染病、性与生殖健康、伤害、精神健康和非传染性疾病的初级卫生保健服务[40]。在处理紧急和眼前的需要之后,反应工作一般从救济活动转向恢复和重建。

表14-5 灾难的类型举例

自然灾害	人为灾害
天气相关灾害 ·洪灾 ·滑坡/泥石流 ·飓风/气旋/台风 ·龙卷风 ·暴风雪 地理灾害 ·地震 ·海啸 ·火山喷发 气候相关灾害 ·干旱 ·极度炎热 ·极度严寒 ·野火和森林火灾 生物灾害 ·瘟疫 ·虫灾	故意引发 战争 种族/民族灭绝 恐怖主义 难民危机 国内流民危机 无意引发 ·交通事故 ·工业事故 ·有害物质泄露 ·爆炸起火 ·放射污染 ·结构性倒塌(建筑、桥梁、水坝、隧道)

特定人道主义响应所牵涉的参与者取决于所发事件的规模(表14-6、表14-7)。危机是一种小规模事件,很容易由当地解决,比如龙卷风摧毁了一个小镇的几处房屋,邻居们向受灾家庭提供援助。紧急事件是更大一些的事件,它虽然会给当地的资源造成一定压力,但仍然可以就地解决。当对援助的需要超过当地承受能力时,发生的事件称为灾害,如2010年海地地震和2004年东南亚海啸,重大灾害会压垮本地区的响应网络,需要广泛的外部援助。

表14-6　重大事件的规模

1	危机	承受能力大于需求	仅需当地响应
2	紧急事件	承受能力等于需求	仅需当地响应足够
3	灾害	需求大于承受能力	需要外部援助
4	重大灾害	需求远大于承受能力	需要广泛外部援助

来源:信息来自 Quarantelli EL.Just as a disaster is not simply a big accident,so a catastrophe is not just a big disaster.*J Am Soc Professional Emerg Planners*.1996;3;68-71。

表14-7　潜在致伤事件(PICE)命名法

潜在致伤 事件等级	可能造成的 额外伤亡	对当地资源的 影响	地域介入 程度	预计需要的 外部援助	外部援助的 状态
0	静态	可控	当地	几乎不	不活跃
1	动态	破坏	地区	小	警戒
2	动态	瘫痪	国家	中	待命
3	动态	瘫痪	国际	大	调度

来源:信息来自 Koenig KL,Dinerman N,Kuehl AE.Disaster nomenclature-a functional impact approach:the PICE system. *Acad Emerg Med*.1996;3;723-727.

在所有应急过程中,都必须注意保护受影响人的公民、政治、经济、社会和文化权利。在某些情况下,必须平衡个人权利和集体权利。不可减损的权利是一种不可撤销的人权,如免于奴役和免于酷刑的权利。但是,在某些特殊情况下,如果对某些个人权利的限制保护了整个社会,个体的某些权利就将被暂时中止。例如,在传染病流行时,患有高传染性疾病的患者其行动自由可能会暂时受到限制,以此来保护其他人的健康权[43]。如果权利在重大事件期间或之后有所减损,那么新规定必须不带任何歧视,且应尽快恢复其完整权利。卷入国内冲突和战争的社区、接收难民和国内流离失所者、开始冲突后的恢复工作,或受到自然灾害破坏的社区都面临特殊的健康和人权问题。

14.3.A　国内冲突与战争

当国内冲突或战争导致平民人口大规模迁移、食物不安全及长期的公共卫生问题时,就会发生复杂的人道主义紧急状态[44]。与自然灾害不同的是,自然灾害通常会造成一段时间的紧急需要,但会很快过渡到恢复模式,而复杂的人道主义紧急状态可能持续数年甚至数十年。国际人道主义法为平民和武装部队提供保护,但这些规则却并不总能得到执行[45]。例如,强奸和性暴力在近来的很多冲突中,已经成为某种军事手段[46]。

营养不良是冲突期间的首要问题[47]。由于农田荒芜,粮食产量降低,不稳定时期,进口价格合理的粮食也变得更加困难。粮食供应链的加工、运送、储存和销售,经常被冲突和不稳定因素打断。大量流动的民众人需要日常的营养供应。热量和微量营养素摄入不足,加上其他疾病,常常会引起严重的营养不良。

传染病的暴发也经常发生在复杂的紧急状态中,这在很大程度上是由于水、水设施及公共卫生服务等社会服务的崩溃所造成。腹泻非常常见,其他疾病包括麻疹(由于缺乏疫苗接种)、肺炎和肺结核等呼吸系统感染(与不适当的住所有关)、脑膜炎、疟疾(在流行地区)、肝炎以及性传播疾病(可能由性别暴力引起,并可能因缺乏卫生保健而得不到治疗)[48]。在冲突期间,生殖健康服务(包括计划生育和产科保健)及精神健康服务往往严重不足。

14.3.B 难民与国内流民

难民是指因为战争、国内冲突、政治斗争或者因为种族、部落、宗教、政治派系和其他群体的迫害等安全问题而被迫、非自愿迁移的人。至 2011 年末,全球约有 1000 万难民[49]。在难民迁移开始时,联合国难民事务高级专员公署(UNHCR)和其他政府和私营的人道主义组织努力满足难民的基本需要,包括住所、食物、水、卫生设施和医疗。这些服务通常在他们提供的长期住所("难民营")中提供,尤其为儿童、妇女和老人提供服务。近半数难民居住在难民营里,剩下的难民则被转移到城市或乡村地区,与当地居民及其他难民住在一起,可能无法获得针对难民的特殊服务[50]。难民工作的长期目标是找到长效的解决方案,如尽可能帮助难民回国,使他们融入庇护国或者重新安置。

联合国界定的难民必须存在跨境行为,国内流民(IDP)是指因国内冲突、饥荒、自然灾害或其他危机而逃离家园,但没有迁徙到其他国家的人,他们得不到和难民同等的保护和援助。据估计,至 2011 年末,全球国内流民人数超过 2600 万[51]。国内流民可能与难民有很多相同的健康需求,但因他们仍然留在自己的国家 UNHCR 可能无法帮他们解决。国内流民通常不住在难民营里,而是辗转到新的城市或农村地区。

难民和国内流民具有共同的经历,他们都失去了家园、工作、社会支持网络以及部分独立权和安全感。特别的健康问题与流离失所期间的不同阶段有关,这一循环从移徙开始,一直持续到执行持久解决方案为止。紧急干预的重点是为病人、孕妇及其他弱势群体提供水、食物、卫生设施、临时住所、燃料和卫生保健。长期干预措施包括治疗营养不良、处理暴力和安全问题,并为创伤后应激障碍(PTSD)等精神健康问题提供治疗。

收容流民和难民的社区也可能由于新成员的迁入而面临特殊的经济和健康问题[52]。风险之一是,当地社区首次暴露于迁移人口携带的传染源时,可能暴发传染病。另一个担心是,当大量流民搬到一个城镇或城市时,他们可能会使当地社会服务机构不堪重负,并使东道国社区的资源紧张。

后期的救济工作重点是为无家可归者和流民寻找长期的解决方案。返回故乡的流民和难民可能面临与房屋、医疗设施和学校等其他社区建筑被毁有关的挑战,由于环境破坏和未爆炸弹药等危险造成的耕地损失,以及他们的家庭成员、邻居和其他社区成员的流离失所。那些在新地区定居的人往往面临着与学习和适应新的文化习俗(文化适应过程)、克服语言和沟通障碍、职业选择受限以及潜在的获得医疗保健的限制。无论非自愿移民最后在哪里定居,他们都有罹患创伤后应激障碍和其他慢性疾病的风险,这些风险与他们在迁移过程中承受的疾病或伤害有关。

14.3.C 冲突后地区

除了重建政治和经济系统、恢复教育和社会服务,冲突(战争)后地区还需要修复卫生体系(设施损坏和人员流失等)、扩大康复服务(包括身体康复和精神卫生保健),以及解决环境问题。通过建立团结感,加强不同人群之间的社会联系,公共卫生工作有可能帮助实现和平过渡[53]。

受污染的环境可能比卫生体系需要更长的时间来修复。例如,在战争结束后很长一段时间内,地雷和其他在战时埋下而未爆炸的弹药仍然对工人、儿童和社区构成威胁。这意味着,大片潜在农田无法耕种,因为在清理田地时有遇到地雷的风险。很多平民受到地雷伤害,儿童受伤的风险则更高,因为他们不仅不懂如何识别地雷,还可能会捡拾地雷甚至将地雷作为玩具。残留地雷仍然是世界许多地区关注的问题(图14-3)。虽然购买和布置一颗地雷只需几美元,但安全移除一颗地雷却需要大约1000美元。

14.3.D 自然灾害

在地震、飓风、海啸、泥石流或大洪灾等自然灾害中幸存下来的人,可能迫切需要对受伤人员立即进行医疗救治,并需要水、食物等基本必需品和临时住所,特别是在大范围的基础设施遭到破坏的情况下。由于自然灾害通常被视为非政治事件,救援机构救助幸存者通常比较容易。(这与对人道主义紧急状态的复杂应对大不相同,因为涉及武装冲突的政府和派系领袖往往不愿意让外部力量介入援助[57]。)

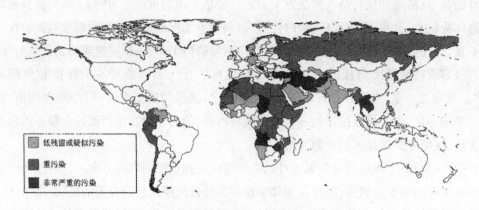

图 14-3 各国地雷和残留弹药污染情况

来源:数据来自 *Landmine monitor 2011*.International Campaign to Ban Landmines;2011。

然而,如果各方援助者不能协调好各自的工作,那么结果可能变得一团糟。2010年,海地大地震后的几星期内,数千善意的志愿者涌入王子港提供帮助。但是,由于许多志愿者并不隶属于海地当地的救援机构,他们到达之前没有携带足够的个人用品,使得他们不仅没能提供帮助,反倒成为负担[58]。由于海地政府、当地机构以及各种国际间政府和非政府组织难以就当地需求、运输安全和配送工作进行沟通,外界送来的物资最终被囤积在机场[59]。其他大规模自然灾害之后,也发生过类似的后勤问题,例如2004年突袭东南亚的毁灭性海啸[60]。

当受自然灾害影响的国家向联合国和其他组织求助时,管理良好的国际应对就会组织开来。领导机构通常是联合国人道主义事务协调办公室(OCHA),负责协调联合国其他机构、政府机构(包括军方)、国家红十字会或红新月会以及非政府组织的发起的响应。这些组织共同合作,以满足人道主义响应"集群"设定的基本需要(表14-8)[61]。协调有助于作出相对迅速和全面的响应,要求志愿者及其所属组织机构在前往灾区之前先完成适当的培训,并准备好自己所需的物资[62]。国家和地方的响应也能从类似策略中获益。例如,美国国家突发事件管理系统(NIMS)阐明了不同的公共和私营部门的机构应该如何合作应对灾害;突发事件指挥系统(ICS)用于现场,为各方响应者提供一个清晰的指挥链[63]。美国国家响应系统包括十五项"基本支持功能"(表14-9)[63]。协调一致的响应可以最大程度地利用资源和拯救生命。

表 14-8　人道主义响应集群

反应集群	联合国领导机构
统筹协调	联合国人道主义事务协调办公室

续表

反应集群		联合国领导机构
技术响应集群	农业/食品安全	国际粮食及农业组织
	难民营协调和管理	联合国难民事务高级专员公署/国际海事组织
	早期恢复	联合国开发计划署
	教育	联合国儿童基金会(及救助儿童会)
	应急住所	红十字会与红新月会国际联合会/联合国难民事务高级专员公署
	健康	世界卫生组织
	营养	联合国儿童基金会
	保障	联合国难民事务高级专员办事处/联合国人权事务高级专员办事处/联合国儿童基金会
	卫生设施、水、清洁卫生	联合国儿童基金会
辅助响应集群	紧急远程通讯	联合国粮食计划署/联合国儿童基金会
	后勤	联合国粮食计划署

来源：信息来自 Stumpenhorst M，Stumpenhorst R，Razum O. The UN OCHA cluster approach：gaps between theory and practice. *J Public Health*. 2011；19；587-592。

表 14-9　基本支持功能

1	交通
2	通讯
3	公共事务与工程
4	消防
5	应急管理
6	群体照护、紧急援助、住所和公众服务
7	后勤管理和资源支持
8	公共卫生和医疗服务
9	搜寻和救援
10	燃油和危险物质泄漏应对
11	农业和自然资源
12	能源
13	公共安全及保障
14	长期社区恢复
15	外部事务

来源：信息来自 *National Incidence Management System*，Washington DC：U.S. Department of Homeland Security；2008。

14.4　应急准备与响应

应急响应不仅仅是对问题作出反应。应急管理周期包括四个步骤,被称为"4Rs"(图 14-4)[64]:

·减少(Reduction)/减轻风险:应采取先发措施,保护人民和财产免受危害(例如推行建筑标准)。

·准备状态(Rediness)/(准备就续):应对紧急情况的准备工作应包括制定和完善紧急行动计划,建立紧急通讯基础设施,训练公职人员和应急志愿者。

·响应(Response):应对即将发生、正在发生和刚刚过去的危机,应该包括提供紧急医疗援助、住所和其他重要服务。

·恢复(Recovery):在恢复阶段,应继续集中努力重建受影响的社区。

当自然灾害或人为灾害发生时,降低风险并在潜在重大事件发生前做好准备,是实现平稳响应和恢复的最佳方式。

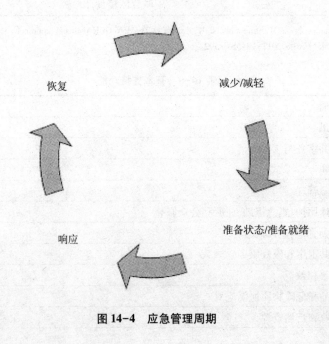

恢复　　　　　　　减少/减轻

准备状态/准备就绪

响应

图 14-4　应急管理周期

14.5　问题讨论

1.阅读《世界人权宣言》,您是否同意所有列出的项目都是普适性人权? 为什么?

2.您认为每个人都可以获得的初级卫生保健服务包应该包括哪些内容? (什么是

合理的全球"健康标准"?)

3.您认为谁应该为那些无法支付医疗服务费用的人支付初级卫生保健服务包?

4.您是否认为人们有权立即以低成本或零成本获得新的药物和其他卫生技术?为什么?

5.美国家庭的平均水费还不到其家庭收入的1%,如果这一比例上升到20%,就像玻利维亚科恰班巴的部分地区那样,美国将会发生什么?

6.您所在社会的哪些组织会对当地的危机和紧急状态作出响应,包括由自然灾害造成的危机和紧急情况。

7.如果您遭到迫害,决定离开家乡,以避免酷刑和可能的死亡,您会选择去哪里?您怎么去那里?您会带什么一起去?您会试图跨越国境吗?

8.您生活的地方面临哪些自然灾害的威胁?如果其中某种灾害发生,您准备如何照顾自己?

参考文献

1. World Health Organization (WHO). *The Constitution of the World Health Organization.* Accessed from http://whqlibdoc.who.Int/hist/official_records/constitution.pdf

2. United Nations Human Rights. *The Universal Declaration of Human Rights.* Accessed from http://www.ohchr.org/en/udhr/pages/udhrindex.aspx.

3. Leckie S. Another step towards indivisibility: identifying the key features of violatins of economic, social and cultural rights. *Human Rights Q.* 1998; 20: 81-124.

4. *Twenty-five questions & answers on health & human rights.* Health and Human Rights Publication Series, Issue 1; 2002. Geneva: WHO; 2002.

5. *International Covenant on Economic, Social and Cultural Rights.* New York: United Nations General Assembly resolution 2200A(XXI); 1966.

6. Farmer P. Pathologies of power: rethinking health and human rights. *Am J Public Health.* 1999; 89: 1486-1496.

7. Connors EE, Gostin LO. Health care reform: a historic moment in U.S. social policy. *JAMA.* 2010; 303: 2521-2522.

8. Victora CG, Barreto ML, do Carmo Leal M, et al. Health conditions and health-policy innovations in Brazil: the way forward. *Lancet.* 2011; 377: 2042-2053.

9. Chen Z. Launch of the health-care reform plan in China. *Lancet.* 2009; 373: 1322-1324.

10. Balarajan Y, Selvaraj S, Subramanian Sv. Health care and equity in India. *Lan-*

cet. 2011;377:505-515.

11. Donnelly J. How did Sierra Leone provide free health care? *Lancet*. 2011; 377: 1393-1396.

12. Farmer P.*Pathologies of power:health,human rights,and the new war on the poor*. Berkeley CA:University of California Press; 2003.

13. Backman G,Hunt P,Khosla R,et al.Health systems and the right to health:an assessment of 194 countries.*Lancet*. 2008;372:2047-2085.

14. Paim J,Travassos C,Almeida C,Bahia L,Macinko 1.The Brazilian health system: history,advances,and challenges.*Lancet*. 2011;377:1778-1797.

15. Sagan A,Panteli D,Borkowski W,et al.Poland:health system review.*Health Systems in Transition*. Copenhagen: WHO European Observatory on Health Systems and Policies; 2011.

16. Spiegelhalter DJ,Gore SM,Fitzpatrick R,Fletcher AE,Jones DR,Cox DR.Quality of life measurements in health care.III:resource allocation.*BMJ*. 1992;305:1205-1209.

17. United Nations Committee on Economic, Social and Cultural Rights. *General Comment* 14: *The right to the highest attainable standard of health* (*E/C 12/2000/4*). Geneva:CESCR; 2000.

18. *World health statistics 2012*.Geneva:WHO; 2012.

19. Taylor AL, Hwenda L, Larsen BI, Daulaire N. Stemming the brain drain-a WHO global code of practice on international recruitment of health personnel.*N Engl J Med*. 2011; 365:2348-2351.

20. Adams CP,Brantner W.Spending on new drug development.*Health Econ*. 2010;19: 130-141.

21. Higgins MJ,Graham SJH.Balancing innovation and access:patent challenges tip the scales.*Science*. 2009;326:370-371.

22. t Hoen E,Berger J,Calmy A,Moon S.Driving a decade of change:HlV / AIDS,patents and access to medicines for all.*J Int AIDS Soc*. 2011;14:15.

23. World Trade Organization(Doha WTO Ministerial 2001).Declaration on the TRIPS agreement and public health(WT/MIN(01)/DEC/2); 2001.

24. Medecins Sans Frontieres.*Fighting neglect:finding ways to manage and control visceral leishmaniasis,human African trypanosomiasis and Chagas disease*.Geneva:MSF; 2012.

25. Frew SE,Liu VY,Singer PA.A business plan to help the'global South'it its fight against neglected diseases.*Health Aff*. 2009;28:1760-1773.

26. *WHO model list of essential medicines*(*17th list*).Geneva:WHO; 2011.

27. van den Ham R, Bero L, Laing R.Selection of essential medicines.In: *The world medicines report 2011*.Geneva: WHO; 2011.

28. *The pharmaceutical industry and global health: facts and figures*. Geneva: International Federation of Pharmaceutical Manufacturers & Associations(IFPMA); 2011.

29. Lu Y, Hernandez P, Abegunde D, Edejer T.*Medicine expenditures.In: The world medicines report 2011*.Geneva: WHO; 2011.

30. Bill & Melinda Gates Foundation.*Global health strategy overview*.Seattle WA: Gates Foundation; 2010.

31. Frost LJ, Reich MR.*Access: how do good health technologies get to poor people in poor countries?* Cambridge MA: Harvard Center for Population and Development Studies; 2008.

32. Gliek PH.The human right to water.*Water Policy*. 1998;1:487-503.

33. *Howard G, Bartram J. Domestic water quantity, service level and health*. Geneva: WHO; 2003.

34. Bleumel EB.The implications of formulating a human right to water.*Ecology Law Q*. 2004;31:957-1006.

35. Nickson A, Vargas C.The limitations of water regulation: the failure of the Cochabamba concession in Bolivia.*Bull Latin American Res*. 2002;21:99-120.

36. Morgan B.Water: frontier markets and cosmopolitan activism.*Soundings J Politics Nature*. 2004;28:10-24.

37. Budds J, McGranahan G.Are the debates on water privatization missing the point? Experiences from Africa, Asia and Latin America. *Environment Urbanization*. 2003; 15: 87-113.

38. Hundley N Jr.*Water and the West: the Colorado River Compact and the politics of water in the American West*.Los Angeles: University of California Press; 2009.

39. Glennon R. Water scarcity, marketing, and privatization. *Texas Law Rev*. 2005; 83: 1873-1902.

40. The Sphere Project.*Humanitarian charter and minimum standards in humanitarian response, 3rd edition*.Rugby, UK: Practical Action Publishing; 2011.

41. Quarantelli EL.Just as a disaster is not simply a big accident, so a catastrophe is not just a big disaster.*J Am Soc Professional Emerg Planners*. 1996;3:68-71.

42. Koenig KL, Dinerman N, Kuehl AE. Disaster nomenclature-a functional impact approach: the PICE system.*Acad Emerg Med*. 1996;3:723-727.

43. Thompson AK, Faith K, Gibson JL, Upshur REG.Pandemic influenza preparedness: an ethical framework to guide decision-making.*BMC Med Ethics*. 2006;7:12.

44. Salama P, Spiegel P, Talley L, Waldman R. Lessons learned from complex emergencies over past decade.*Lancet*. 2004;364:1801-1813.

45. Kalshoven F, Zegveld L.*Constraints on the waging of war*, 4th edition.Cambridge, UK:Cambridge University Press; 2011.

46. Kivlahan C,Ewigman N.Rape as a weapon of war in modern conflicts.*BMJ*. 2010; 340:c3270.

47. Young H,Borrel A,Holland D,Salama P.Public nutrition in complex emergencies. *Lancet*. 2004;364:1899-1909.

48. Toole MJ, Waldman RJ. The public health aspects of complex emergencies and refugee situations.*Annu Rev Public Health*. 1997;18:283-312.

49. *UNHCR global report 2011*.Geneva:UNHCR; 2011.

50. Spiegel PB,Checchi F,Colombo S,Paile E.Health-care needs of people affected by conflict:future trends and changing frameworks.*Lancet*. 2010;375:341-345.

51. *Global overview 2011:people internally displaced by conflict and violence*.Geneva:Internal Displacement Monitoring Centre,Norwegian Refugee Council; 2012.

52. Brun C.*Reterritorializing the relationship between people and place in refugee studies*. *Geografiska Annaler:Series B,Human Geography*. 2001;83:15-25.

53. MacQueen G,Santa-Barbara J.Peace building through health initiatives.*BMJ*. 2000; 321:293-296.

54. Brown VJ.BattleScars:global conflicts and environmental health.*Environ Health Perspect*. 2004;112:A994-Al003.

55. *Landmine monitor* 2011.International Campaign to Ban Landmines; 2011.

56. Machel G.*Impact of armed conflict on children* (repmi A/51/306). New York: United Nations; 1996.

57. Spiegel PB.Differences in world responses to natural disasters and complex emergencies.*JAMA*. 2005;293:1915-1918.

58. Jobe K.Disaster relief in post-earthquake Haiti:unintended consequences of humanitarian volunteerism.*Travel Med Infect Dis*. 2011;9:1-5.

59. Sarcevic A,Palen L, White J, Starbird K, Bagdouri M, Anderson K. "Beacons of hope"in decentralized coordination:learning from on-the-ground medical twitterers during the *2010* Haiti earthquake.*Proceedings of the ACM* 2012 *conference on Computer Supported Cooperative Work*; 2012 Feb 11-15; Seattle WA.New York:ACM; 2012.p. 47-56.

60. VanRooyen M,Leaning J.After the tsunami-facing the public health challenges.*N Engl J Med*. 2005;352:435-438.

61. Stumpenhorst M, Stumpenhorst R, Razum o. The UN OCHA cluster approach: gaps between theory and practice. *J Public Health*. 2011;19:587-592.

62. Krin CS, Giannou C, Seppelt 1M, Walker S, Mattox KL, Wigle RL, Crippen D. Appropriate response to humanitarian crises. *BMJ*. 2010;340:c562.

63. *National Incidence Management System*. Washington DC: U. S. Department of Homeland Security; 2008.

64. McLoughlin D. A framework for integrated emergency management. *Public Admin Rev*. 1985;45(special issue):165-172.

第十五章　全球健康进展与优先事项

20 世纪的公共卫生和医疗创新为全球健康带来了惊人的进步,但也加剧了健康不平等。21 世纪全球健康的目标是通过全球各地的人民和组织共同努力,对共同面临的健康问题提出和实施创造性、高性价比的解决方案。

15.1　全球健康成就

全球健康已经成为了一个动态领域。医学在 20 世纪取得了前所未有的进步。新的抗生素和大量治疗心脏病、癌症等慢性非传染性疾病的药物得到发现,拯救生命的疫苗也诞生了。口服避孕药改变了计划生育,辅助生殖技术减轻了不育不孕的负担。新的诊断工具,如心电图,电脑断层扫描和核磁共振成像,提高了医疗质量。新的治疗方法也是如此,如透析治疗肾脏疾病,胰岛素治疗糖尿病,隐形眼镜治疗视力障碍治疗。采用现代外科技术开展关节置换、心脏直视手术和器官移植在全球某些地区变得普遍。

20 世纪的另一个特点是健康不平等大幅拉大。尽管全球富人现在能够获得一系列在 100 年前几乎不可想象的医疗创新服务,但全球贫困人口仍然在饱受饥饿、麻疹和结核病的折磨。富裕国家已经经历了人口转型、流行病转型和营养转型,较贫困国家有的正因富贵病承受激增的疾病负担,同时又有大量居民由于无法获得食物、清洁卫生、卫生设施、初级卫生保健或其他生命必需品而死亡。

尽管世界人口的健康特征存在巨大差异,20 世纪却伴随着共同的全球健康威胁。尤其是艾滋病毒、新型流感病毒株和耐药病原体的出现,促进了全球研究和实践的发展,全球范围的研究合作和全球健康伙伴关系变得尤为重要。

21 世纪全球公共卫生的主要目标包括:继续提出针对公共卫生问题的创新解决方案;提高全球范围内健康,医疗服务和健康技术的可及性;扩大关于共同健康问题的国际交流与行动。从 21 世纪的第一个十年来看,这些目标是可以实现的,因为许多方面已经取得了进展(表 15-1)[1]。

表 15-1 美国疾病预防和控制中心(CDC)发布的全球十大公共卫生成就,2001—2010

1	降低儿童死亡率	每年死亡的儿童人数减少了 200 多万
2	疫苗可预防疾病	约 250 万人免于死亡
3	获得安全的水和卫生设施	约 8 亿人的饮用水源得到改善,约 5.7 亿人的卫生条件得到改善
4	疟疾防控	疟疾死亡人数每年减少了大约 20 万人
5	艾滋病防控	每年新增感染人数和死亡人数均有所下降
6	结核病控制	病例检出率和治疗成功率均有提高
7	控制被忽视的热带病	几内亚蠕虫和盘尾丝虫病(河盲症)的传播率显著降低
8	控烟	世界上大多数国家都在参与控烟工作
9	加强全球道路安全意识和应对	许多国家道路交通事故死亡人数降低
10	加强全球健康威胁预警和应对	正在建立全球健康监测和反应网络

来源:信息来自 Global Public Health Achievements Team,CDC.Ten Great Public Health Achievements Team,CDC.Ten great public health achievements:worldwide,20012010.*Morb Mort Wkly Rep.* 2011;60:814-818。

15.2 千年发展目标

迄今为止,21 世纪全球健康成就最杰出贡献之一,是 2000 年联合国通过并得到全球近 200 个国家支持的千年发展目标(MDGs)。千年发展目标提出了到 2015 年显著减少全球贫困的八大目标(表 15-2)[2]。大多数目标都与健康直接相关:消除极端贫困和饥饿(目标 1),降低儿童死亡率(目标 4),改善产妇保健(目标 5),对抗艾滋病病毒、疟疾和其他疾病(目标 6),确保环境的可持续能力(目标 7),所有这些目标都与建立一个人人都能获得健康服务的环境有关。每个联合国成员国都承诺为实现这些目标而努力。因此,千年发展目标为国家层面的优先事项设置、双边和多边援助、世界银行和国际货币基金组织的资金提供了蓝图,许多非政府组织(NGOs)和国际伙伴关系也依据千年发展目标指导其工作。

18 个目标为评估千年发展目标的进展提供了基准。其中许多目标都与健康直接相关,例如,挨饿的人口比例减半(目标 1C);五岁以下儿童的死亡率降低 2/3(目标 4A);孕产妇死亡率降低 4/3(目标 5A);实现普遍享有生殖保健(目标 5B);遏制并开始扭转艾滋病的传播(目标 6A);向所有需要者普遍提供艾滋病治疗(目标 6B);遏制并开始扭转疟疾和其他主要疾病的发病率(目标 6C);无法持续获得安全饮用水和基本卫生设施的人口比例减半(目标 7C);与制药公司合作,在发展中国家提供可负担的基本药物(目标 8E)。

表 15-2　千年发展目标

1	消灭极端贫困和饥饿
2	普及小学教育
3	促进两性平等并赋予妇女权力
4	降低儿童死亡率
5	改善产妇保健
6	对抗艾滋病、疟疾和其他疾病
7	确保环境的可持续能力
8	全球伙伴关系的建立与发展

来源:信息来自 United Nations.Millennium Development Goals.http://www.un.org/millenniumgoals/。

此外,还有 48 项具体指标用于评估目标的完成情况。这些指标包括 5 岁以下儿童体重过轻的比例(指标 1.8),1 岁儿童接种麻疹疫苗的比例(指标 4.3),由卫生技术人员接生的新生儿比例(指标 5.2),15—24 岁人群中全面正确了解艾滋病病毒、艾滋病的人口比例(指标 6.3),采用短期直接观察处置疗法(DOTS)发现并治愈的肺结核患者比例(指标 6.10),生活在贫民窟的城市人口比例(指标 7.10)。目前,所有联合国机构都在从会员国收集与其工作领域有关的指标数据,并实施有助于达成这些目标的项目[2]。

千年发展目标如此具有影响力的一个主要原因在于它提供了清晰的评价策略。每年从每个参与国收集 48 项指标的进展情况,以便监测每项指标的现状,各国可以明确他们在实现其目标方面取得了多少进展(表 15-3)[3]。评估数据使捐款方能够确定项目是否充分利用了他们提供的资源,并朝着预期的结果方向发展。虽然对千年发展目标如何促进公平性、可持续性及优先事项的本地赋权及发展还存在疑问,一般共识认为MDGS 为全球合作朝向国际发展迈进提供了一个很有帮助的框架。

表 15-3　各国千年发展目标进展情况,2010

目标	韩国	巴西	中国	印度	肯尼亚	塞拉利昂
1	已经实现	已经实现	正在实现	有可能实现	无法实现	有可能实现
2	已经实现	已经实现	正在实现	有可能实现	正在实现	正在实现
3	有可能实现	已经实现	有可能实现	有可能实现	有可能实现	正在实现
4	已经实现	正在实现	有可能实现	无法实现	有可能实现	有可能实现
5	已经实现	正在实现	正在实现	有可能实现	有可能实现	有可能实现
6	已经实现	已经实现	(未知)	(未知)	有可能实现	正在实现
7	(未知)	正在实现	(未知)	(未知)	有可能实现	无法实现
8	(未知)	正在实现	(未知)	(未知)	(未知)	(未知)

来源:数据来自 *MDG Monitor country profiles 2012*.New York:UN;2012。

15.3　当前优先事项

各国政府、国际非政府组织和全球健康伙伴关系为未来几年制定了各类全球健康重点清单。例如,表 15-4 列出了由美国国立卫生研究院 Fogarty 国际中心及世界银行、世界卫生组织和美国人口资料局等合作机构资助的疾病控制优先项目的前 10 个项目。该清单除了关注传染病防控(2,4,5)、改善营养(3)和妇幼健康(1)之外,还强调各个国家都需要开始准备为大量慢性非传染病患者(6,7,8)提供卫生保健(9,10)[5]。

表 15-4　疾病控制优先项目的十大全球健康优先事项

1	保障妇幼健康
2	遏制艾滋病的流行
3	促进良好的营养
4	遏制结核病的传播
5	控制疟疾
6	减少心血管疾病的死亡人数
7	打击烟草使用
8	减少致命或致残性伤害
9	确保高质量卫生保健的公平可及
10	建立强大、综合、有效的卫生体系

来源:信息来自 *Investing in global health*:'*best buys*'*and priorities for action in developing countries.* Disease Control Priorities Project;2006。

比尔和梅琳达·盖茨基金会资助的"全球健康大挑战"项目清单采取了不同的路径,强调新科学技术的需要(表 15-5)[6]。盖茨基金会与美国国立卫生研究院基金会、惠康基金会、加拿大卫生研究院合作,于 2003 年启动了"大挑战"倡议,关注研发和改良现有疫苗、病媒控制方法和治疗方法。

表 15-5　全球健康大挑战项目

改进儿童疫苗	1. 开发有效的单剂量疫苗 2. 准备不需要冷藏的疫苗 3. 开发无针疫苗接种系统
研发新疫苗	4. 设计新疫苗测试系统 5. 设计保护性免疫抗原 6. 了解免疫应答
控制传播疾病的昆虫	7. 制定控制昆虫的遗传策略 8. 制定控制昆虫的化学策略
改善营养,促进健康	9. 开发一种营养丰富的植物物种作为主食

续表

加强传染病药物治疗	10. 发现能抑制耐药性的药物和给药系统
治疗潜伏性和慢性传染病	11. 开发能治疗潜伏感染的疗法 12. 开发能治疗潜伏感染的免疫方法
在发展中国家准确且经济地测量健康状况	13. 开发评估人口健康的技术 14. 开发多功能的诊断工具

来源:信息来自 Varmus H,Klausner R,Zerhouni E,Acharya T,Dear AS,Singer PA.Grand challenges in global health.*Science*.2003;302:398-399。

有一个探索国家和全球健康责任的国际合作组织提出了全球健康面临的四个核心问题,必须回答这些问题才能推动全球健康领域向前发展(表15-6)[7]。

表15-6 全球健康的四个核心问题

1	保障每个人的健康权的服务和商品是什么?
2	国家对国民的健康负有什么责任?
3	在确保健康权方面,国家对其境外人民负有什么责任?
4	需要什么样的全球健康治理才能确保所有国家履行共同责任?

来源:信息来自 Gostin LO,Friedman EA,Ooms G,et al.The Joint Action and Learning Initiative:towards a global agreement on national and global responsibilities for health.*PLoS Med*. 2011;8:e1001031。

有些清单旨在促进一个国家的卫生优先事项在全球范围内得到更广泛的应用,如表15-7所示的美国疾病控制和预防中心(CDC)的清单[8]。每个国家都将受益于对全生命周期内健康生活的关注、医疗体系的改善以及新技术的合理采用。

表15-7 美国 CDC 列出的美国十大公共卫生重点

1	建立一个合理的医疗体系(在公平、成本和质量取得平衡)
2	消除健康不平等
3	关注儿童情感和智力发展
4	实现更长的"健康跨度"(健康老龄化)
5	将体育活动和健康饮食融入日常生活
6	清洁和保护环境
7	做好应对新发传染病的准备
8	认识并宣传精神健康对整体健康及幸福的重要价值
9	减少社会暴力的死亡人数
10	合理利用新的科学知识和技术进步

来源:信息来自 Koplan JP,Fleming DW.Current and future public health challenges.*JAMA*. 2000;284:1696-1698。

有些清单只关注某一类疾病,但强调可以解决这类健康问题的各种工具,例如由50多个国家的专家编写并发表在领先科学研究期刊 *Nature* 上的"慢性非传染性疾病挑战清单"(表 15-8)[9]。

表 15-8　慢性非传染性疾病面临的 20 项挑战

提高公众意识	1. 提高慢性非传染性疾病的政治优先 2. 提倡健康的生活方式和消费选择 3. 促进广泛、持续和准确的媒体报道
加强经济、法律和环境政策	4. 解决政府支出和税收对健康的影响 5. 实施抑制酒精、烟草和不健康食品消费的政策 6. 解决不良健康状况对经济生产力的影响
改变风险因素	7. 推行被证明可有效减少烟草使用的措施 8. 增加健康食品的供应和消费 9. 促进终身体育活动 10. 更好地理解改变行为的环境和文化因素
企业和社区参与	11. 使企业成为促进健康和预防疾病的重要伙伴 12. 制定和监督行业相关责任准则 13. 社区资源赋权
减轻贫困和城市化对健康的影响	14. 应对贫困导致的风险因素增加 15. 处理建筑环境、城市化和慢性非传染病之间的关联性
调整卫生体系	16. 根据疾病负担分配卫生体系资源 17. 将卫生实践转向预防 18. 提高专业人员的技能,以预防、治疗和管理慢性非传染性疾病 19. 将筛查和预防纳入卫生服务 20. 提高药物的可及性,预防慢性病并发症

来源:信息来自 Daar AS, Singer PA, Persad DL, et al. Grand challenges in chronic non-communicable diseases. *Nature*. 2007, 450:494-496.

　　总之,这些清单有助于深入了解世界各国和不同人群的共同健康优先事项,包括疾病、伤残和过早死亡的主要原因;影响健康的社会经济和环境因素;卫生体系的筹资和管理;以及新医疗技术的开发和可及。

15.4　全球健康的成本

　　许多公共卫生干预项目可以相对较低的人均成本来改善数百万人的生活质量,例如:

　　·道路安全干预项目:在非洲和东南亚,执行限速、酒后驾驶法律、汽车安全带的使用,以及摩托车和儿童自行车头盔的使用,每人每年的花费可能不到 1 美元[10]。

　　·用于治疗被忽视的热带病(NTDs)的综合药物项目:在撒哈拉以南非洲,使用阿苯达唑或甲苯咪唑治疗肠内蠕虫(蛔虫、鞭虫和钩虫),吡喹酮治疗血吸虫病,伊维菌素或乙胺嗪(DEC)治疗淋巴丝虫病和盘尾丝虫病,阿奇霉素治疗沙眼,每人每年的成本不到 1 美元[11]。

· WHO 建议的慢性非传染性疾病"最划算"项目,包括如下干预:减少烟草使用和过度饮酒,促进体育活动和健康饮食(减少钠摄入量以降低高血压风险,用多不饱和脂肪代替反式脂肪以降低血液胆固醇水平),通过筛查和切除病变组织来预防宫颈癌,向有心脏病和脑卒中风险的人群提供药物联合("polypill")治疗,向急性心肌梗塞患者提供阿司匹林。以上干预措施在中低收入国家的成本可能为每人每年 1—3 美元,仅占医疗系统在慢性非传染性疾病支出的一小部分[12]。

· 在中低收入国家,每人每年额外花费 2 美元,就可以提供一套产前和产科护理服务包,从而预防很大一部分的死产、新生儿死亡和孕产妇死亡。

· 在中低等收入国家,用抗抑郁剂、情绪稳定剂、抗精神病药物和心理社会疗法治疗抑郁症、双向情感障碍、精神分裂症以及药物成瘾的整套精神健康服务包,成人每年只需几美元[14]。

然而,所有这些干预措施加在一起却是很大一笔费用,尤其是对低收入国家而言,这些国家每年用于健康的人均总支出远低于 100 美元。例如,"减少疟疾伙伴关系"(Roll Back Malaria)每年需要约 60 亿美元,以便在全球疟疾行动计划(GMAP)中取得进展[15];"全球遏制结核病计划"(Global Plan to Stop TB)每年需要约 100 亿美元[16];改善清洁饮用水和卫生设施的可及性每年需要 200 多亿美元[17];向所有需要现代避孕技术和母婴保健服务但目前却无法获得的人提供服务每年需要 250 亿美元[18]。总之,要为世界每个地区的各种疾病、伤残和死亡原因实施全球健康战略,每年需要上万亿美元。因此,我们必须就如何分配有限的资源作出困难的决定。成本效益分析、可持续性考量以及评价不作为的成本,可以为如何确定资金分配的优先级提供支持。

15.4.A 成本效果

成本效果分析的目标是确保用于公共卫生行动的资金能够有效地实现计划的结果,并有效地利用资金和其他资源。全球健康领域的各种"最划算"项目已被确定,包括疾病控制优先项目的前十项(表 15-9)[5]。最具成本效果的全球健康干预往往相对低价、易于在人群中分配,且以儿童和青少年为目标人群(以便避免由于长期伤残或过早死亡带来的潜在寿命损失)。在撒哈拉以南的非洲,每年约 20 美元就可以让一名儿童实现充分免疫(最划算 No.1),补充维生素 A 和锌,加上肺炎、疟疾和痢疾管理,并提供口服补液治疗的儿童疾病综合防治(IMCI)项目,每名儿童每年花费不到 5 美元(最划算 No.2)[19]。改善清洁卫生以预防腹泻、使用驱虫药物降低病区土源性线虫造成的负担,急诊急救服务培训,病区孕妇(IPTp)疟疾的间歇性预防治疗,用于预防疟疾的经杀虫剂处理的蚊帐(ITNs)等也具有很高的成本效果[19]。高科技手段,如治疗缺血性心脏病的冠状动脉搭桥手术,往往是成本效果最低的干预措施之一[19]。通常来说,预防的成本远低于治疗成本。

表 15-9　疾病控制优先项目全球健康领域十大"best buys"项目

	目标	行动
1	儿童健康	为儿童接种疫苗,预防主要的儿童杀手,包括麻疹、小儿麻痹症、破伤风、百日咳和白喉
2	儿童健康	监测儿童健康,预防或在必要时治疗儿童肺炎、腹泻和疟疾
3	烟草使用	对烟草产品征税,使消费者的成本增加至少三分之一,以遏制吸烟,降低心血管疾病、癌症和呼吸道疾病的患病率
4	艾滋病	通过联合措施打击艾滋病毒的传播,包括:在高危人群中推广100%使用避孕套;治疗其他性传播疾病;提供抗逆转录病毒药物,尤其是对孕妇;提供自愿的艾滋病咨询和检测服务
5	妇幼健康	向儿童和孕妇提供必要的营养素,包括维生素 A、铁和碘,预防产妇贫血、婴儿死亡和长期的健康问题
6	疟疾	在疟疾流行地区提供经杀虫剂处理的蚊帐,以大幅度减少疟疾
7	伤害预防	执行交通规则,在危险路口安装减速带,以减少交通相关事故
8	结核	用短程化疗治疗结核病患者,预防新发感染
9	儿童健康	教导母亲,培训接生人员,新生儿的保暖和清洁,以减少生病和死亡
10	心血管疾病	提倡使用阿司匹林等低价药物治疗和预防心脏病和中风

来源:信息来自 *Investing in global health*:' *best buys' and priorities for action in developing countries*. Disease Control Priorities Project;2006。

　　成本—效果评价重点关注干预措施对实现目标的贡献程度,目标既可以设置为具体、可测,例如降低疟疾的发病率或增加艾滋病感染者服药人数,也可以不那么具体且难以量化,如降低生物恐怖主义的风险,或通过双边援助促进有助于解决社区暴力或扩大市场的新的贸易协定。无论目标是什么,监测和评价,系统收集正在进行的项目信息(监测)并判断项目是否有望实现其目标(评价),是保证干预项目正常运行的必要组成部分。如果监测和评价过程表明项目没有完成任务,就需要做出调整来增强干预的作用。成本—效果对于最大化投入到全球健康行动的资源成果至关重要。

15.4.B　可持续性

　　可持续发展的目标是在不损害后代满足其需要的能力的前提下满足当代人的需要。可持续健康项目的目标是产生长期的健康效益,即使在特定项目结束后也能持续下去。一个耗尽自然资源、促进过度消费的项目是不可持续的,就像一个完全依赖外部捐款方,不让受援方参与规划、决策和评价的项目是不可持续的一样。理想情况下,全球健康项目应该促进参与各方的能力建设并鼓励他们自给自足,例如将外部资助且取得成功的卫生保健项目整合到国家医疗保健系统提供的日常服务中[20]。世界各地发起的新慢性非传染病行动通过对烟草和其他不健康产品的增税,来增强对慢性病的预防和管理。它们就是健康项目如何同时做到经济、社会和环境可持续的例子[21]。

15.4.C 不作为的成本

在考虑解决全球健康危机的成本时,比较采取行动的成本和不采取行动的成本是有帮助的。考虑一下由一些常见疾病和伤残原因造成的人命损失和生产力损失所带来的经济代价。疟疾流行国家由于过早死亡、医疗费用、工人生产力损失和其他成本,导致经济增长率显著下降[22]。全球每年用于糖尿病及其并发症的资金将近 4000 亿美元[23]。在中高收入国家,过度饮酒造成的生产率下降、直接医疗费用、执法和其他成本超过了国家国内生产总值(GDP)的 1%,人均成本高达数百美元[24]。了解这些可预防疾病的高昂成本使我们认识到,资金投入长期来看其实是一种省钱的方式。例如,在当前疟疾流行的国家,用于疟疾控制上的钱可能会显著提高国民经济;通过改变生活方式等措施预防 2 型糖尿病可以为卫生体系节约大量资金;控制过度饮酒在改善经济的同时可以显著降低伤害和慢性病的疾病负担。

15.5 成本—效果之外

注重成本效果本身并不足以对卫生优先事项和卫生筹资进行决策。局限之一便是成本—效益分析往往会倾向于推广那些已经被证明成功的(至少在某个地区的某个人群中)干预措施,而轻视那些尚未证明能取得可靠结果的创新。新发明对推动全球健康事业的发展是必要的,尽管创造性的想法可能是对资源的"危险"使用。例如,如果疫苗研制成功了,将会有特别好的成本效果,但疫苗研制也存在失败的可能,且前期的研发成本极高。尽管如此,重要的是一些资助机构和研究组织愿意承担失败的风险,以便能够开发出针对全球健康问题的新技术和创新方法。

成本—效果分析的另一个缺点是,它常常需要分析人员对健康生活的价值做出判断。这些计算可能需要估算一个残疾人无法工作的成本,或者以 7 岁儿童估算一个 70 岁老人为标准,当年生命价值的近似值。虽然这些估计在人口规划层面可能有用,但在个人层面就会失效。对工资损失的估计没有包含伤残所伴随的自理能力的丧失,也很少有家庭会给祖父贴上价格标签,认为他这一年的生命没有孙辈有价值。

全球健康统计数据、预算细节和进展报告往往把个体隐藏在数字背后,将真实存在的人泛化为无名大众。如数百万儿童死于腹泻和疟疾等可预防疾病;数百万有可治疗的患有精神健康问题的病人得不到治疗;数百万感染艾滋病毒的年轻人获得了可挽救生命的抗逆转录病毒药物;数百万家庭获得安全可及的饮用水。但是,统计数据不能反映失去孩子给一个家庭带来的沉重悲痛,正如它们不能充分表达一口新水井能改变生活一样。

从事地方健康及全球健康工作的人,不要忘记健康关注的是真实的个体,是那些希望利用保持健康的手段来养活自己和家庭的人,希望自己足够幸运能看着子孙长大。与全球健康的人性面协调一致。有时候是出于简单的同情或体现与他人的团结,无论这些人是住在隔壁还是住在地球的另一端[25]。21 世纪的全球健康具有工具和技术,可以用于开发新方法来促进健康,预防疾病和伤残,显著提高健康标准,缩小健康不平等,解决极端贫困带来的问题,并将世界各地的人们聚集在一起,平等地应对共同的健康挑战。如果我们选择在未来几十年优先考虑全球健康(不仅因为这样具有经济意义,而且有利于促进人类健康和福祉),我们就有机会给数十亿人的生活带来前所未有的改善。

15.6　问题讨论

1. 您希望把哪些成就列入 20 世纪全球健康十大成就中?

2. 您希望把哪五个具体的事项列入当前全球健康十大优先事项? 在列清单之前需要考虑影响不同人群寿命和全球范围内的各种健康问题(如传染病、营养、慢性非传染性疾病、精神健康和伤害)。

3. 针对您纳入的五个优先事项,分别有什么相对经济有效的方法来解决这些问题?

4. 针对您纳入的五个优先事项,目前分别有哪些组织正致力于解决这些问题? 这些组织采用了哪些方法来实现其全球健康目标?

5. 如果您有 100 万美元用于改善全球健康,您会用这笔钱做什么?

6. 如果您有 25 美元用于改善全球健康,您会用这笔钱做什么?

7. 如何决定全球健康资金分配? 如何决定全球健康优先事项? 如何选择干预措施?

8. 您希望把哪些项目列入 21 世纪全球健康十大成功案例?

参考文献

1. Global Public Health Achievements Team, CDC. Ten great public health achievements:worldwide,2001-2010.*Morb Mort Wkly Rep*. 2011;60:814-818.

2. *The Millennium Development Goalsreport 2011*. New York:United Nations; 2011.

3. *MDG Monitor country profiles 2012*. New York:UN; 2012

4. Waage J,Banerji R,Campbell O,et al.The Millennium Development Goals:a cross-sectoral analysis and principles for goal setting after 2015,*Lancet*. 2010;376:991-1023.

5. *Investing in global health*:'*best buys*' *and priorities for action in developing countries*.

Disease Control Priorities Project; 2006.

6. Varmus H, Klausner R, Zerhouni E, Acharya T, Daar AS, Singer PA. Grand challenge in global health. *Science*. 2003; 302: 398-399.

7. Gostin LO, Friedman EA, Ooms G, et al. The Joint Action and Learning Initiative; towards a global agreement on national and global responsibilities for health. *PloS Med*. 2011; 8: e1001031.

8. Koplam JP, Fleming DW. Current and future public health challenges. *JAMA*. 2000; 284: 1696-1698.

9. Daar AS, Singer PA, Persad DL, et al. Grand challenges in chronic non-communicable diseases. *Nature*. 2007; 450: 494-496.

10. Chisholm D, Naci H, Hyder AA, Tran NT, Peden M. Cost effectiveness of strategies to combat road traffic injuries in sub-Saharan Africa and South East Asia: mathematical modeling study. *BMJ*. 2012; 334: e612.

11. Hotez PJ, Molyneux DH, Fenwick A, et al. Control of neglected tropical diseases. *NewEngl J Med*. 2007; 357: 1018-1027.

12. *Scaling up action against noncommunicable diseases: how much will it cost?* Geneva: World Health Organization; 2011.

13. Pattinson R, Kerber K, Buchmann e, et al.; The Lancet Stillbirths Series steering committee. Stillbirths: how can health systems deliver for mothers and babies? *Lancet*. 2011; 377: 1610-1623.

14. Chisholm D, Lund C, Saxena S. Cost of scaling up mental healthcare in low-and-middle-income countries. *Br J Psychiatry*. 2007; 191: 528-535.

15. *Roll Back Malaria annual report 2011*. Geneva: WHO; 2011.

16. *The global plan to stop TB 2011-2015*. Geneva: Stop TB Partnership; 2011.

17. UN-Water Global Analysis and Assessment of Sanitation and Drinking-Water. *GLASS 2012 Report*. Geneva: WHO; 2012.

18. Singh S, Darroch JE, Ashford LS, Vlassoff M. *Adding it up: the costs and benefits of investing in family planning and maternal and newborn health*. New York: UNFPA/Guttmacher Institute; 2009.

19. Laxminarayan R, Mills AJ, Breman JG, et al. Advancement of global health: key messages from the Disease Control Priorities Project. *Lancet*. 2006; 367: 1193-1208.

20. Shediac-Rizkallah MC, Bone LR. Planning for the sustainability of community-based health programs: conceptual frameworks and future directions for research, practice and policy. *Health Educ Res*. 1998; 13: 87-108.

21. Beaglehole R, Bonita R, Horton R, er al. Priority actions for the non-communicable disease crisis.*Lancet.*2011;377:1438-1447.

22. Sachs J, Malaney P.The economic and social burden of malaria.*Nature.* 2002;415: 680-685.

23. Zhang P, Zhang X, Brown J, et al.Global healthcare expenditure on diabetes for 2010 and 2030.*Diabetes Res Clin Pract.* 2010;87:293-301.

24. Rehm J, Mathers C, Popova S, Thavorncharoensap M, Teerawattanonon Y, Patra J. Global burden of disease and injury and economic cost attributable to alcohol use and alcohol use disorders.*Lancet.* 2009;373:2223-2233.

25. Benatar SR, Daar AS, Singer PA. Global health ethics: the rationale for mutual caring.*Int Affairs.*2003;79:107-138.

致　谢

　　全球健康正发展为一门新兴学科,越来越多的高校开始开设《全球健康概论》课程,并将其作为一门通识课。由于受众面广,本人在 2016 年 6 月开始筹划本书的版权购买及翻译事宜。历时 4 年,本书终于得以出版。特别感谢原书作者 Kathryn H. Jacobsen 教授、人民出版社洪琼编辑及本书主审冯友梅教授的大力支持,以及对本书翻译进程的关注和鼓励。

　　本书翻译促进了武汉大学全球健康及公共卫生两个专业的学生翻译实践及全球健康视野的拓展。以下学生参与了本书各章初稿的翻译,按姓氏笔画排序他们分别是王婷婷、王莹、王舒扬、田梦媛、刘新靓、李曼玉、李梦怡、李欣桐、陈岩、张雁翔、周祎灵、胡江蔺、高俊潇、董瑞琪、谭静茹。没有他们的参与,本书译稿实难如期顺利完成。

　　除此之外,王婷婷和王莹两位同学还担任本书的秘书,负责本书图表的制作、统稿及排版工作;钟美玲同学参与了本书的校对工作。

　　最后,感谢我家人的大力支持,使我能抽出足够的时间完成本书的翻译。

责任编辑：洪　琼

图书在版编目（CIP）数据

全球健康概论：第二版/［美］凯瑟琳·雅各布森 著；黎浩译. —北京：人民出版社，
　2021.3
（全球健康学译丛/黎浩、向浩、毛宗福主编）
ISBN 978 - 7 - 01 - 021313 - 2

Ⅰ.①全…　Ⅱ.①凯…②黎…　Ⅲ.①公共卫生-卫生管理-研究-世界　Ⅳ.①R199

中国版本图书馆 CIP 数据核字（2019）第 214077 号

原书名：Introduction to Global Health

原作者：Kathryn H. Jacobsen

原出版社：Jones & Bartlett Learning，LLC，2013

版权登记号：01-2018-2128

全球健康概论

QUANQIU JIANKANG GAILUN

（第二版）

［美］凯瑟琳·雅各布森　著　黎　浩　译　冯友梅　审

人民出版社 出版发行

（100706　北京市东城区隆福寺街 99 号）

中煤（北京）印务有限公司印刷　新华书店经销

2021 年 3 月第 1 版　2021 年 3 月北京第 1 次印刷
开本：787 毫米×1092 毫米 1/16　印张：18.25
字数：370 千字

ISBN 978 - 7 - 01 - 021313 - 2　定价：99.00 元

邮购地址 100706　北京市东城区隆福寺街 99 号
人民东方图书销售中心　电话（010）65250042　65289539